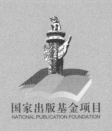

国家出版基金项目
NATIONAL PUBLICATION FOUNDATION

共建共享全民健康保障丛书

丛书主编／郑功成

儿童健康发展

翟绍果／著

U0351013

中国劳动社会保障出版社

图书在版编目（CIP）数据

儿童健康发展/翟绍果著. -- 北京：中国劳动社
会保障出版社，2024. -- （共建共享全民健康保障丛书）.
ISBN 978-7-5167-6669-9

Ⅰ. G613.3

中国国家版本馆 CIP 数据核字第 2024XV8055 号

中国劳动社会保障出版社出版发行

（北京市惠新东街 1 号　邮政编码：100029）

*

北京利丰雅高长城印刷有限公司印刷装订　　新华书店经销

787 毫米×1092 毫米　16 开本　20.25 印张　276 千字
2024 年 12 月第 1 版　　2024 年 12 月第 1 次印刷

定价：**88.00** 元

营销中心电话：400-606-6496

出版社网址：https://www.class.com.cn

总　序

　　健康是人生之本、立国之基。站在全面建成小康社会和走向共同富裕的新起点上，追求健康已经成为人民群众最具普遍意义的美好生活需要，同时也是国家持续发展最为重要的基石。在以全体人民共同富裕为重要目标指向的中国式现代化伟大历史进程中，重视人民健康、保障人民健康、不断提升人民健康水平，无疑是首要的民生发展政策取向。

　　作为人民幸福生活的第一要素，健康一直是秉持人民至上理念的中国共产党和人民政府高度重视的大问题。早在 1929 年，中国共产党刚创建第一个农村革命根据地——井冈山革命根据地时期，毛泽东同志就提出了"一切为了人民健康"的工作宗旨，提出医疗卫生工作要面向大多数人、为大多数人服务。自此以后，"一切为了人民健康"便成为中国共产党践行为中国人民谋幸福、为中华民族谋复兴的初心使命的重要目标任务，并在新中国成立后通过包括公共卫生、公费医疗、劳保医疗、合作医疗及全民爱国卫生运动、全民健身运动等一系列制度安排全面付诸行动，取得了彪炳人类史册的辉煌成就。在中国共产党的领导下，我国迅速将"东亚病夫"的耻辱性称呼送进了历史，亿万人民健康状况持续大幅度改善。到2023年，我国人均预期寿命达78.6岁，相比1949年新中国成立前人均预期寿命不足35岁，增长了一倍以上。作为拥有14亿多人口的大国，我国的人均预期寿命超出世界平均水平约5岁，居民主要健康指标居于中高收入国家前列，这标志着我国的健康事业正朝着"病有所医、病有所养、全面健康"的方向前进。

从毛泽东同志提出"一切为了人民健康"并通过采取一系列实质性行动且取得举世瞩目的巨大成效，到党的十八大以来以习近平同志为核心的党中央进一步将促进人民健康提到空前高度，明确实施健康中国战略并采取一系列有效行动，揭示的是中国共产党一以贯之重视人民健康的发展取向。在2016年8月召开的全国卫生与健康大会上，习近平总书记强调，没有全民健康，就没有全面小康。要把人民健康放在优先发展的战略地位，以优化健康服务、完善健康保障等为重点，加快推进健康中国建设。《"健康中国2030"规划纲要》要求推进健康中国建设必须"坚持以人民为中心的发展思想，……以提高人民健康水平为核心，……全方位、全周期维护和保障人民健康"，并将建设健康中国的战略主题确定为"共建共享、全民健康"，明确"共建共享"是"建设健康中国的基本路径"，"全民健康"是"建设健康中国的根本目的"。党的十九大报告将实施健康中国战略纳入国家发展的基本方略。党的二十大报告明确要推进健康中国建设，再次强调把人民健康作为民族昌盛和国家富强的重要标志，把保障人民健康放在优先发展的战略位置，要完善人民健康促进政策。党的二十届三中全会进一步明确，要实施健康优先发展战略，健全公共卫生体系，促进社会共治、医防协同、医防融合，强化监测预警、风险评估、流行病学调查、检验检测、应急处置、医疗救治等能力。促进医疗、医保、医药协同发展和治理。促进优质医疗资源扩容下沉和区域均衡布局，加快建设分级诊疗体系，推进紧密型医联体建设，强化基层医疗卫生服务。深化以公益性为导向的公立医院改革，建立以医疗服务为主导的收费机制，完善薪酬制度，建立编制动态调整机制。引导规范民营医院发展。创新医疗卫生监管手段。健全支持创新药和医疗器械发展机制，完善中医药传承创新发展机制。这些重要表述彰显了以人民为中心的发展思想和将健康置于民生基础地位、国家发展优先位置的政策取向。

在推进健康中国建设的进程中，共建共享全民健康是中国式现代化和全体人民共同富裕的必然要求。我国已经处在全面建成社会主义现代化强国并使全体人民逐步走向共同富裕的新时代。中国共产党领导下的中国特色社会主义制度是走向共同富裕的根本制度保障，以公有制为主体的社会主义经济制度为走向共同富裕奠定日益雄厚的物质基础，以"共建共享、全民健康"为战略主题的健康保障相关制度安排则为走向共同富裕提供了基本途径与制度保障。因为共同富裕的程度取决于全体人民共享国家发展成果的份额大小，而健康保障再分配的力度直接影响着全民共享份额的大小。没有健全的健康保障与健康促进制度，人民群众的绝大部分后顾之忧将无法得到解除，更遑论走向共同富裕。因此，党的二十大报告提出，到二〇三五年，我国发展的总体目标之一就是建成健康中国；报告中推进健康中国建设的任务安排则围绕全民健康开展，覆盖了人口健康发展，医保、医药、医疗协同发展，健全公共卫生体系等全方位的顶层设计。党的二十届三中全会则进一步细化了相关部署，围绕"共建共享、全民健康"的战略主题，健康政策融入全局、健康服务贯穿全程、健康福祉惠及全民，成为新时代清晰的政策取向。保障人民健康已经成为实现中国式现代化和扎实推进全体人民共同富裕伟大历史进程中的一项伟大事业。

通过梳理党和国家有关人民健康政策的历史脉络可以看出，围绕"共建共享、全民健康"，将健康中国建设作为国家发展的重要目标，有其历史渊源，但又确实是党的十八大后才形成的新思想、新理念，它的重大意义不仅在于直接关乎全民健康与子孙幸福的切身利益，而且关乎国家全局与长远发展，是国家治理与国家发展目标追求的升华。我们特别需要深刻把握从毛泽东同志"一切为了人民健康"到习近平总书记"人民至上、生命至上"等论述的一脉相承与创新发展，充分梳理政策变迁的路径，以丰富的数据及事实支撑实践成效的客观评估，雄辩地证明中国共产党的伟大和中国特色社会主义制度的优越性。有鉴于此，中国社会保障学会在有关方面的支持下，组织专家团队开展系列研究，旨在"共建共享、全民健康"战略主题的指引下，基于系统思维深入阐述全民健康的基本理论和重要制度体系、重点人群保障的建设与发展，透彻分析健康中国建设面临的问题与挑战，紧密结合中国式现代化建设与共同富裕的发展取向来提出解决问题与应对挑战的对策，以期为扎实推进健康中国建设贡献学界的智慧。

本丛书是这一系列研究成果的集中体现，丛书由六本图书组成，涵盖了三大部分内容。

一是系统阐述国家健康战略。由中国人民大学教授、中国社会保障学会会长郑功成和中国社会科学院副研究员、中国社会保障学会青年委员会副主任华颖撰著的《健康中国建设总论》为整个项目确立了研究背景和基本思路。首先，通过梳理从新中国成立以来到新时代的健康发展政策，论证了正是中国共产党人对人民健康一以贯之的高度重视，才能让拥有14亿多人口的中国在人民健康提升方面取得如此辉煌的成就。其次，对党中央作出健康中国建设的重大战略部署的现实因素（应对新时代人民健康面临的发展变化与挑战），以及健康中国建设的发展理念和行动进行了详细分解后，从制度保障、产业布局、指标体系与评估的发展与完善切入，提出了全民健康与重点人群健康素质提升的基本行动方案。最后，在新时代背景下，展望了健康中国建设的理论蓝图、行动方案。

二是健康保障基本制度安排。医疗服务、公共卫生、医疗保障三大制度体系是完善健康中国制度建设的重要着力点。由南京大学教授、中国社会保障学会医疗保障专业委员会副主任顾海撰著的《医疗服务体系建设与发展》对医疗服务体系的基本内容进行介绍后，着重分析了我国医疗服务体系的总体框架、发展历程与现状，并针对当前面临的挑战和机遇，总结出四种有特色的地方实践模式，同时辅之以适当的国际经验介绍，展望了我国医疗服务体系建设与发展的未来。西安交通大学教授、中国社会保障学会医疗保障专业委员会副主任毛瑛撰著的《公共卫生体系建设与发展》对公共卫生体系与健康中国建设进行了基本介绍，基于我国公共卫生发展存在的问题，提出了较新的研究框架。其通过对我国公共卫生体系建设的历史回顾、现状评估、经验总结，辅之以适当的国际经验介绍，在法治化背景下，预判了公共卫生体系相关机制发展趋势以及公共卫生助力健康中国建设的路径。由郑功成教授和中国人民大学社会保障专业博士生赵明月撰著的《全民医疗保障制度建设与发展》对全民医疗保障制度进行基本介绍后，回顾了我国全民医疗保障制度的探索与发展进程，从多个维度解析了全民医疗保障制度建设与发展，提出了建设高质量全民医疗保障制度的基本思路与着力点。

三是重点人群保障。包括"一老一小"两大群体的健康保障，其中，健康老龄化是中国在老龄化挑战和健康中国建设背景下的必然选择，儿童健康发展是健康中国建设乃至人类持续发展的根基。由浙江大学教授、中国社会保障学会副会长何文炯撰著的《走向健康老龄化》基于老年健康的重要性和复杂性，以科学应对人口老龄化为方向，围绕促进老年人健康、实现健康老龄化两大关键点，对老年健康的多维评估、早期管理，老年疾病与失能管理，以及老年心理功能、社会功能促进进行详细介绍，进而提出了健康老龄化的支撑体系。由西北大学教授、中国社会保障学会青年委员会副主任翟绍果撰著的《儿童健康发展》首先对儿童发展基本脉络进行把握，其次根据儿童健康发展的需求和现状，对儿童健康保障的政策实践进行总结、对成效作出了评估，最后在以上研究的基础上，明晰了儿童健康所涉及的各方保障责任，并预测了儿童健康发展的三大趋势。

上述六本图书构成了一个完整的整体，能够反映学界对健康中国建设的基本思路与设想，可以为扎实推进健康中国建设贡献一份力量。

本丛书由中国社会保障学会会长郑功成提出总体构想，并由其对各书进行了审稿。中国社会保障学会青年委员会副主任、中国社会科学院副研究员华颖承担了丛书的具体组织协调任务。

感谢专家团队近三年来为完成本丛书所付出的心血与努力！

感谢中国劳动社会保障出版社为编辑出版本丛书所付出的心血与努力！

感谢国新健康保障服务集团股份有限公司为本丛书研究提供资助！

感谢国家出版基金资助本丛书出版！

期望人民健康素质持续提升，健康中国建设的目标任务如期完成。

郑功成

2024 年 11 月 28 日于北京

目 录

引　言

　　儿童是国家的未来、民族的希望，保护儿童健康成长是国家不可推卸的责任。实施儿童优先发展战略是我国迈向共同富裕的重要方略，是促进社会和谐的有效手段，也是助力个人成长的坚实后盾。随着我国社会的发展和经济水平的提升，儿童健康成长越来越受到社会和家庭的重视。党的十八大以来，以习近平同志为核心的党中央高度重视儿童工作，并将儿童优先纳入国家战略，我国儿童事业取得了历史性成就。《"健康中国 2030"规划纲要》提出，建设健康中国的根本目的是全民健康，要突出解决好妇女儿童等重点人群的健康问题。特别是 2021 年 9 月《中国儿童发展纲要（2021—2030 年）》的印发实施，给未来十年儿童健康发展提供了指引，2022 年，党的二十大报告指出，要保障妇女儿童合法权益，完善人民健康促进政策，这对深入贯彻儿童优先的原则，促进儿童事业在新时代实现更高质量发展具有重要意义。

　　展望未来，需要基于儿童优先发展战略，立足儿童健康福利目标，研判儿童健康需求，构建儿童健康发展的"五育网络"（孕育、生育、托育、养育、教育），具体包括健康优先、健康资本、健康网络、健康孕育、健康生育、健康托育、健康养育、健康教育等。

一、健康优先——儿童优先和健康第一

在国际上，衡量一个国家居民健康水平的主要指标是人均预期寿命、婴儿死亡率和孕产妇死亡率。具体来说，我国人均预期寿命从1981年的67.8岁增长到2021年的78.2岁。婴儿死亡率从改革开放初期的37.6‰，下降到2023年的4.5‰。孕产妇死亡率从2002年的43.2/10万下降到2023年的15.1/10万，被世界卫生组织（WHO）誉为"发展中国家的典范""妇幼健康高绩效国家"。数据显示，2010年以来，全国婴儿死亡率和5岁以下儿童死亡率继续稳步下降（见图0-1），我国儿童健康水平整体上有了大幅提升。2023年，全国婴儿死亡率下降到4.5‰，5岁以下儿童死亡率下降到6.2‰，优于全球中高收入国家平均水平。

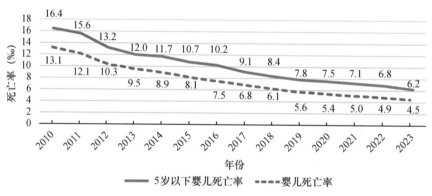

图 0-1　2010—2023 年婴儿死亡率及 5 岁以下儿童死亡率

健康优先发展是一项重要的战略，但是仍面临着许多现实问题。第一，儿童优先健康保障服务体系建设不平衡。一是重医疗救治、轻保健预防，儿童健康优先保障体系建设不平衡；二是地区、城乡发展水平差距大，儿童健康优先保障体系结构不平衡，特别是经济不发达地区以及困难儿童的保障水平有待提高；三是医疗体系内部建设不平衡，儿童医

疗资源供给不足，儿科"医生荒"、儿童"看病难"等问题亟待解决。第二，现代化社会带来的风险给儿童身心健康发展带来了诸多不利影响。一是工业污染、食品安全、高油高糖的饮食习惯等问题危害着儿童的身体健康；二是互联网普及背景下网上不良信息的传播以及校园暴力事件等易对儿童的精神健康造成不良影响。第三，我国关于儿童健康发展的法律法规仍不够健全。一是缺乏具体的法律条文规定来保障儿童健康的优先发展地位；二是儿童用品特别是婴幼儿用品市场执法与监管有待加强。

针对儿童优先发展战略，国内外均进行了一系列的政策实践，如我国上海市开展的婴幼儿托育服务实践以及长沙市推动儿童友好型城市建设实践等；美国围绕反儿童贫困开展的一系列儿童健康政策，奥巴马政府大力拓展的"州儿童健康保险计划"。参考典型的政策实践，结合现实问题，围绕儿童健康发展的"五育网络"进行整体性的制度设计是我国推进儿童优先发展战略的必由之路。

二、健康资本——儿童健康赋权与儿童健康福利

儿童健康是人类健康的基石。儿童保持自身健康的能力不足，在儿童健康的基础性和脆弱性的矛盾运动中，儿童阶段也成为人类健康较为薄弱的阶段。儿童健康既是一个生物学问题，也是一个社会学问题。在健康中国战略以及提升全人群全生命周期健康水平的语境下，儿童健康成为一个多面体，其内容不再归于简单的生物学范畴，而是人类健康能力以及发展机会的关键点。因此，儿童健康赋权首先要廓清赋权领域。通过对儿童健康进行伦理学、人类学、政治学、经济学、社会学等理论角度以及人口老龄化、全生命周期健康管理、健康风险积聚等现实角度的讨论，发现儿童健康不仅关系着人一生中其他生命阶段的健康状态，还关系着个体、社会和国家的发展。因此，儿童健康应当是包含生理健康、心理健康和人格健康的健康体系。更进一步讲，儿童健康资本也应当从这三个维度进行培育。

人类幼年时期的健康是未来人力资本的基础，儿童时期的健康状况

不佳不仅会影响成年后个人的健康情况，还会导致其更难接受更好的教育，从而难以拥有更多的发展机会。儿童健康资本主要包括生理健康资本、心理健康资本和人格健康资本三个主要方面。儿童生理健康资本包括营养摄入、体育锻炼以及生活习惯三种要素。营养摄入通过影响身心健康、认知能力、技能获得等作用于未来人力资本；体育锻炼通过影响大脑和神经系统及其他器官系统的生长发育和机能发挥作用于儿童的生理健康，并决定其发展方向，此外，体育锻炼还能对许多智力因素造成影响；儿童时期的生活习惯（如饮食习惯和体育活动）会影响成年后的健康状况。心理健康资本主要从家庭、学校、社会环境来理解。家庭是儿童心理健康教育的重要基地，儿童心理健康在很大程度上是由家庭教育决定的。家庭教育具有早期性、连续性和全面性的特点，对儿童未来的发展和学习有着潜移默化、长远乃至终身的影响，这种影响不会因为儿童进入学校和社会就消失，家庭教育对于儿童的影响将会一直存在。学校是个体离开家庭原始环境后长期寓居的场所，是促进儿童心理健康发展的重要阵地，儿童所接受的学校教育对其未来发展及心理健康等都起着重要的作用。良好的社会环境也是儿童心理健康成长的必要条件，良好的社会环境有助于儿童健康心理素质和良好人格的培养。儿童人格健康的塑造将会进一步影响儿童的未来发展与人生道路。儿童的道德教育是儿童人格教育培养的基础，是一个人价值取向的调节器，是一个人心理行为的内驱力和导航器。儿童法律教育和儿童审美教育是促进儿童人格健康的重要环节，是一个人价值观形成的关键因素，对儿童人生发展的方向有着很大的影响。

儿童健康福利包括身心健康维持、健康风险预防、发展潜力强化三部分。其中，身心健康维持包括儿童健康服务体系、儿童保健服务管理、儿童疾病防治、儿童心理健康服务、儿童营养改善等。健康风险预防包括儿童免疫规划疫苗接种服务、儿童性教育和性健康服务、儿童健康知识宣传普及、新生儿安全健康服务、先天缺陷疾病筛查防治、阳光体育运动推广等。发展潜力强化包括儿童早期发展服务、普惠托育服务体系等。

三、健康网络——儿童健康需求与儿童健康体系

儿童健康需求是理解儿童健康发展和运作机制的最佳角度，也是明确儿童健康服务范围和衡量儿童健康管理标准的主要依据。第七次全国人口普查结果显示，我国 0~14 岁儿童超过 2.5 亿人。不仅如此，我国还存在儿童类型多样的特点，不仅有孤儿、残疾儿童、重病儿童、流浪儿童等困境儿童，还有父母重病重残儿童、事实无人抚养儿童、服刑人员未成年子女、贫困家庭儿童等困境家庭儿童。如此复杂多样的儿童状况，决定了我国儿童健康网络的搭建需要从儿童健康需求和儿童健康体系出发。

儿童健康发展"五育网络"遵循儿童成长的全生命周期理论和规律，是其健康行为发展的重要初始阶段，把握好儿童健康发展"五育网络"对整个健康中国战略都有积极的意义。儿童健康需求包括社会健康需求、环境健康需求、身体健康需求、教育健康需求和心理健康需求五个主要方面。社会健康需求的理论基础包括人权保障理论、实质平等理论、正义理论等。社会健康需求对于儿童健康的影响十分显著，如网络中存在大量的色情暴力信息，会对儿童心理健康造成严重的负面影响。良好的社会健康环境需要立法、司法、执法等各个国家机关共同努力营造。环境健康需求并不直接作用于儿童本身，而是作用于儿童所处的外部环境，间接保障儿童健康。国家有义务为儿童营造良好的外部环境。工业化过程中，各种自然环境问题随之出现，如大气污染、水污染、土壤污染等。相较于成年人，儿童身体抵抗力差，恶劣环境更容易致其患病。比如，由于生理发育较为脆弱，雾霾可通过呼吸道，几乎无障碍地侵入婴幼儿身体，损害其健康。国家应有效治理自然环境，以利于儿童健康成长。身体健康需求是指儿童在整个生长发育期内对身体健康的需要，包括肢体健康、器官健康、身体运动健康等。教育健康需求是为了促进儿童身心健康发展而向国家和社会要求提供健康教育的权利。教育健康需求主要由社会和学校两大义务主体满足。心理健康需求表现为不同阶段儿童在心理发育过程中需要的权利。例如，3~6 岁的儿童心理发展主要是与

母亲的心理分离以及对父亲的认同，形成人格的自我觉知等。

儿童健康需求需要多主体来进行满足，其中主要包括家庭、学校、社区、政府、社会机构等，它们在儿童健康服务中体现"共建共享"的健康治理理念。统筹政府、社会、个人三个层面，既要明确政府在政策制定、投入等方面优先保障儿童健康的责任，也要强调妇幼健康服务机构、家庭、社区、学校、幼儿园等多方联动的机制，更要强化父母及其监护人是儿童健康第一责任人的理念，将健康中国"共建共享"的基本路径落到实处。

四、健康孕育——儿童预防保健发展

儿童健康资本积累主要来自外界、早期的投入和支持。因此，孕育和生育阶段的健康投入，奠定的是儿童一生的健康基础，对人口质量、经济生产的改善和提升有主动、积极、前瞻性的意义。由于生命孕育这一过程具有特殊性，且这一时期的孕产期妇女和儿童生理机能均表现出较强的脆弱性，这就决定了健康孕育需要家庭、社会共同给予孕产期妇女和儿童全面的预防保健。从孕育的过程来看，儿童的预防保健包含孕产期、新生儿期、学龄前期三个阶段，应根据各个阶段的生长发育需要为孕产期妇女和儿童提供预防保健。

孕产期的保健是对孕产期妇女进行系统的检查、监护和保健指导，这对提高孕产期妇女及新生儿成活率和避免不良出生结局、出生缺陷具有重要意义，全面可及的孕产期预防保健对母亲和儿童均具有保护作用，也为儿童的健康成长发育打下基础。产前的预防保健从孕早期开始，根据世界卫生组织的推荐，孕期妇女产前检查应该包括血压、体重、尿常规和血液检查，在一些国家和地区，对孕期妇女提供的产前预防保健则更为丰富全面，同时也对孕妇进行孕期卫生、营养、用药、睡眠、心情及母乳喂养知识的宣导和教育。产时预防保健是在科学接生原则的指导下，密切观察产程，发现异常情况及时处理，确保产妇及新生儿的生命安全。新生儿（出生后至28天）的保健服务内容包含新生儿家庭访视与新生儿满月健康管理两个阶段，此时的产后预防保健包括对产妇和新生儿进行疾病筛查，必要时协助就医和转诊，这可以有效地降低新生儿死亡率，以及通过家庭访视等方式在脐带护理、母乳喂养、母亲营养补充等方面进行科学指导，通过医护工作者对母亲的健康教育向母亲普及母乳喂养知识，树立母亲母乳喂养的信心并提供支持环境，从而提高纯母乳喂养率。婴幼儿时期的儿童保健服务涵盖母乳喂养及营养行为、免疫接种、生长监测、儿童常见病及危险症状识别、智力发育等方面。其中，定期体检和重点疾病筛查是 0~6 岁儿童健康成长的重要基础。学龄前儿童预防保健主要是指每年为 4~6 岁儿童提供一次体格检查以及生长发育和心理行为发育评估。

在儿童预防保健政策发展的早期，妇女和儿童的预防保健呈分离状态，各自运行。随着人们逐渐重视妇女和儿童健康之间的关系，发现二者结合的效果优于政策分离实施的效果，于是，在各地区的实践中，逐步构建起了以妇幼保健机构为主的三级卫生服务体系，更好地促进了妇女和儿童健康保障。但是，以妇幼保健机构为主的预防保健体系也存在很多不足，于是公共卫生和医疗服务更多地介入儿童预防保健干预，以全面普惠的孕产检查和知识普及等方式介入孕育阶段，逐步发展出了综合性的妇女儿童预防保健卫生项目。目前，妇女和儿童健康被越来越多的国家和地区视为人类持续发展的前提和基础，甚至可以用来衡量社会经济发展的程度，在妇女和儿童健康福利备受重视的时代背景下，健康孕育的儿童预防保健政策更具有人文关怀和社会责任的意义，各类政策均有向建设儿童友好型社会贴近的动力和趋势。

本质上，妇女及儿的预防保健属于公共卫生领域，想要降低孕产妇及婴儿死亡率，提高人均预期寿命和出生人口数量及质量，就需要为妇女和儿童提供全面、系统、持续的预防保健服务。为了推动妇幼卫生服务的整合，2005 年的世界卫生大会提出了"保健连续性"的概念，即从生命周期的角度来看，医疗卫生机构和社区应该在孕前、孕期、分娩、新生儿和儿童期提供连续性服务，具体实践要求各部门和机构要适时普及产前预防保健知识，做好产时预防保健的各项科学操作，加强产后预防保健的访视和支持，并注重儿童期预防保健的卫生、营养和身心发育。

此外，儿童预防保健的连续性还指不同层级医疗卫生机构之间的整合，使向上或向下转诊更为通畅，并有利于资源的合理配置。因此，健康孕育的首要任务就是破除临床医疗部门与公共卫生部门设置上存在的格局障碍，优化服务流程，整合服务内容，建立覆盖妇女和儿童整个生命周期的预防保健服务。

五、健康生育——儿童医疗保障发展

任何个体的生命历程必将经历孕育、诞生、发展和衰亡，儿童个体的发展同样也是一个身心逐渐成熟的过程，需要逐步满足儿童在不同生长阶段对应的不同健康需求。因而，儿童健康发展也应遵循儿童成长的规律，从不同类型儿童的生理特征、未来社会发展地位等入手为其提供有针对性的健康保障服务。

健康生育要关注女性的健康、家庭和社会层面的知识普及、能力培养和资本支持。医疗保障制度是促进健康生育的重要支撑，是直接影响儿童生存权和发展权的关键问题，是家庭和整个社会稳定的制度问题。健康生育背后的核心理念之一是儿童、家庭、国家三者之间的关系问题，在不少国家，健康生育受到法律政策的高度保护，家庭是儿童照护和健康发展的主体，国家则通过替代性支持和补充性支持介入健康生育。完善的儿童医疗保障体系至少应包含基本保险、补充保险、附加保险三个层次，具体可体现为国家法律法规强制下的基本医疗保险、商业补充保险或家庭成员共济账户、地方政策指导下的附加保险。此外，对儿童的医疗援助也十分重要，特别是对特殊儿童的医疗补助和救助。

儿童医疗保障离不开法律法规建设的支撑，建议从国家立法上设置专门的医疗保险项目，把儿童作为一个独立的群体，对其健康保障政策进行具体而明确的规定，同时处理好政府与市场的关系，使商业医疗保险协同发展，共同加强对儿童的医疗保障。在儿童健康保障服务供给方面，在参保流程上应促进落实新生儿自动参保和免费参保；在内容上要包含医疗服务和公共卫生服务；在全民医保的基础上，可叠加适合不同年龄阶段的免费医疗和公共卫生服务，在筹资机制上强调多元责任；在待遇保障上进一步扩大儿童保障范围并提高报销水平，加大对儿童初级保健的投入和普惠力度。鉴于儿童这一群体的特殊性，在保障评估机制上应突出对儿童群体的单独评估，并做长期可持续的跟踪评估，加强全社会对儿童健康保障的关注。

六、健康托育——儿童照护服务

"幼有所育"是补齐民生短板的重要内容，托育服务是现代政府公共服务的重要组成部分，是政府的基本职能之一。截至 2020 年年底，我国幼龄儿童人口基数已经超过 1.25 亿人。截至 2021 年，我国婴幼儿在各类托育机构的入托率仅为 5%，我国城市 3 岁以下儿童的入托率不到 10%，而发达国家 3 岁以下婴幼儿的入托率为 25%~55%，韩国、日本的 3 岁以下儿童入托率均超过 30%。可见，我国目前健康托育面临很大挑战。

经过 200 多年的发展，世界上许多国家托育服务均已形成较为完备的体系。从托育服务政策演变的内容看，托育服务政策的发展经历了一个由"保教分离"到"保教结合"，进而趋于"保教一体化"的发展历程。从 19 世纪初到第二次世界大战结束，各国政府对不同类型托幼机构的管理大体上呈现出"双轨制"的特点，保育与教育在学前教育社会化伊始就处于分离状态。20 世纪 40 年代末到 90 年代末，为解决保教分离所带来的资源浪费、管理责任不明确、管理事务留白等问题，各国相继推行政策，重点是在国家层面采取措施整合保育与教育的管理体制，逐渐将"双轨制"的管理格局向"单轨制"转变。20 世纪 90 年代末至今，特别是进入 21 世纪后，很多国家进一步改革保育与教育的管理体系，从中央到地方，整合政府对托幼机构的管理体系，合并、重置或新设了统一的部门来对托幼机构进行监管，并加强中央和地方政府部门的衔接以及各层级部门的协调合作。

婴幼儿照护事关千家万户。在新时代背景下，我国加快发展多种形式的婴幼儿照护服务。在职能上，照护服务由单纯日间照料转变为整合型服务，托育机构的教育质量日益受到重视；在供给主体上，强调政府主导和多元参与，服务重心日益下沉到社区，服务机构多样化、微型化，服务方式灵活化以及更加注重法治保障。根据托育服务的演进逻辑，从政策前瞻的战略布局出发，未来可以从以下三个方面构建儿童照护服务路径。首先，构建多主体、多类型、多层次的公共托育服务体系，形成以政府为主导、市场为主体、社会为补充、社区为依托、家庭为核心的公共托育服务体系。其次，加快顶层设计，明确婴幼儿照护服务的主管部门，明确其他部门在婴幼儿照护服务事业建设过程中的责任边界，发挥领域优势为婴幼儿早期发展提供科学且持续的整合性资源支撑。最后，完善儿童照护的配套设施，激发婴幼儿照护服务的内生动力。婴幼儿照护服务政策内容主要分为服务政策、时间政策和经济政策。在服务政策上，国家应尽可能地提供普惠性、公益性的婴幼儿照护服务；在时间政策上，进一步扩大产假、育婴假、带薪陪产假等相关制度的推广与应用；在经济政策上，尽力从财政支持角度减轻家庭养育负担，进一步加大对婴幼儿照护服务的补贴力度，逐步完善儿童津贴、儿童补助、育儿津贴等婴幼儿早期发展的经费资助体系。

七、健康养育——儿童身心健康发展

儿童健康既包括身体健康，也包括心理健康。一个健康的儿童，应该是身心发展都处于健康状态之中的。儿童健康养育就是通过构建良好的外部环境，保障儿童的身体健康和心理健康，使儿童获得全面发展。儿童身心健康政策的演变历程呈现出三重逻辑：价值逻辑、责任逻辑和主体逻辑。儿童身心健康政策的价值逻辑展现的是政策设计背后蕴含着怎样的价值理念，以及如何有效引导政策实践的发展方向，我国儿童身心健康政策的价值逻辑为从局部有限到全面普惠，具体表现为由只关注儿童的身体健康到德智体美劳全面发展。儿童身心健康政策的责任逻辑反映了保障儿童身心健康发展的责任主体所经历的演变历程，我国儿童身心健康政策的责任逻辑为从家庭责任到公共责任，具体表现为促进儿童身心健康发展这一责任从私域向公域的扩展。儿童身心健康政策的主体逻辑体现了保证儿童身心健康政策落实的实施主体如何将政策期待变为现实，我国儿童身心健康政策的主体逻辑为从一元主导到多元协同，具体表现为由单一部门主导政策制定与实施转变为跨部门协作的共商共治。

新时代优化儿童身心健康的实践路径要以儿童健康服务为核心，以健康保障为基础，以健康环境为支撑，以健康教育为动力。要保障儿童身体健康和心理健康，通过加强儿童体育训练、完善儿童营养膳食体系、关注儿童用眼健康、做好儿童重大疾病防治、完善疫苗接种体系，以及促进儿童健康知识和健康技能的学习等方式保障儿童身体健康，构建完善的儿童心理健康教育机制、提升家庭和学校对儿童心理健康的重视程度，完善各妇幼保健机构和医疗机构的儿童心理健康诊治体系，切实保障儿童心理健康。

健康养育离不开儿童健康服务体系的完善。因此应积极构建贯通中央到地方的儿童健康服务网络，建立完善由家庭、社区、社会共同合作的基层儿童健康服务体系。进一步健全健康保障体系，建立儿童保险、儿童福利、儿童救助三位一体的全面普惠型儿童保障制度体系，加快推进儿童保障立法。进一步构建健康环境支撑，从家庭环境、学校环境、社会环境、网络环境等多方面营造有助于儿童身心健康发展的外部环境。进一步加强健康教育普及力度，构建以家庭、学校、社区、专业机构为主体，以身体健康教育和心理健康教育为核心的儿童身心健康教育体系。

八、健康教育——儿童健康促进发展

儿童的健康教育和健康促进发展是包括我国在内的世界各国及社会组织共同关注的重点问题。1979 年美国卫生总署关于健康促进和疾病预防的报告《健康的人民》，标志着健康促进的开始。1986 年 11 月，在加拿大渥太华召开的第一届国际健康促进大会通过的《渥太华宣言》是健康促进发展史上的一个里程碑。世界卫生组织将健康促进定义为"运用行政或组织手段，广泛协调社会各相关部门以及社区、家庭和个人，使其履行各自对健康的责任，共同维护和促进健康的一种社会行为和社会战略"。

儿童健康教育作为健康促进的重要手段，最早源于工业革命，是西方国家为应对城市化过程中人类生产、生活所面临的社会卫生问题而产生的。儿童健康促进是一个动态形成的过程，经历了从疾病治疗到健康促进的发展演变。早期的健康多关注于疾病的诊断和治疗、卫生的宣传教育，对健康促进的认识则局限于一种疾病治疗的辅助性手段。随着认识的深化，健康促进内容从生存维持的医学卫生领域扩展至生命质量的公共健康领域，健康促进手段最终从卫生宣讲、医疗技术走向全方位、全周期的健康治理，融合了自然科学、健康科学和行为科学知识，提倡积极健康的生活方式，主动消除社会不健康因素，通过良好的生活环境提高生命质量。根据健康的三维观念，从儿童健康促进内容上划分，主要包括人体认识和保护、身体疾病及防治、身体锻炼及教育、饮食营养、安全生活教育、日常健康行为、心理健康及维护、环境保护教育、多层面健康促进等方面。

儿童青少年健康促进相关政策经历了三大变化：以治病为目的的身体健康政策、以强身为导向的增强体质政策和以育人为根本的全面健康政策。从最早的只关注体质的"一维"健康观到关注身体、心理的"二维"健康观，再到身体、心理和社会适应的"三维"健康观，实现健康外延的逐步扩展，打破"无病即健康"的传统健康观，否定机械地把健康和疾病列为单因果关系，形成了整体的、现代的健康观。针对近年来儿童健康问题面临的巨大挑战，为解决儿童成长过程中的健康问题，健康教育提供了新的方案。儿童健康教育具体包含身体健康和心理健康两方面，旨在提高儿童的身体素质、心理素质，更新健康知识理念，培养并学习健康生活方式和健康促进技能。健康教育的实践特色以儿童为中心，将健康知识的被动接受转向健康习惯的主动养成；以环境为依托，营造健康校园环境；以生活为基础，加强教学内容的实践性。从儿童所处的全生态环境着手，依托家庭和学校等，致力于健康知识的普及与健康理念的传播。特别要将健康素养的提高融入渗透到儿童的日常教育中，将儿童健康教育纳入国民教育体系，开设相关健康教育课程，将儿童健康教育作为素质教育的重要内容。健康教育对于提高儿童的健康意识，促进儿童健康生活方式的养成以及对生活的积极思考，正确评估不良生活方式可能带来的健康风险因素具有重要意义。

九、展望——儿童健康发展趋势

儿童是国家的未来和民族的希望，《"健康中国2030"规划纲要》《中华人民共和国国民经济和社会发展第十四个五年规划和2035年远景目标纲要》等重要文件都对儿童健康发展作出了重要规划，党的二十大报告为儿童健康发展指明了方向，2021年《中国儿童发展纲要（2021—2030年）》和《健康儿童行动提升计划（2021—2025年）》的出台明确了儿童健康发展的具体实施思路。"十四五"时期是儿童健康保障和福利发展的重要机遇时期。目前，我国儿童健康发展工作已经转向高质量发展阶段，人民群众对儿童健康保障与发展的需求也呈现出多样化和个性化特征，这对新发展阶段我国儿童健康事业发展提出了新要求，亟须我国儿童健康保障体系和福利制度在教育、托育、卫生健康等方面作出积极回应。

每一个儿童都有生存权、健康权和受保护权，因此儿童健康保障体系的完备不仅要充分考虑残疾儿童、孤儿、困境儿童、留守儿童和流动儿童等特殊儿童的健康需求，也要充分考虑一般儿童、育儿家庭的普遍健康需求。我国的儿童健康福利已经由补缺型转向普惠均等型，2035年要让儿童享有更加普惠和优越的福利保障和更加均等和可及的基本公共服务。所谓普惠型儿童健康福利是指普遍惠及，强调全民共享。因此要不断扩大儿童健康福利的覆盖范围，将各类儿童纳入福利体系；对不同类型的儿童要分类保障，分类施策；要分类推进儿童健康福利体系，在政策执行过程中要针对不同情况灵活应变，提高政策的有效性。而均等化强调资源的分配均等，针对我国目前的情况，要推进儿童健康福利的城乡均等、地区均等、人群均等和制度均等。

从参与主体来看，全方位促进儿童健康发展需要各个方面共同发力，要将政府、公共部门、妇幼保健机构、医疗机构、家庭、学校和托育机构、社区、志愿服务组织等多方主体纳入儿童健康保障体系，发挥各自优势，形成治理合力，在全社会营造儿童优先发展的氛围。从全周期管理角度来看，加强儿童全周期管理，做好产前期、婴幼儿期、儿童期初期、儿童期中期和青少年期各个时期的健康管理，建立健康档案、做好疾病筛查、出生缺陷防治、健康体检等保健工作。从制度设计来看，要加强儿童健康发展的立法，通过完善现有基础法律、建立专项法律等方式来为儿童健康提供完善的保障。同时，还应积极利用大数据和互联网技术，建立健全儿童统一信息平台，促进信息共享互通；完善健康档案相关工作，借助智能技术为儿童提供便捷、高水平的医疗保健服务，数字赋能儿童健康发展的智能化、信息化。

2035 年，我国要基本实现社会主义现代化远景目标，其中现代化健康国家非常重要。现代化健康国家包括健康体系现代化、健康生活现代化、健康服务现代化、健康环境现代化和健康治理现代化，而现代化健康国家的儿童健康发展也应该从体系、生活、服务、环境和治理等方面入手，为儿童提供良好的健康发展环境。通过总结国际社会的健康现代化发展规律，提炼中国特色，不断实施思路创新，坚持政府主导和各方协同参与，坚持多路径多模式的儿童健康发展方式，建成走向现代化健康国家的儿童健康体系。

第一章
儿童健康发展导论

　　儿童是国家的未来和民族的希望，儿童健康始终关乎国家发展和社会进步。儿童健康发展是实现健康中国的有效路径，是保障全面小康的牢固抓手，是迈向共同富裕的重要方略。儿童健康理念经历了从"保障"到"赋权"再到"增能"的变迁，儿童健康福利经历了"弱势救助—健康均等—赋权增能"的目标演变。基于儿童健康发展行动的实践经验与现实问题，构建助推实现健康中国、全面小康和共同富裕等战略目标的儿童健康发展体系，推进社会主义现代化健康强国建设。

第一节　儿童健康发展的重要意义

　　儿童是国家的未来，儿童健康是人类可持续发展的结构性议题，决定着国家与民族未来的样态。为了赋予儿童健康以明确、有力的法律保护，1989 年联合国大会通过的《儿童权利公约》从儿童的生存权利、发展权利、免于危害的权利、参与家庭和社会生活等权利对各缔约国的儿童健康事业作出基本要求。1990 年世界儿童问题首脑会议通过《儿童生存、保护和发展世界宣言》，提出"推动扎实的全国性和国际性行动，以增进儿童健康、提高产前保健，并降低所有国家、所有民族的婴儿和儿童死亡率。促进所有社区为其全体儿童提供干净饮用水，并使所有人享有卫生条件"的行动规划，并发布《执行 90 年代儿童生存、保护和发展世界宣言行动计划》，号召世界各国开展包括儿童健康发展在内的儿童保护行动。我国政府积极响应儿童发展国际公约，设立儿童工作协调机构，编制国家级儿童发展规划纲要，明确了儿童优先发展战略，探索中国特色的儿童健康发展事业，为实现健康中国、保障全民健康、迈向共同富裕提供战略"序章"。

一、儿童健康发展是实现健康中国的有效路径

党的二十大报告指出，人民健康是民族昌盛和国家强盛的重要标志，要把保障人民健康放在优先发展的战略位置，完善人民健康促进政策，推进健康中国建设。儿童健康作为全民健康的基础，是国家战略的优先目标，是健康中国建设的必然要求。

儿童健康发展是全民健康的重要基础。儿童是一个国家的未来，儿童健康不仅影响人的一生，同样也是衡量国家和社会全面发展的重要指标。[①] 2023 年，国务院政府工作报告中提出要保障妇女、儿童、老年人、残疾人合法权益。《"健康中国 2030"规划纲要》明确提出"解决好妇女儿童、老年人、残疾人、低收入人群等重点人群的健康问题"。儿童健康是成年健康的基础，影响着个体的未来发展与生活质量，对于实现全周期与全人群的全民健康具有重要意义。研究显示，儿童时期的家庭与社

---

① 陶芳标. 出生缺陷环境病因及其可控性研究 [M]. 合肥: 合肥工业大学出版社，2010: 23-30.

会经济地位可以显著影响中老年人实现健康老龄化的概率。① 因此，从全生命周期的角度来看，儿童健康发展可以减少其在生命后期罹患疾病的概率，助力全民健康。

儿童健康发展是践行"大健康"理念的重要环节。"大健康"是健康中国建设中的重要理念，强调健康关口前移，使卫生工作的重点从被动诊疗向主动健康转变，注重生理、心理与社会的全面健康。② "大健康"的核心内涵是：覆盖全人群的全生命周期健康，即包括生命孕育期（母婴期）、儿童少年期、成年期、老年期和临终关怀在内的"从负一岁到终老"的全过程健康；覆盖全人群的全方位健康，即身体健康、心理健康、社会适应健康、生活方式健康、人居环境健康等。③ 儿童时期作为全生命周期中的重要一环，促进其健康发展无疑是践行"大健康"理念的重要环节。

儿童健康发展是共建共享健康中国的必由之路。在追求"人人参与、人人尽力、人人享有"的健康中国建设中，包含着"全方位、全周期、全人群"健康的根本指向。儿童健康作为包含身心健康、卫生防疫、膳食营养、健康教育等维度的系统概念，成为影响青年、中年、老年全周期健康状态的重要因素。与此同时，由于健康能力与发展机会的互动关系，儿童健康还通过影响个体的社会发展进一步形成生命后期人群的健康差异。因此，儿童既是健康资本的共享主体，又是健康资本的共建主体。通过共建，新一代健康主体发育成长；通过共享，生产出来的健康福利实现全民普惠，进而形成共建共享健康中国的良性循环。

二、儿童健康发展是保障全民健康的牢固抓手

儿童健康正成为我国社会发展的重点领域，儿童健康发展关系到全

---

① 李晓宇，陈东."七岁看老"在健康老龄化领域成立吗？——基于儿童期 SES 的实证研究[J]．世界经济文汇，2020（2）：74-89．

② 陆文琪，黄泽成．健康中国视角下儿童健康管理的前景、困境与对策 [J]．中国初级卫生保健，2021，35（12）：5-8．

③ 申曙光，曾望峰．健康中国建设的理念、框架与路径 [J]．中山大学学报（社会科学版），2020，60（1）：168-178．

民健康的成效。人民群众生活质量的持续提升需要儿童健康作为基础保障，优先发展儿童健康成为提高全民健康可及性、全民健康均衡性的重要路径。首先，儿童健康发展可以进一步提高全民健康的可及性，从而保障全民健康。社会成员缺乏健康的身心，就难以享受经济社会发展带来的福利增加。通过儿童健康优先发展，从全生命周期的角度促进社会成员的身心健康发展，增强全民健康的可及性，使社会成员更好地参与经济社会建设和享受经济社会发展成果。其次，儿童健康发展可以进一步提高人民群众的生活质量，从而保障全民健康。一方面，全民健康以提高人民的生活质量为出发点和终极目标，通过儿童健康发展可以促进儿童茁壮成长，提升儿童在成长过程中的生活质量；另一方面，通过促进儿童健康发展，亦可以减轻家庭的负担，提升家庭成员的生活质量，进而保障全民健康。最后，儿童健康发展可以进一步提高全民健康的均衡性，从而保障全民健康。通过儿童健康优先，提升儿童的健康素质，减少疾病、残疾等因素对其学习、生活的影响，使其获得参与经济社会建设的公平机会，提升全民健康的均衡度，从而保障全民健康。

三、儿童健康发展是迈向共同富裕的重要方略

共同富裕是全体人民的富裕，重视投资儿童发展是实现共同富裕的重要途径。缩小收入和财产分配差距，消除儿童发展过程中基本公共服务的不充分与不均衡问题，为儿童健康发展营造良好的经济社会环境，既是社会发展成果全民共享的重要保证，也是社会机会平等的推进路径。因此，儿童健康发展成为迈向共同富裕过程中的重要方略。

儿童健康发展是社会成员共享发展成果的重要途径。儿童是国家和民族的战略性、基础性资源，同时也是社会中相对弱势的群体，这决定了儿童福利事业将成为共同富裕推进过程中的重点方向。只有为儿童提供高水平、高质量的公共健康服务，才能确保儿童群体的健康资本存量和增量不断提升，保证儿童健康权益的持续实现，进而推动儿童福利事业稳步发展。经济社会发展成果转化为儿童福利的过程，是共同富裕中

"共享"价值的集中展现，也是共同富裕发展动力的"再生产"，为实现更深层次的共同富裕与更广泛的成果共享奠定基础。

儿童健康发展是促进社会机会平等的重要手段。习近平总书记指出"幸福生活都是奋斗出来的，共同富裕要靠勤劳智慧来创造"，共同富裕的实现"给更多人创造致富机会，形成人人参与的发展环境"。只有健康的社会成员才能充分利用致富机会，全民健康的社会才是人人参与的社会。儿童是个体生命的起始，健康是机会平等的前提，儿童健康优先发展是培育共同富裕建设者的关键，勤劳奋斗所需的健康社会成员需要"从娃娃抓起"。因此，要给予儿童充分的健康资源，培育出一批具有良好健康素质的社会成员，为他们创造充分参与的平等条件，为其参与共建共创提供充分的健康准备。

第二节　儿童健康理念的变迁

儿童健康既关乎家庭幸福也关乎国家人口安全，解决影响儿童成长的健康问题成为人类持续发展的前提和基础。鉴于儿童缺乏话语权以及相对弱势的社会特性，儿童权利保障经历了漫长的发展过程。基于儿童保健、健康教育、健康环境、侵害救济等儿童健康维度，儿童健康理念经历了从"保障"到"赋权"再到"增能"的过程。

一、儿童权利保障

17—18世纪的启蒙运动孕育了近代人权观。启蒙思想家们提出的"天赋人权""人人生而平等""主权在民"等观点深入人心，对各国资产阶级民主革命与民主政治产生了巨大的影响。人权从人类文明轴心时期的朴素权利观发轫，经中世纪基督教的洗礼与锻打，又经历启蒙时代思想家的雕琢，终成正果。把健康权作为基本人权纳入宪法性法律的努力始于法国大革命，受到法国大革命激励的医师和改革者呼吁把健康权作为平等权的组成部分纳入《人权和公民权宣言》，但最终并未被接受。

19 世纪，随着工业革命的开始，工作和生活条件的极度恶劣使许多工人的健康出现问题。工业革命所创造出来的巨大财富并没有合理地在社会上进行分配，它大部分流入了有产者的腰包。许多人没有享受到工业革命的好处，而只受到了它的危害，这就使不公平的社会变得更加不公平了。随着工人运动的发展和民主政治的推进，劳动者健康保障等需求逐步得到了社会的承认。特别是霍乱、黄热病等传染性疾病的暴发，使人们更加认识到健康权对于人权的重要性，争取健康权的运动就此在欧洲拉开序幕。

英国纺织业和煤矿业的快速发展导致劳动力极度匮乏，于是资本家将目光转移到儿童身上。作为工业革命早期的主要劳动力——儿童，是被资本所异化得最为严重的群体。童工劳累过度不可避免会引起疲倦和困乏，儿童们稍不注意，就会被机器设备伤害，从而造成受伤或死亡。由于劳累困倦，可怜的童工经常会跌入机器中，而机器又大部分没有加上护栏。他们皮破骨折，或者手脚轧断，常常被送到伤患病房治疗；如果终身残疾，就会被撵出工厂，靠公众救济维生；有时还当场被压死……①为此，1802 年英国政府终于通过了一项纺织工厂童工工作时间的法律《学徒健康与道德法》，禁止雇用 9 岁以下的儿童，并有禁止未成年工夜间劳动的有关规定。这部被誉为劳动法开端的法律条文注意到了劳动者中的特殊群体——儿童，《学徒健康与道德法》是功利主义的产物，但在客观上，这部法律将儿童权利这一之前被忽视的人权重要形态带进了人们的视域与思域之中。

上述事实已证明，儿童权利作为人权重要构件这一客观事实并非随着人类社会的进步而不证自明的，更非生而获得的天然禀赋。这一点可在诸多资产阶级的人权论著中窥见一二。例如，约翰·弥尔（John Mill）在阐释人权时自然而然地将儿童排除在权利主体以外："可能不必赘述，这一理念仅适用于完整能力的人类。而非在讨论儿童，抑或是法定成人

---

① FLINN M W, PIKE E R. Human documents of the industrial revolution in Britain [J]. The Economic History Review, 1966, 19 (3).

年龄以下的男女。"① 显然，约翰·弥尔所宣扬的是只有具备行使权利的能力才能获得权利的自我理性"意志论"，这种自主性的选择也成了古典自由主义理论的根植脉络。与此相近的，如约翰·洛克（John Locke）将包括儿童权利在内的一切自由看作年龄增长的结果②，儿童的能力、权利和自由是通过父亲的能力和权利以及理智来表达的，因此，父亲将支配着包括健康在内的儿童的一切，直至儿童成年，正如奥诺拉·奥尼尔（Onora O'Neill）的总结，"成长是儿童最主要的补救方式"。③

当然，对儿童健康能力以及健康主体资格的无视并非代表对儿童健康属性的否认，儿童可以经由其合法、合理的代言人行使其权利、主张其利益。一般而言，儿童的默认权利代言人往往是父母；但是，当出现监护人缺失或监护人无法为儿童提供即时健康照护的情况时，理应由国家介入儿童健康的保护，此时，国家成为儿童的监护者，像父母一样为儿童健康行使权利。这便是在第二次世界大战后成为各国盛行的"福利主义"思想的基础，其本质是针对包括儿童健康在内的诸多儿童权益提供有效保障。从整体来看，儿童健康的脆弱性与保护措施的不稳定性使之成为国家福利政策的应有客体，无论是国家还是社会中各个行动主体均有义务消解儿童健康的脆弱风险，以保护儿童的健康等合法权益不被侵害。这一点在诸如《儿童权利宣言》等一系列关于儿童权益的国际共识性文件中均有所体现。《儿童权利宣言》又被称为《日内瓦宣言》，该宣言是第一份聚焦于儿童权益领域的国际公约，它从生活保障、家庭教育、儿童生活、个性教育、升学指导、劳动与品德教育等领域划定了儿童的基本人权，并提出通过向儿童提供食物、治疗、住所等措施以促进儿童健康的行动宗旨。然而，看似面面俱到的宣言却仍旧遵循着成人主义的儿童观，不仅将儿童视作依附于成人且没有独立能力的人群，还隐含着儿童尚不具备能力评估如何在关涉自身或他人福祉的问题上采取行

---

① 约翰·弥尔. 论自由 [M]. 许宝骙，译. 北京：商务印书馆，1998：11.
② 约翰·洛克. 政府论 [M]. 叶启芳，瞿菊农，译. 北京：商务印书馆，1996：33.
③ ONORA O. Children's rights and children's lives [J]. International Journal of Law, Policy and the Family, 1992（1）：1.

动的判断。这种以成人利益忖度儿童权益的思维常使儿童成为他人利益博弈的工具，遑论切实、永续地保障儿童健康。不可否认的是，从最初父权主义再到近代的自由主义和现代的福利主义价值体系，儿童基本权益尤其是健康权为人们所更深刻地关注、尊重和保护，但这种对人性的体悟依旧停留在功利主义的思考范畴中，儿童对自身健康的自由言说权利始终被掩盖在成人能力的"霸权"之下，儿童的健康主体事实依旧没有摆脱将能力作为权利前提的固有认知。

在诸多针对这种起源于父权主义思维的反思中，阿马蒂亚·森（Amartya Sen）基于"人际差异性"的客观事实提出了他对于健康和发展的真知灼见。他在《正义的理念》一书中强调"能力……是一个人选择有理由珍惜的生活的实质自由和机会"。① 这种尝试耦合能力理论与权利理念的思维引发了当时社会各界对儿童健康能力的再审视。当儿童健康被置于全周期生命演进的语境下时，儿童就成为一个独立的生命主体出现在人们的视野中。它承认了儿童作为人类成长的一个阶段只是暂时性地欠缺自主健康能力，因而需要社会给予福利保障。同时，这种以动态视角关注儿童健康成长的思维，还根据儿童不同阶段的能力赋予其不同程度的自主决定权，以求最终达到"权利实现"这一目的。这种儿童逐渐获得自主性，逐步理解并提高承担责任和行使权利的自主能力的成熟和学习过程即为赋权。从静态的规范要求来看，儿童健康赋权的进路首先要求承认并尊重权利主体的自主能力，无论是国家还是对儿童负有责任的成年人都要尽可能减少家长主义作风，随着儿童能力不断发展，将行使权利的自主权逐渐交还于儿童本人；而从动态的过程来看，赋权同样需要通过儿童不断地行使权利来实现目标，因此在成长期中，应鼓励父母（或其他照护者）根据儿童不同阶段接受能力适当地指导儿童，帮助儿童了解其所享有的权利、知道如何以最佳方式实现这些权利，最终增益其自主能力。

---

① 阿马蒂亚·森. 正义的理念 [M]. 王磊，等译. 北京：中国人民大学出版社，2012：214.

二、儿童健康维度

那么，针对儿童健康的赋权应该着眼于哪些维度？要回答这一问题，需要锚定儿童健康这一概念的界限。依照学术界的共识，从健康这一概念出发，结合儿童自身的成长特点，儿童健康的内涵和外延可以但不限于以下所述内容。

（一）儿童保健

儿童保健即以国家和社会为主体，为保障儿童的健康成长向适龄儿童提供的阶段性预防保健服务的行为。它主要有专业保健和基础保健两大服务内容。专业保健特指通过具有专科性的医疗设施、物资和服务为儿童健康发展提供专业性保障。其意义在于为不同属性的儿童提供更有效率的保障措施，包括心理咨询或者教育辅助，从而维持儿童身心健康成长的状态。基础保健则是强调为儿童提供普遍性保健服务，主要通过先天缺陷防治、新生儿死亡率控制、常见疾病预防、儿童营养健康、儿童护理等手段实现。这两类服务共同构成了儿童保健体系，二者相辅相成、密不可分。

（二）健康教育

儿童健康教育是国家为了保障儿童生理和心理均衡健康发展，向儿童及其家庭提供的教育服务。实践健康教育服务主要依靠社会机构和教育机构。从社会机构来看，各类公益组织、医疗机构等通过对话咨询、媒体报道、培训学习等途径，全方位地向公民宣传普及卫生保健知识，培养公民健康保健意识，提高自我保健能力。特别是针对儿童健康权利的教育宣传，儿童的父母以及儿童自身是社会关于儿童健康教育的宣传对象，向其介绍有关儿童健康保健、母乳育婴、儿童健康饮食、儿童疾病预防、儿童心理健康常识、个人卫生和环境卫生及防止意外事故的基本知识等，倡导积极向上的健康生活理念和养成健康的生活方式，促进儿童身心健康成长。从教育机构来看，学校卫生健康教育是指各类学校应当按照素质教育的要求，将儿童心理健康教育纳入学校工作计划，配备心理辅导人员，对学生开展心理健康教育，为学生提供心理辅导，有条件的学校可以建立学校心理咨询或辅导中心，更好地让学生接受心理健康教育。① 学校心理卫生健康教育主要是通过心理辅导的方式对学生开展健康知识的教育宣传。

（三）健康环境

儿童健康环境权主要是指儿童享有国家提供的促进其身心健康的环境的权利，包括儿童健康自然环境权和儿童健康社会环境权。健康安全的环境是健康权（生理健康权和心理健康权）的重要内容。生理健康权所要求的健康环境主要是适合体质健康的标准，即能够避免生理疾病产生，促进人的身体健康成长的自然环境和社会环境。心理健康权中的健康环境则要求较高，指能促进人的心理健康，减轻心理压力、激发潜能的环境。不论是自然环境还是社会环境，都需要为儿童健康成长提供必要的保障。随着工业化的不断推进，自然环境破坏、环境污染等因素使儿童生存环境日益恶化。与此同时，不稳定的家庭环境、不良的社会风气，对儿童的身心健康成长也产生了不利影响。

（四）侵害救济

有权利就有救济。儿童健康权受到侵害后，理应得到相应的救济。儿童健康侵害救济包括立法救济、行政救济、司法救济和社会救济。立法救济主要是通过立法的方式规定儿童健康权的内容、保护方式、救济程序和措施，以及侵犯他人健康权的人的法律责任等，确保儿童健康权利保护的可操作性。行政救济主要是指行政机关在一定范围内对儿童健康权纠纷所担负的调解责任以及对保障儿童健康提供的物质福利性救济。司法救济是指通过司法诉讼方式予以救济，是一种事后救济方式。由于儿童健康权利主体的特殊性，儿童权利的实现需要由其监护人代理进行。

① 王志贤. 加强儿童心理健康教育，促进学前儿童心理健康发展——评《学前儿童心理健康教育》[J]. 学前教育研究，2020（6）：97.

社会救济是指与健康权相关的人权机构，以及公益组织、新闻媒体等社会团体通过健康教育、健康常识宣传、监督政府行为、培养健康权利意识等方式对儿童健康权利实现的保障救济。

三、儿童健康赋权

赋权的目的在于增能，儿童健康能力的提升是儿童健康赋权的旨归所在，也进一步决定了赋权的实现路径。在确定了儿童保健、健康教育、健康环境和侵害救济四大领域后，需要通过由制度、管理和社会三大维度构成的赋权网络实现个体、群体和社会的增能。

（一）制度赋权：顶层设计，制定专项政策法规

对儿童健康权利进行制度赋权，不仅要从宏观层面对儿童的健康权利予以法律保障，还要根据不同年龄段、不同地域的特点来制定行政法规和地方性法规，更需要建立实施标准，让法律法规落到实处。在法律层面，儿童健康权利必须在国家的根本大法——《中华人民共和国宪法》中得到规定和反映，继而在《中华人民共和国未成年人保护法》中进行更为深入地表述；在法规层面，一部针对儿童健康管理的专项政策法规亟须出台，与其他相关政策法规相比，它应当更为翔实、更具操作性；在地方性法规层面，各省份可根据自身发展状况，制定专门针对儿童健康管理的政策法规，此政策法规应当符合本地特色，能有效、翔实地界定微观的操作层面。当然，在制定政策法规的同时，各级医疗卫生部门应加强制度建设，其目的不仅在于细化国家层面颁布的法律法规和制度规定，强化其可操作性，更重要的是联动妇幼保健、学校、体育等其他相关部门，根据区域特点和经济发展水平弹性开展全年龄段的儿童健康管理工作。提倡在保健、防疫、医疗等资源相对不足的情况下，医疗卫生服务向儿童群体倾斜，以完善的政策法规来保障不同年龄段、不同健康水平的儿童均能接受科学的、持续的健康管理服务。

（二）管理赋权：跨界合作，建立多维协作机制

儿童健康权益的保障工作是一个系统的工程，单独依靠政府或某个部门的力量，该工程将很难长期、稳定地开展。因此，要解决我国儿童健康权益的保障体系不健全、管理体系不完整、儿童健康关涉部门和机构间行动缺乏协同性等问题，政府部门应积极转变职能，大胆推行跨界协同合作，建立指向各阶段、覆盖各区域的立体多维度的儿童健康管理机制。党的十九届六中全会指出：要实现高效能治理，这就要求治理行动必须在政府与社会、市场的协同关系愈发紧密的前提下满足差异化的要求。因此，针对儿童健康管理这一系统工程，一方面，主管政府部门要积极摆脱固有的"条块分割"管理思路，打破行政壁垒，构建起跨部门、跨机构的治理结构，明责确权，避免职能交叉和利益冲突；另一方面，政府要积极开展同民间基金会、民营医疗机构及高校科研单位的跨界合作，加大合作力度，充分利用这些组织在经费支持、服务设施、专业人才、技术专利等方面的优势，共同强化儿童健康管理发展的协作效能。

（三）社会赋权：转变职能，优化服务供给机制

随着社会文明的不断进步，未来社会各界对于儿童健康管理的关注度和支持力度必将不断加大，而如何让各社会组织走出缺乏配合、资源分配不合理等困境自然而然地成为不可回避的问题。事实上，不同领域的社会组织的协同和支持是政府部门统筹安排的结果。从社会支持的主体来看，政府部门应积极转变职能，从政府主导的管制中心主义向以满足儿童健康需要为中心的服务中心主义转变，基于"服务者"角色构建起儿童健康管理服务的供给机制。在这种新型社会服务思路中，卫生、医疗等部门应不断完善儿童健康管理、救助网络，为各类社会组织提供儿童健康风险的识别、筛查、排除以及反映儿童健康能力的各项指标等，经过长期的跟踪记录便可形成具有借鉴意义的儿童健康数据库，使各具优势的社会组织能够真正做到有的放矢。而为了满足农村地区或经济欠

发达地区儿童健康管理的需要，服务导向的儿童健康管理应当侧重于培植基层的儿童健康管理能力，以编制涵盖多学科内容的儿童健康管理教材为起点，规范儿童健康管理所涉及的不同岗位的职业培训，通过在职培养和外来引进两种途径构建发挥儿童健康管理效能的人才队伍，便于不同属性的儿童能在家庭或社区得到基础的健康管理服务。

四、儿童健康增能

儿童健康状态是儿童自身健康能力的表征，同时也是儿童群体健康状况与健康水平的直观反映。通过"制度-管理-社会"建构的赋权网络系统，儿童个体健康能力得以整体发展，儿童群体健康状况在融合过程中不断改善，以家庭为核心的健康环境系统初步形成。通过个体增能、群体增能、环境增能，儿童健康能力实现全面提升。

（一）个体增能：整体发展，突出健康教育的重要地位

现阶段儿童健康通常被视作是医学领域的命题，继而导致儿童健康领域的从业者们以医学分科的思路来保障儿童健康，包括体育学科在内的健康理念和行为习惯教育被边缘化。事实上，儿童时期养成的良好健康习惯也将在其整个生命周期中发挥积极效用。儿童健康的内涵也悄然发生变化，儿童健康的现代语境不仅是对儿童生理领域的状态描述，更应凸显动作发展、生活习惯与生活能力等方面的内容，将身心全面健康与儿童未来发展结合起来。因此，儿童健康管理不能仅限于医学领域中不同专科对健康的阐释，更需要形成以"儿童健康和发展"为中心，包含医学、教育学、心理学、体育学、社会学等多学科的整合，需要运用高度跨学科的知识来支撑儿童健康服务，因此，儿童健康教育理应扮演重要的角色。

（二）群体增能：促进融合，发挥互动游戏的健康效能

一个人的发展取决于他直接和间接交往的其他一切人的发展。个体整体内在于社会的过程同时就是社会整体内在于个体的过程，人与人的

自觉融合存在状态是人的社会本性。因此，作为社会群体的组成部分，儿童健康管理既是内部的活动，又是社会的协商，在管理不同语境中的儿童健康状态时，不应将视野局限于单个儿童健康能力的培植与改善，还要促进儿童在集体语境中的融合，努力创造不同背景、不同兴趣以及不同健康水平的儿童间的交流与互动。就不同年龄段的儿童而言，体育游戏是最佳的群体健康互动，体育游戏不仅具有健身、娱乐的功能，还能促进个体的社会化及个体心理的发展。通过个性化设计、混合编排、由易到难的体育游戏，促进成员之间相互依赖、互学互助，营造一个集运动、教育、交流为一体的健康场域，使儿童健康循序渐进地实现"人-文"互动与统和，进而提升自己的生命价值及存在意义。

（三）环境增能：夯实基础，创建以家庭为核心的健康模式

儿童健康处于由政府、学校、社区、家庭等一系列要素组成的庞大的支持体系中，家庭支持的力度必然是最大的。家庭不仅是儿童接触的"第一环境"，也是儿童健康增能的基础环境，相比而言，在其他的健康服务供给中，家长只能扮演辅助者的角色。因此，在我国政府相关法律和制度并不健全、儿童健康管理机构数量有限且专业力量欠缺、儿童健康服务的内容有待进行系统性和持续发展性建构的现实状态下，应加强家庭对儿童健康的增能效果，构建以家庭为核心的儿童健康管理模式。第一，家长应知晓并支持以家庭为核心的儿童健康增能模式；第二，应了解儿童的先天禀赋、能力和个性；第三，应注重同专业技术和专业医护人员保持交流互动；第四，应积极参与儿童健康知识和技能的学习与训练；第五，应主持健康决策，为儿童争取维护健康权益的机会；第六，能够参与到各类儿童健康服务、方案制定和社会活动中。只有家庭支持得到有效的保障，儿童健康赋权才能逐渐走向立体，来自制度、物质、技术等层面的由政府部门、社会组织、卫生机构等提供的健康服务才能真正生效。

第三节　儿童健康福利目标的演变

儿童健康福利作为社会福利的重要领域，不仅决定了儿童群体的社会福利质量，还会通过影响劳动力不同生命阶段的健康状况间接作用于社会发展。因而，保护儿童健康不仅是家庭的职责，更是社会福利系统无可推卸的使命。伴随着工业化、城市化和社会现代化的发展，儿童健康福利经历了"弱势救助—健康均等—赋权增能"的目标演变过程。

一、以儿童健康弱势救助为目标的补缺阶段

儿童因缺乏自由表达与自主行动的能力，时常被视作父母的附庸，依赖型儿童观由此诞生。在依赖型儿童观看来，家庭是儿童健康保障的行动和责任主体，以儿童健康为目标的家庭行动也成为儿童健康福利实现的工具之一。① 作为"道德审判员"的宗教组织也是最早关注儿童健康的主体，早在 14 世纪，教会已经开始以分散化、日常化的慈善救助活动维持游荡在温饱线、挣扎于病痛折磨以及无家可归的弱势儿童的生活，这也是儿童健康慈善的雏形。此时的政府则是以"收尾者"的角色参与儿童健康活动，为社会慈善组织、教会组织、个人捐赠等公益救助行动没有覆盖的部分儿童提供生活和健康保障。可见，这一时期的儿童健康福利行动尚处在血缘、宗教等非制度因素的主导下，缺乏国家法律等正式制度的规制支撑。

在资产阶级登上历史舞台后，儿童健康福利进入政府领导、家庭主持和社会参与的国家福利事业阶段。随着儿童健康对社会经济发展所起到的基础性作用为全社会所共识，儿童健康也被社会福利体系所吸纳，开始借助政策、制度等规制工具在社会运转中逐步落实。英国于 17 世纪颁布了人类历史上最早涉及儿童健康保护的法案：1601 年颁布的《伊丽

---

① 刘继同. 国家责任与儿童福利——中国儿童健康与儿童福利政策研究 [M]. 北京：中国社会出版社，2010：47.

莎白济贫法》明确了对流浪儿童、贫困儿童等弱势儿童生存和健康的保护。随后，英国又提出了"国家亲权"概念，为国家权力以儿童监护人身份介入儿童抚养提供合法性支持。在 1834 年颁布的《济贫法修正案》中，家庭对于儿童健康保护的职责被进一步明确，并指出监护人有意无视对未满十四岁并处于其监护义务下的儿童提供保护的行为属于犯罪。1889 年，英国颁布了世界第一部针对儿童健康的专门性法律《预防虐待和忽视儿童法》，该法致力于保护儿童免于虐待等生存和健康威胁。①

工业革命席卷全球后，大机器生产引发的儿童伤残、儿童买卖、非法童工等问题掀起了关注儿童健康的人道主义热潮，儿童健康福利发展迎来新的契机。迫于社会舆论压力，主要资本主义国家开始加快儿童健康福利事业发展，完善儿童健康的专门法律，设置专门的执法机构，初步形成国家引领下的儿童健康福利体系。美国于 1935 年颁布了《社会保障法》，对失监儿童健康、妇幼健康、残疾儿童保健、一般儿童保健等领域作出规定；② 日本于 1947 年出台了《儿童福利法》，明确提出了所有儿童应当享受平等的保障和爱护的原则，又在厚生省设立专司儿童健康问题的儿童局，为国家发展儿童健康福利提供了政策制度和建设的路径借鉴；③ 英国则成立了家庭和儿童司执行儿童健康保护的相关法律。这一阶段的国家权力从法律法规层面界定儿童健康权利以及侵犯健康的行为，并通过提供有利于儿童健康的环境和专业服务为儿童健康福利提供保障。

随着人们对儿童健康认知的深化，补缺阶段的儿童健康福利保护呈现出主体中心转移的态势，儿童健康从道德行为转为社会福利的范畴。但是，由于儿童健康被纳入社会福利体系的时间较短，相关法律法规在实践路径、具体内容方面依旧分散。此外，儿童健康福利的主体在行动时也缺乏协同。因而，补缺阶段的儿童健康福利的行动目标是针对贫穷、虐待、失监、失能等特殊困境儿童的补救和保护。

① ALLEN M L, BISSEL M. Safety and stability for foster children: the policy context [J]. The Future of Children, 2004 (1): 49-73.

② 邹明明. 美国的儿童福利制度 [J]. 社会福利, 2009 (10): 58-59.

③ 桑原洋子. 日本社会福利法制概论 [M]. 邹文星，等译. 北京：商务印书馆，2010: 5.

二、以儿童健康福利均等为目标的普及阶段

两次世界大战严重损害了全球儿童的健康福利，第二次世界大战后，许多国家以《贝弗里奇报告》为蓝本设计本国儿童的健康福利体系，以期为本国儿童提供系统的、均等的健康保障服务。以挪威为代表的福利国家主张通过国家对福利资源的统一调配实现儿童健康福利，形成以国家"单核心"为引领的儿童健康福利模式。随着《儿童权利宣言》的发布，儿童权利尤其是儿童健康权利的基础性地位进一步明确，儿童权益最大化随即成为各国儿童工作的重要行动原则。① 1961 年，美国颁布了《特殊未成年人援助法案》，降低了家庭援助的门槛要求，扩大了援助对象的范围；次年又颁布了《公共福利修正案》，增加包括儿童健康等福利在内的财政拨付。相比之下，日本不仅制定了弹性的儿童健康福利政策、家庭政策，还制定最低的社会保障制度，并将儿童福利对象从特殊儿童扩展到一般儿童，通过颁行《儿童宪章》《抚养津贴法》《母子福利法》《儿童津贴法》等法律，将儿童健康福利同国家利益相连接，以国家权力推进儿童健康事业。② 英国则继续关注特殊儿童的教育及就业权利，颁布如《缺陷儿童教育法案》《就业与训练法案》等。随着世界各国对本国的立法和司法工作进行完善，儿童健康福利已经成为涵盖儿童安全、儿童照护、健康津贴、儿童教育、家庭援助等多方面内容的完备概念。

以均等化为目标的儿童健康福利发展阶段，侧重于特殊儿童健康需求的满足，进而实现儿童健康福利的普及。因此，在英国、美国、日本等国颁布的法律法规中，既包含了对特殊儿童的救助，也包含了对普通儿童享有的母子健康、健康补贴、健康教育、保健服务等权益的保护。总而言之，本阶段的儿童健康福利实践旨在构建一套回应普通儿童健康需求的福利体系，以及能够系统供给儿童健康服务的路径模式，最终实现一般健康服务的普遍可及。

① 姚建平. 国与家的博弈——中国儿童福利制度发展史 [M]. 上海：上海人民出版社，2015：9.
② 王晓燕. 日本儿童福利政策的特色与发展变革 [J]. 中国青年研究，2009 (2)：10-15.

三、以儿童健康赋权增能为目标的普惠阶段

20 世纪 70 年代的经济滞涨沉重打击了世界各国的财政状况，使得刚刚建构的"单核心"儿童健康福利体系逐渐走向多元化，"儿童健康福利的满足需要以多元化的制度设计为前提"的理念成为主流。① 在政府部门与学术界对以往单向度、一元化制度设计的反思中，儿童健康福利体系呈现出主体多元化、行动多向度的趋势，一种系统预防、全体参与和协同行动的供给模式初现雏形。

1988 年，美国通过了《家庭支持法》，以减免所得税的手段改善低收入家庭的儿童健康状况。英国 1989 年颁布的《儿童法案》将"儿童利益"的责任主体从家庭扩大至有关儿童的各个主管部门。为了保障地方主管部门的参与效能，英国允许地方部门以服务外包、项目购买等形式引入社会力量，实现社会效益与经济效益的有序结合，同时，"松绑"纵向的行政管辖，将儿童健康服务的供给路径转变为以社区为基础多元参与的横向供给模式。② 日本则是在《社会福利基础结构变革》中重新定位了儿童福利的价值目标：以儿童个人发展为引导，着重实现全体儿童的身心全面健康发展，为儿童提供有助于其能力形成、未来发展的客观环境。为配合执行方针，日本厚生省在基层设置了"儿童家庭支援中心"与"儿童咨询所"以赋能家庭养育，为每个儿童的家庭提供生育、养育、保健等不同环节的专业指导和建议。③ 至此，从儿童真实健康需求的角度思考儿童健康福利内容，以儿童健康赋权增能为目标，覆盖全体儿童的普惠型儿童健康福利体系初步成型。

---

① 彭华民. 西方社会福利理论前沿——论国家、社会、体制与政策 [M]. 北京：中国社会出版社，2009：33.

② 北京师范大学儿童福利研究中心. 英国的儿童福利制度 [J]. 社会福利，2011 (2)：52.

③ 邹明明. 日本的儿童福利制度 [J]. 社会福利，2010 (1)：53-54.

第四节 儿童健康发展行动的
政策实践与现实问题

儿童健康作为社会福利与社会政策领域的重要组成部分，其发展实践遵循着多元行动主体共同负责、共同完成的行动模式。如以国际组织为主导开展的全球行动、以各国政府为主导开展的国家行动，以及以社区、家庭等为主导的家庭行动，通过功能各异、优势互补的主体实现协同，逐步消除儿童健康服务体系不均衡、儿童成长发育环境不健康、儿童健康保障法律不完善等现实问题。

一、儿童健康发展行动的政策实践

（一）国外典型行动实践

1. 芬兰：儿童友好型城市倡议

芬兰儿童友好型城市倡议是在联合国儿童基金会的指导下，在芬兰率先开展的全球行动。芬兰的儿童友好型城市模式由十个部分组成：①儿童权利宣传；②平等和不歧视；③服务的规划、评价和发展；④公共空间的规划与开发；⑤议程设置和影响决策；⑥民间社会活动；⑦同伴和成人关系；⑧重视儿童和童年；⑨战略规划、协调机制和儿童影响评估；⑩广博的知识基础。其中，有六个组成部分侧重于儿童参与，两个组成部分侧重于跨部门工作，一个组成部分侧重于平等和非歧视，此外还有一个共同组成部分，即儿童权利宣传。①

儿童健康发展是儿童友好型城市的重要组成部分，芬兰儿童友好型城市建设强调应从以下三方面推进儿童健康发展：首先，学校为儿童提供健康教育；其次，检查与环境危害相关的市政政策中是否包含与儿童

---

① UNICEF. Child friendly cities and communities handbook: child friendly cities initiative [EB/OL]. https://www.childfriendlycities.org/reports/child-friendly-cities-and-communities-handbook.

相关的内容，监测有儿童家庭的水的供应和质量；最后，为孕妇提供有关婴儿健康和发育的支持服务，确保儿童登记并接受个人健康服务，定期监测儿童的健康状况和营养需求，为其接种疫苗，确保在卫生服务中充分解决儿童残疾问题。[①]

城市环境在儿童的健康、福祉和发展中发挥着关键作用，截至 2021 年 10 月，芬兰已有 44 个城市参与了儿童友好型城市计划，其中 15 个城市被认定为儿童友好型城市。芬兰儿童友好型城市倡议从国家行动与社会行动两个层面入手，通过国家、社会组织、学术界和媒体各方协作互动，颁布了相关法律法规保障儿童友好型城市建设，不断倾听儿童的声音和需求，促进街道、公园、广场等公共空间优化建设，改进公共政策，用实际行动促进形成儿童友好的环境，助力儿童健康发展。

2. 英国：数字儿童健康转型计划

儿童的健康发展需求处于英国医疗卫生服务的核心位置。英国国家医疗服务体系（National Health Service，NHS）近年来开始推行数字儿童健康转型计划，旨在通过推广应用程序和数字工具的使用，让患病儿童、父母和其他照护者能够分享决策，促进儿童健康保障。

数字儿童健康转型计划提出，未来应从儿童健康信息互通、儿童健康管理、儿童健康监测、儿童健康数据共享、儿童健康记录五个方面着手，做好儿童健康信息服务，确保所有儿童都能开启健康人生。[②] 作为数字儿童健康转型计划的行动框架，《个性化健康与护理 2020》旨在通过支持专业人员实时访问患病儿童数据以为其提供更加高质高效的儿童健康决策。该行动框架的优势体现在三个方面：首先，通过对儿童健康发育、儿童健康护理等问题的实时记录，使儿童及其家庭可以选择适合自己的健康和福祉目标，并与专业人士进行分享，通过协作伙伴关系共同管理儿童健康状况；其次，通过准确及时的信息获取，为医疗保健专业

① UNICEF. Child friendly cities and communities handbook: child friendly cities initiative [EB/OL]. https://www.childfriendlycities.org/reports/child-friendly-cities-and-communities-handbook.

② England NHS. Healthy children: transforming child health information [EB/OL]. http://www.england.nhs.uk/publication/healthy-children-transforming-child-health-information-november-2016/.

人员进行儿童健康实时监测、个性化护理等儿童健康照护决策提供条件，使儿童个性化的健康促进计划成为可能；最后，通过建设全面完整的数据库，使公共卫生系统可以获得高质量、可靠的儿童健康信息，进而促进公共卫生专业人员更好地进行儿童健康状态整体监测与决策。①

英国数字儿童健康转型计划旨在通过国家层面的医疗保健系统数据和技术改造，使提供服务的医疗卫生专业人员能够更好地为儿童提供个性化的健康促进计划，从而保障儿童健康发展。

3. 美国：Title V 母婴健康整笔拨款计划

1935 年，作为社会保障法案的一部分，Title V 整笔拨款获得资助。依据联邦法律要求，整笔拨款中有 1/3 的资金需用于有特殊医疗保健需求的儿童和青少年，还有 1/3 的资金必须用于儿童的预防和初级保健。联邦的 Title V 计划还对与神经发育和相关残疾的领导力教育相关的多学科培训计划进行资金资助，以改善残疾婴儿、儿童和青少年的健康状况。

1981 年，Title V 母婴健康（MCH）整笔拨款计划成立，该计划在美国联邦政府与各州之间建立了合作伙伴关系，目的是促进健康的家庭、积极的养育和良好的社区条件，以改善妇女、婴儿、儿童和青少年的健康状况。其中包括儿童保育和发展整笔补助金（Child Care and Development Block Grant，CCDBG）和母婴早期儿童家庭访问（Maternal，Infant and Early Childhood Home Visiting Program，MIECHV）两部分。CCDBG 由各州制定最符合本州情况的父母需要的儿童保育计划和政策，并通过联邦基准提高低收入家庭的儿童保育质量；MIECHV 为各州提供资金，用于开展家庭访问计划，通过循证家访模式，为家庭提供资源、支持与相关服务，促进儿童及其所在家庭的发展。②

---

① National Health Service. Digital child health transformation programme ［EB/OL］. ［2021 - 12 - 17］. https://www. england. nhs. uk/digitaltechnology/child-health.

② HOAGWOOD K E, et al. The interdependence of families, communities, and children's health: public investments that strengthen families and communities, and promote children's healthy development and societal prosperity ［EB/OL］. ［2018-4-9］. https://nam. edu/the-interdependence-of-families-communities-and-childrens-health-public-investments-that-strengthen-families-and-communities-and-promote-childrens-healthy-development-and-societal-prosperity/.

1935 年以来，Title V 计划影响了无数儿童和其所在的家庭。2019 年，该计划为大约 6 000 万人提供医疗保健和公共卫生服务，覆盖全美 60% 的儿童（包括存在特殊医疗保健需求的儿童）。① 该计划旨在通过支持家庭和社区，提供教育、培训和儿童保育服务，为低收入家庭的儿童和存在发育障碍的儿童提供特别支持，提高各个家庭的育儿能力，并着力于扩大覆盖范围，解决儿童健康问题的社会影响因素，加强家庭和社区的集体效能。将儿童融入家庭，将家庭融入社区，为儿童健康发展奠定基础。

（二）国内典型行动实践

1. 湖南湘西：学龄前儿童营养改善试点项目

国际社会与中国政府一直以来普遍高度关注学龄前儿童营养问题。2018 年 5 月，国际食物政策研究所、浙江大学陈志钢教授团队、北京大学刘承芳教授团队以及联合国世界粮食计划署在湖南湘西土家族苗族自治州合作开展了学龄前儿童营养改善试点项目。

学龄前儿童营养改善试点项目是联合国世界粮食计划署在华开展的第一个以乡村学龄前儿童营养改善为着眼点的创新性试点项目。该项目最初选定湖南省永顺县、龙山县两个国家级贫困县的 29 所幼儿园为项目支持对象，覆盖的适龄儿童约 2 045 人，项目主要从改造环境与科学营养健康饮食搭配两方面入手，改善项目地儿童的营养状况，提高幼儿园儿童的认知和非认知能力。在 3 年项目实施期间，联合国世界粮食计划署从农业、食物、营养、健康、教育等方面，对农村 3~5 岁的弱势儿童进行早期营养干预，探索提升贫困地区学龄前儿童人力资本的可复制、可推广的项目实施经验。此后，甘肃临夏、广西靖西等地也相继启动了学龄前儿童营养改善试点项目。

改善低收入地区儿童营养状况对于联合国 2030 年可持续发展目标有着重要意义。联合国世界粮食计划署的营养项目丰富了农村低收入地区

---

① Congressional Research Service. The child care and development block Grant: background and funding [R]. 2014.

学龄前儿童营养改善实践内容，从多个视角探索了农村弱势儿童早期营养干预的经验与做法，为进一步推动相关政策出台提供了实证基础。①

2. 浙江金华：婴幼儿照护服务体系

2019 年以来，浙江省金华市在婴幼儿照护体系构建方面不断进行探索，大力发展婴幼儿照护服务，在 0~3 岁的婴幼儿成长关键窗口期，对婴幼儿进行综合养育照护支持，实现婴幼儿生理、心理、社会能力的最佳发展。

首先，创新构建"3211"模式。"3211"意为：打造婴幼儿照护指导员、服务员和志愿者三支队伍，积蓄专业服务力量；建立"医防护"儿童健康管理中心和婴幼儿照护服务指导中心两个中心，传播科学养育知识；建设多功能、多协作的村（社区）婴幼儿照护服务这一个驿站，打通婴幼儿照护的"最后一公里"；打响一个品牌，实施统一功能职责、统一形象标识、统一宣传内容、统一服务流程、统一课程设置"五统一"标准。其次，打造"幼有善育"智慧平台。金华市依托数字化改革，谋划建设"善育宝"妇幼健康服务平台，以婴育数字化改革撬动现有的孕产及儿童保健基本公共服务信息孤岛，更好满足老百姓对"孕得优、生得出、养得好"的需求，实现婴幼儿照护服务事业健康发展。最后，规范托育服务行为。金华市通过以点带面建立长效机制，不断完善以家庭为基础、社区为依托、机构为补充的婴幼儿照护服务体系，保证了高质量婴幼儿照护服务供给。

浙江省金华市婴幼儿照护服务体系建设是在《国务院办公厅关于促进 3 岁以下婴幼儿照护服务发展的指导意见》的指导下开展的地方政策实践，通过为家庭提供科学的养育指导，推动家庭更好地承担婴幼儿的照护主体责任；对公共空间进行改造，为婴幼儿提供安全适宜的生活环境；完善社区的婴幼儿照护服务功能，加快培育照护专业人才并将资源下沉到社区，为婴幼儿的早期健康发展奠定基础。

---

① 红网时刻湘西. WFP 湖南湘西学龄前儿童营养改善项目开展基线调查 [EB/OL]. （2021-10-16）[2021-12-10]. http://xx.rednet.cn/content/2021/10/16/10300483.html.

3. 贵州毕节：儿童先天性心脏病筛查救治公益项目

贵州省毕节市处于云贵高原的乌蒙山区，在脱贫攻坚目标任务完成以前，是贵州省乃至全国贫困面最大、贫困程度最深的地区之一。2020年，在决战脱贫攻坚的关键时期，毕节通过儿童先天性心脏病（简称先心病）保障补足医疗卫生的突出"短板"。

在儿童健康方面，先心病作为严重危害儿童健康的先天性异常之一，是5岁以下儿童死亡的首要原因。由于毕节市当地的医疗卫生水平较为落后，缺医少药，多数患儿无法在最佳手术"窗口期"得到及时救治，导致患儿最后终身失去劳动能力。儿童作为全家人的希望，如果因患有先心病无法得到及时医治，将会给家庭带来毁灭性的打击，直接导致整个家庭长期无法脱贫。2018年8月，上海奥盛慈善基金会与毕节市卫生计生委签署项目合作协议，以"健康扶贫"为发力点，以"心健康"为主题，联手上海新华医院等三甲医院，开展"儿童先心病筛查救治公益项目"。该项目通过培训、筛查和救治，建立了一个可以覆盖毕节及周边地区的新生儿和儿童先心病筛查网络，打造了一个技术先进的先心病救治平台及绿色通道，助力毕节实现精准脱贫。①

贵州省毕节市儿童先心病筛查救治公益项目是由上海市卫生健康委与毕节市卫生健康委共同合作的公益项目，通过定点帮扶的方式提高毕节市儿童的健康水平，减少因病致贫返贫现象的发生，推动毕节实现健康扶贫。

二、儿童健康发展行动的现实问题

（一）儿童健康服务体系不均衡

健全的儿童健康服务体系是儿童健康发展行动顺利开展的前提。当前，我国儿童健康服务体系出现了医疗机构资源存量不足且使用浪费、儿童健康服务地区发展水平差距大、医疗体系建设中儿童医疗资源匮乏

---

① 汤亮. 给患儿送去"心健康"［EB/OL］.（2020-10-30）［2021-12-10］. http://www. npc. gov. cn/npc/c30834/202010/a006222945fd457ba4ae39f12e6f31c8. shtml.

等问题，造成了儿童健康服务体系的不均衡，阻碍了儿童健康发展行动的开展。

1. 医疗机构资源存量不足且使用浪费

不同类型医疗机构资源存量不足、使用浪费造成了儿童健康服务体系的不均衡。在儿童就医选择的过程中，往往倾向于选择专业的儿童医院或综合性医院。《中国卫生健康统计年鉴（2022）》数据显示，2021年，儿童医院医师日均负担诊疗人次为 11.3 人次，而妇幼保健院（所、站）为 7.8 人次；儿童医院病床使用率为 77.45%，病床周转次数为 43.23 次，而妇幼保健院（所、站）为 57.82%，病床周转次数为 37.54次。妇幼保健院（所、站）等初级诊疗机构对专业儿童医院及大型综合医院的就诊压力分摊不足。如何使不同类型医疗机构之间的使用合理化，提升儿童健康服务体系利用的均衡度是我们亟须考虑的问题。

2. 儿童健康服务地区发展水平差距大

儿童健康服务体系的不均衡也体现在不同地区儿童健康服务体系发展水平差距大、水平不均衡。2023 年《儿童医院和妇幼保健院发热门诊运营情况调查》，提到不同地区儿童医院和妇幼保健院发热门诊的设置和人员配置情况。其中，西部地区（西南地区和西北地区）的设置率相对较低，分别为 41.38% 和 47.06%，提示西部地区在人员配置上存在一定的不足。[①] 地区之间儿童健康服务体系发展的不均衡是开展儿童健康发展行动的现实阻力。

3. 医疗体系建设中儿童医疗资源匮乏

我国儿童健康服务体系的不均衡还表现为医疗体系建设中儿童医疗资源的匮乏。1998 年《普通高等学校本科专业目录》取消了儿科专业设置，儿科的人才培养日渐乏力，儿科医生短缺成为医疗界迫切需要解决的问题，教育部于 2016 年重启儿科专业本科生的招生，以缓解儿童医疗

---

① 中国初级卫生保健基金会儿科专家委员会，中国医药教育协会儿科专业委员会，等. 儿童医院和妇幼保健院发热门诊运营情况调查 [J]. 中华实用儿科临床杂志 2023, 38（12）：921-926.

服务资源短缺问题。① 儿科医生工作量大、任务重、待遇不高导致其满意度较低、离职意愿强烈。② 截至 2022 年末，我国共有妇幼保健机构 3 031 家，儿童医院 158 家，妇幼保健机构人员增加到 62.7 万人，儿科医师数达到 22.6 万人，相当于每千名儿童拥有儿科执业（助理）医生 0.95 名。③ 但具体到各地区，经济发达地区每千名儿童拥有的儿科医生数量远高于欠发达地区。在此背景下，如何增加儿童医疗资源，科学配置儿科人力资源就成为开展儿童健康发展行动过程中必须思考的问题。

（二）儿童生长发育环境不健康

生活环境是影响人们健康的基础性因素。不论是平时的饮食、生活的自然环境抑或是人际关系，均会对健康造成影响。尽管全球儿童健康状况明显改善的大趋势日渐显著，但儿童青少年健康面临的诸如气候变化、环境污染、不良生活方式和饮食、伤害和暴力等一系列问题，会严重影响儿童健康发展。④ 儿童的生活环境主要分为自然环境与社会环境。自然环境是相对社会环境而言的，由水土、地域、气候等自然事物所形成的环境；社会环境则包括社会政治环境、经济环境、文化环境和心理环境等大的范畴。不论是自然环境还是社会环境，对于儿童健康发展行动的开展而言，均可以产生巨大的影响。

1. 自然环境对身心健康的影响

近代工业化以来，工业大发展造成的自然环境污染对儿童身心健康发展产生了巨大影响。特别是空气污染、重金属污染、水污染等，都是典型的自然环境污染对儿童健康产生影响的因素。首先，空气污染是影响儿童健康最主要的环境风险因素，分为室外和室内空气污染。室外空

① 卫生计生委，发展改革委，教育部财政部等. 关于印发加强儿童医疗卫生服务改革与发展意见的通知 [EB/OL]. https://www.gov.cn/gongbao/content/2016/content_5113023.htm.

② 陶骏贤，芮秋琴，于彩勇，等. 浙江省儿科医生工作满意度与离职意愿调查 [J]. 中国医院管理，2015，35（7）：50-52.

③ 国家统计局. 2022 年《中国儿童发展纲要（2021—2030 年）》统计监测报告 [EB/OL]. https://www.stats.gov.cn/sj/zxfb/202312/t20231229_1946067.html.

④ 周志俊，陶芳标. 环境与儿童健康研究的设计：现状与发展 [J]. 环境与职业医学，2021，38（9）：924-929.

气污染多是交通污染和工业废气，包括颗粒物、二氧化氮、二氧化硫、臭氧等；室内空气污染多指二手烟。澳大利亚的儿童健康与空气污染研究显示，空气污染物浓度增加与儿童哮喘的患病率增加相关，且与儿童肺功能的下降相关。[1] 我国一项大型横截面调查发现，大气颗粒物水平与儿童代谢综合征的患病率呈正相关，与腹部肥胖、空腹血糖升高相关。[2] 其次，重金属如铅、镉、锰、汞等通过污染水土和食物进入人体，可在血液和尿液中检出，甚至可以通过胎盘屏障进入胎体。多项研究发现重金属影响儿童身心健康，会造成如儿童龋齿、注意缺陷多动障碍、神经发育受损、智力低下等。[3] 最后，自然环境造成的诸多儿童健康问题，如肥胖、注意缺陷多动障碍等又可能间接造成儿童的心理问题。

2. 社会环境对身心健康的影响

社会环境对儿童健康状况，特别是儿童心理健康具有重要的影响。首先，不良的饮食与生活习惯可能对儿童身体健康产生影响。高油、高糖、高热量的饮食使得儿童容易产生肥胖、高血糖等问题。饮酒、抽烟等不良生活习惯易对儿童神经系统、呼吸系统、循环系统造成不可逆的伤害。其次，儿童的家庭环境、校园环境容易对儿童的心理健康造成影响。对于双职工家庭与进城务工家庭而言，隔代照护及留守家庭问题容易对儿童的心理健康产生不利影响。校园暴力、儿童对人际关系的心理敏感性等亦会对心理健康造成不可逆的影响。最后，近年来互联网的发展在极大方便人们生活的同时，也使得一些不良信息迅速传播，对于缺乏辨别能力，心智尚不成熟的儿童，这些不良信息亦很有可能对其造成不利的影响，影响其身心健康发展。

① LUKE D, KNIBBS, ADRIANA M, et al. The Australian child health and air pollution study (ACHAPS): a national population-based cross-sectional study of long-term exposure to outdoor air pollution, asthma, and lung function [J]. Environment international, 2018: 394-403.

② ZHANG J S, GUI Z H, ZOU Z Y, et al. Long-term exposure to ambient air pollution and metabolic syndrome in children and adolescents: a national cross-sectional study in China [J]. Environment International, 2021, 148: 106.

③ 周志俊, 陶芳标. 环境与儿童健康研究的设计: 现状与发展 [J]. 环境与职业医学, 2021, 38 (9): 924-929.

（三）儿童健康保障法律不完善

为了更好地保障儿童健康权利，促进儿童健康发展行动的开展，我国针对儿童健康权利进行了诸多立法保障，并取得了巨大成就，《中华人民共和国未成年人保护法》《中华人民共和国预防未成年人犯罪法》《中华人民共和国母婴保健法》等，都对儿童健康权进行了保护。但是我国儿童健康权的法律法规仍存在着一些不足，成了影响儿童健康发展的现实问题。

1. 儿童健康权保障的宪法规范基础不够明确

宪法是国家的根本法，是治国安邦的总章程，是党和人民意志的集中体现。根据《中华人民共和国宪法》第四十六条第二款"国家培养青年、少年、儿童在品德、智力、体质等方面全面发展"、第四十九条第一款"婚姻、家庭、母亲和儿童受国家的保护"及第四款"禁止破坏婚姻自由，禁止虐待老人、妇女和儿童"等推导出儿童的健康保障权，但是从我国宪法的有关条文来看，儿童健康权保障的宪法规范基础仍不够明确，缺乏直接的宪法依据。儿童健康权缺乏国家根本大法的直接依据，使得其缺乏足够的法律保障和基础。

2. 儿童健康权的法律保障缺乏针对性

我国儿童健康权的法律保障缺乏针对性，整体较为松散。一方面，我国虽然已经制定了《中华人民共和国未成年人保护法》《中华人民共和国母婴保健法》《中华人民共和国预防未成年人犯罪法》等适用于儿童的立法，但这些法律显然并非专门针对儿童健康权所制定。另一方面，尽管《中华人民共和国刑法》《中华人民共和国民法典》《中华人民共和国传染病防治法》《中华人民共和国食品安全法》《中华人民共和国职业病防治法》《中华人民共和国药品管理法》等诸多法律中言及了儿童健康权，但这些立法是从成人的视角来规范的，没有针对儿童的特殊身心特点来考虑儿童的健康问题，导致儿童健康权保障缺乏针对性。此外，我国还缺乏儿童健康权的专门性立法，如儿童社会保障立法、儿童家庭保护立法等其他相关法律，缺乏统一的儿童健康权的立法机制。

第二章
儿童健康发展需求

儿童健康状况是衡量经济社会发展的重要指标，儿童健康问题是各国面临的共同问题，对各国的健康保障体系也提出了新的要求。为更好地对儿童健康需求进行评估，对婴儿期（0~1 岁）、幼儿期（1~3 岁）、儿童期（3~12 岁）和青少年期（12~20 岁）健康需求进行分层分类，从营养膳食需求、健康保健需求、心理发展需求等方面对儿童健康需求进行分析，以满足儿童时期全阶段多元化的健康需求，提升儿童健康保障能力。

第一节　婴儿期健康需求

儿童从出生到 1 周岁为婴儿期，这是儿童成长发展的早期阶段，这一时期还包括新生儿期。婴儿期作为儿童早期发展的重要阶段，为个体一生的发展奠定基础。世界卫生组织、联合国儿童基金会、经济合作与发展组织等国际组织长期以来倡导促进儿童早期健康发展，呼吁国际社会和各国政府重视儿童早期健康成长发育。婴儿期是人体机能、神经、心理等功能发育的关键时期。在此期间，婴儿生长发育极其迅速，对营养的需求较为旺盛，但婴儿对疾病的抵抗能力也较弱，易出现难以觉察的疾病。因此，全面、严格的护理和照顾对婴儿就显得十分重要，这也直接关系到个体青年期乃至成年后的身体素质状况和健康状况。护理人员、父母及其他照护者要熟知婴儿健康成长发育的关键需求，才能够从生理、心理等方面对婴儿进行全面有效的健康干预，确保婴儿健康成长。

一、婴儿期生理健康需求

婴儿各方面都处于生长发育的初期，对外界刺激、疾病抵御能力较差。生理健康需求作为婴儿期的主要健康需求，主要表现为营养需求、睡眠需求、日常护理需求、疾病预防需求和意外防护需求等。

（一）营养需求

1. 婴儿期营养需求特征

在婴儿期，婴儿的生长发育很迅速，对优质蛋白、维生素、微量元素的营养需求较为旺盛。《美国居民膳食指南（2020—2025）》中指出，婴儿期是建立健康饮食模式的关键期，会影响未来的饮食行为和整个生命过程的健康轨迹，在这一期间要提供足够数量对大脑发育和生长至关重要的营养元素。同时，该指南指出 0~6 月龄的婴儿要尽量喂养母乳，或者用添加铁元素的婴儿配方奶粉代替，也要为婴儿补充维生素 D。中国营养学会也给出了 0~6 月龄和 7~12 月龄婴儿的能量和宏量营养素参考摄入量、微量营养素参考摄入量和维生素参考摄入量，见表 2-1、表 2-2、表 2-3。其中，EER 指能够长期保持良好的健康状况以及具有良好的体型、机体构成和活动水平的个体达到能量平衡所必需的能量摄入量。RNI 指能量的推荐摄入量。EAR 指平均需要量。UL 指最高可耐受摄入量。

表 2-1　　　　0~6 月龄和 7~12 月龄婴儿能量

和宏量营养素参考摄入量

类别	名称（单位）	0~6 月龄婴儿 适宜摄入量（AI）	7~12 月龄婴儿 适宜摄入量（AI）
能量	MJ/（kg·d）	0.38（EER）	0.33（EER）
	kcal/（kg·d）	90（EER）	80（EER）
宏量营养素	蛋白质（g）	9（RNI）	15（EAR）/20（RNI）
	总碳水化合物（g）	60	85
	总脂肪（%E^a）	48	40
	亚油酸（%E）	7.3（150 mg^b）	6.0
	α-亚麻酸（%E）	0.87	0.66
	DHA（mg/d）	100	100

a:%E 为占能量的百分比；b：花生四烯酸

资料来源：中国营养学会. 中国居民膳食营养素参考摄入量（2013 版）[M]. 北京：中国标准出版社，2014.

表 2-2　　　0~6 月龄和 7~12 月龄婴儿微量营养素

参考摄入量

微量营养素		0~6 月龄婴儿 适宜摄入量（AI）	7~12 月龄婴儿 适宜摄入量（AI）
常量元素	钙（mg/d）	200/1 000（UL）	250/1 500（UL）
	磷（mg/d）	100	180
	钾（mg/d）	350	550
	钠（mg/d）	170	350
	镁（mg/d）	20	65
	氯（mg/d）	260	550

续表

微量营养素		0~6月龄婴儿 适宜摄入量（AI）	7~12月龄婴儿 适宜摄入量（AI）
微量 元素	铁（mg/d）	0.3	7（EAR）/10（RNI）
	碘（mg/d）	85	115
	锌（mg/d）	2	2.8（EAR）/3.5（RNI）
	硒（mg/d）	15/55（UL）	20/80（UL）
	铜（mg/d）	0.3	0.3
	氟（mg/d）	0.01	0.23
	铬（mg/d）	0.2	4.0
	锰（mg/d）	0.01	0.7
	钼（μg/d）	2	15

资料来源：中国营养学会. 中国居民膳食营养素参考摄入量（2013 版）[M]. 北京：中国标准出版社，2014.

表 2-3　　　　　　0~6 月龄和 7~12 月龄婴儿
维生素参考摄入量

维生素类型		0~6月龄婴儿 适宜摄入量（AI）	7~12月龄婴儿 适宜摄入量（AI）
脂溶性 维生素	维生素 A（μgRAE/d）[a]	300/600（UL）	350/600（UL）
	维生素 D（μg/d）	10/20（UL）	10/20（UL）
	维生素 E（mgα-TE/d）[b]	3	4
	维生素 K（μg/d）	2	10
水溶性 维生素	维生素 B_1（mg/d）	0.1	0.3
	维生素 B_2（mg/d）	0.4	0.5
	维生素 B_6（mg/d）	0.2	0.4
	维生素 B_{12}（μg/d）	0.3	0.6
	维生素 C（mg/d）	40	40

续表

维生素类型		0~6月龄婴儿适宜摄入量（AI）	7~12月龄婴儿适宜摄入量（AI）
水溶性维生素	泛酸（mg/d）	1.7	1.9
	叶酸（μgDFE/d）c	65	100
	烟酸（mg NE/d）d	2	3
	胆碱（mg/d）	120	150
	生物素（μg/d）	5	9

a：视黄醇活性当量（RAE，μg）=膳食或补充剂来源全反式视黄醇（μg）+1/2补充剂纯品全反式β-胡萝卜素（μg）+1/12膳食全反式β-胡萝卜素（μg）+1/24其他膳食维生素A类胡萝卜素（μg）；b：α-生育酚当量（α-TE），膳食中总-α-TE当量（mg）=1×α-生育酚（mg）+0.5×β-生育酚（mg）+0.1×γ-生育酚（mg）+0.02×δ-生育酚（mg）+0.3×α-三烯生育酚（mg）；c：叶酸当量（DFE，μg）=天然食物来源叶酸（μg）+1.7×合成叶酸（μg）；d：烟酸当量（NE，mg）=烟酸（mg）+1/60色氨酸（mg）。

资料来源：中国营养学会. 中国居民膳食营养素参考摄入量（2013版）[M]. 北京：中国标准出版社，2014.

父母及其他照护者应熟悉婴儿不同阶段的营养摄入标准，掌握正确的婴儿喂养方法和营养补充方法，避免因喂养方法不当、营养摄入不足或营养摄入过剩引发婴儿的佝偻病、营养性贫血、智力发育迟缓、龋齿、代谢紊乱等疾病。目前，营养不良尤其是婴儿期喂养不当，已成为5岁以下儿童死亡的直接或间接原因。其中，要注意的是婴儿期的营养过剩严重威胁儿童健康成长，主要包括蛋白质过剩、脂肪过剩、碳水化合物过剩、钙过剩、钠过剩等。

2. 婴儿期营养需求满足方法

父母及其他照护者作为婴儿喂养的主要负责人，要学习科学的喂养方法，掌握喂养的相关技能，确保婴儿科学、合理、健康的营养摄入。首先，母乳是婴儿最优质的天然食品，母乳所含营养物质齐全，营养素比例均衡，适合身体机能、生理发育尚未成熟的婴儿。在新生儿时期，由于新生儿肠胃系统未发育完全，消化能力弱，无论采取母乳喂养、人工喂养或混合喂养，都要确保新生儿体重的合理增长。母乳喂养有利于预防新生儿过敏，并减少新生儿黄疸、体重下降和低血糖的发生。母乳喂养应顺应新生儿胃肠道成熟和生长发育过程，从按需喂养模式向规律喂养模式递进。其次，母乳中维生素 D 含量较低，根据中国营养学会发布的指南，0~6 月龄婴儿和 7~12 月龄婴儿的维生素 D 摄入量都为 10/20（µg/d，UL），因此父母及其他照护者应尽早带婴儿进行户外活动，适当的阳光可以促进婴儿皮肤中维生素 D 的合成，也可以适当为婴儿补充富含维生素 D 的制剂。最后，父母及其他照护者要了解婴儿应在何时添加辅食、添加何种辅食。根据《美国居民膳食指南（2020—2025）》和中国营养学会的标准，4~6 月龄是添加辅食最为适宜的时间。辅食添加应注意循序渐进、从少至多。辅食的类型和质地也要适合婴儿肠胃和饮食习惯，避免引起婴儿窒息。

（二）睡眠需求

1. 婴儿期睡眠特征

睡眠是婴儿最基本的生理需求之一，睡眠占据了婴儿期超过一半的时间。婴儿期是睡眠昼夜节律及行为习惯发展形成的关键时期，良好的睡眠质量不仅有利于婴儿中枢神经的健康发育，同时也会促进婴儿的体格生长、认知、情绪、心理健康等方面的良性发展。[1] 与此同时，婴儿期也是睡眠问题的高发期，婴儿期睡眠问题可能会持续到学龄前期和学龄期，影响着儿童体格生长、认知和行为发育等。[2]

婴儿的睡眠质量受多重因素的影响，主要包括睡前活动、睡眠环境、合睡情况、入睡方式、父母处理睡眠问题的方式、父母睡眠情况等。国外一项研究表明，文化、社会环境以及媒体设备的使用都会对婴儿睡眠

---

[1] BORBÉLY, ALEXANDER A, DAAN S, et al. The two-process model of sleep regulation: a re-appraisal [J]. Journal of Sleep Research, 2016, 25 (2): 131-143.

[2] OPHOFF D, SLAATS M A, BOUDEWYNS A, et al. Sleep disorders during childhood: a practical review [J]. European Journal of Pediatrics, 2018, 177 (5): 641-648.

产生影响。① 婴儿的睡眠问题主要表现为夜醒、入睡困难、夜哭、夜间呼吸困难等。已有学者以婴儿睡眠模式、睡眠习惯、睡眠规律和常见睡眠问题为基础，编制出我国可定量评估婴儿睡眠状况的标准化量表，可用于婴儿睡眠状况筛查和父母及其他照护者的婴儿睡眠知识学习参考。②

2. 婴儿期睡眠需求满足方法

影响婴儿睡眠质量的因素众多，父母及其他照护者应学习与婴儿睡眠相关的知识，掌握正确的提升婴儿睡眠质量的方法。首先，在新生儿期，要保证新生儿所处环境的稳定、安静和舒适，确保环境温度和湿度的适宜，及时开窗换气，确保新鲜且充足的氧气。父母及其他照护者要尽量帮助新生儿养成独睡的习惯，可以减少与成人同睡时的呼吸道感染风险，为儿童早期独立性的发展奠定基础。其次，培养婴儿独立入睡的能力。目前，睡前喂奶是婴儿入睡最常见的方式，较少有婴儿会进行自主睡眠。有学者对婴儿出生后第一年的睡眠状况进行了调查，发现独自入睡的婴儿比例大约只有20%。③ 而自主入睡的婴儿夜醒次数较少，对父母及其他照护者的依恋程度也较轻，为此父母及其他照护者可以逐渐减少安抚入睡的次数，锻炼婴儿自主入睡的能力。再次，与父母共睡的情况也会影响婴儿的睡眠质量。国外学者对婴儿睡眠的跨文化、跨地域调查显示，亚洲地区婴儿同床睡比例（64.6%）显著高于欧美地区（11.8%），而独睡比例（7.0%）显著低于欧美地区（62.5%）。④ 为了提高婴儿睡眠质量，父母及其他照护者也应该逐步培养婴儿的独立入睡能力。最后，父母及其他照护者要密切关注婴儿的睡眠状况，在出现睡眠问题时采取正确的措施予以干预。

① BATHORY E, TOMOPOULOS S. Sleep regulation, physiology and development, sleep duration and patterns, and sleep hygiene in infants, toddlers, and preschool-age children [J]. Current Problems in Pediatric and Adolescent Health Care, 2017, 47 (2): 29-42.

② 冯围围, 张悦, 王惠珊, 等. 中国幼儿睡眠状况评估量表的编制与评价研究 [J]. 中国儿童保健杂志, 2021, 29 (12): 1295-1299.

③ BRUNI O, BAUMGARTNER E, SETTE S, et al. Longitudinal study of sleep behavior in normal infants during the first year of life [J]. J Clin Sleep Med, 2014, 10 (10): 1119-1127.

④ MINDELL J A, SADEH A, KOHYAMA J, et al. Parental behaviors and sleep outcomes in infants and toddlers: a cross-cultural comparison [J]. Sleep Med, 2010, 11 (4): 393-399.

（三）日常护理需求

1. 婴儿期日常护理需求特征

在婴儿时期，其日常护理需求包括喂养、皮肤护理和清洁等。在美国，婴儿护理从业人员是婴儿护理的主体队伍，他们与医师、护理人员一起为重症监护病房的婴儿提供全面的监护。他们可以为急症婴儿提供高度技术性的护理，也可以为康复期或轻度患病婴儿提供支持性护理。我国婴儿的前期护理由医院护士负责，后期则由父母及其他照护者负责。随着婴儿月龄逐渐增长，与婴儿的生长发育密切相关的护理需求主要有保暖需求、皮肤清洁需求、五官清洁需求、排泄需求等。

2. 婴儿期日常护理方法

首先，父母及其他照护者要注意采取充分的保暖措施，确保环境温度适宜，采取保暖效果较好、贴合婴儿皮肤特征的棉被衣物，同时在外出时做好婴儿头部、四肢等重要部位的保暖。其次，要注意婴儿的皮肤护理。婴儿的皮肤较为娇嫩，皮肤发育不完善，表皮角质层、颗粒层、透明层很薄，皮下血管较为丰富，防御功能较差，为此在穿衣方面也要根据婴儿的生长发育、季节、环境等选择合适的衣服。同时，注意做好婴儿的皮肤清洁，在婴儿洗澡时应用无刺激的香皂，在婴儿五官护理方面要注意及时清理婴儿的面部、外耳道及鼻孔处，且要采取较为轻柔的手法。父母及其他照护者在接触婴儿时也要确保个人手部的卫生，预防婴儿病毒感染。最后，掌握婴儿排便的科学知识。婴儿排便往往无定量，父母及其他照护者要根据婴儿粪便的颜色和形状判断婴儿的健康状况，在发现异常时及时就医。

（四）疾病预防需求

1. 婴儿期疾病特征

由于婴儿的内脏及体内非特异免疫系统发育尚不成熟和完善，抑菌杀菌能力差，对感染病抵御能力差，发病率高，死亡率也高。为此，疾病预防对于确保婴儿的健康成长非常重要。除了产检、出生缺陷防治和新生儿疾病筛查之外，针对婴儿的易感疾病也有不同的预防措施。

2. 婴儿期疾病预防措施

首先，要做好婴儿出生前后的产检、新生儿疾病筛查和新生儿访视工作，对发现的疾病尽早治疗，以保证婴儿健康成长发育。其次，针对不同的新生儿疾病可以采取不同的预防措施。如预防新生儿黄疸可以采取母乳喂养的方式，促进尿液排出，减少新生儿体内的胆红素；新生儿肺炎包括由于金黄色葡萄球菌、大肠埃希菌等病原体感染所引起的感染性肺炎以及吸入性肺炎，对于感染性肺炎，可以采取清理新生儿呼吸道、减少外出、增加有氧运动等提高新生儿免疫力的方式，对于吸入性肺炎，可通过正确的喂奶方式避免呛咳；预防新生儿腹泻，则要采取消毒奶瓶、奶嘴和玩具的方式，以保护新生儿的肠胃；预防新生儿湿疹，则要让新生儿处于干爽舒适的环境并定期通风换气，同时定期换洗晾晒新生儿的衣物。最后，要及时为婴儿接种疫苗，以利于婴儿建立初级免疫系统。在眼睛健康方面，也要注意防护，如果发现婴儿眼睛有脓性分泌物、溢泪等情况，应及时就诊，进行眼科检查。

（五）意外防护需求

婴儿处于生长发育的初期阶段，有行动发展、语言学习等需求，缺乏自觉地防护心理、基本的生活常识以及对危险的辨识能力，容易发生意外，意外防护是婴儿十分重要的健康需求。婴儿在不同时期会面临不同的意外风险。新生儿的疾病与意外防护重点是黄疸、窒息、鹅口疮等。1~2月龄婴儿疾病与意外防护重点是漾奶、生理性腹泻、尿布疹、湿疹等。3~4月龄婴儿疾病与意外防护重点是大便异常、婴儿肠绞痛、婴儿坠床、早期视功能不足等。5~6月龄婴儿疾病与意外防护重点是便秘、生理性流涎、缺铁性贫血等。7~8月龄婴儿疾病与意外防护重点是感冒、误食、外伤出血等。9~10月龄婴儿疾病与意外防护重点是肥胖症、高胡萝卜素血症、触电等。11~12月龄婴儿疾病与意外防护重点是意外伤害防护、烧烫伤等。这需要父母及其他照护者悉心照料，学习意外防护和安全保障知识，排除可能会引起意外的风险因素。

二、婴儿期心理健康需求

婴儿期是人生发展的初期，这一时期的主要任务为动作、语言、认知和情绪的发展。但是，由于婴儿还不具备完善的语言表达能力和自我感知能力，他们无法有效描述自己的内心体验，为此对婴儿的心理健康测量往往是通过父母及其他照护者来实施。父母及其他照护者应学会识别婴儿独特的需求表达方式，判断其心理健康水平。婴儿心理健康的标志包括动作发展正常、认知发展正常、社会性和情绪发展正常。在婴儿期这些标志也会表现得较为初级。

（一）安全感需求

1. 婴儿期安全感需求特征

美国著名发展心理学家埃里克森（Erikson）在其人格发展论中提出，婴儿期是获得信任感的重要阶段①，这一时期的信任获得是婴儿取得的第一个社会成就，是婴儿自我同一性的基础。新生儿在未分娩前被母亲子宫包裹，空间狭小，较有安全感。当新生儿从母亲子宫娩出时，声、光、冷、热等外界刺激都会集中在其周围，如果护理不到位、照护不周，不利于新生儿安全感的建立。

2. 婴儿期安全感建立方法

父母及其他照护者，尤其是母亲，是婴儿安全感的主要来源。首先，父母及其他照护者要保持自身情绪稳定，再去建立与婴儿的情感交流。其次，父母及其他照护者要对婴儿采取慈爱的态度，这种慈爱是经常、一贯和可靠的，从而使婴儿产生舒适感与满足感，更好地建立起最初的安全感，这也会使婴儿对周围的世界产生信任和期待。最后，父母及其他照护者可以学习科学的婴儿抚触方法，婴儿抚触作为一项医疗方法，不仅可以促进婴儿肠道消化、提高睡眠质量，也能缓解婴儿的焦虑，促进父母及其他照护者和婴儿的情感交流，增加婴儿的安全感和对外界的

---

① ERIKSON E H. Childhood and Society [M]. 2nd ed. New York: W. W. Norton & Company INC, 1994.

信任感。

（二）认知发展需求

1. 婴儿期认知发展特征

认知发展是婴儿心理发展中较为重要的部分。拥有正常的认知水平是婴儿正常生活以及与周围环境实现平衡与协调的基本心理条件。认知发展包括感知觉、注意力、记忆力、想象力和思维能力的发展，此概念最早由著名儿童心理学家让·皮亚杰（Jean Piaget）提出，他认为婴儿时期的认知功能已经开始发育，但是认知发展往往较为简单。[①]

第一，在感知觉方面，视力、听力以及时间知觉、空间知觉和观察力是主要的测评指标。婴儿期的听敏和视敏表现得较为初级，其能辨析声音，喜欢高频率的声波与较为悦耳的音乐，感受到光的存在，婴儿的色彩感知能力往往较强。在知觉方面，婴儿期的知觉整合能力水平较低。3~4 个月的婴儿可以将声音和各种景象联系起来，7 个月的婴儿开始对空间关系敏感。第二，人的一切自觉活动都是以注意力为基础。在注意力方面，婴儿期的注意力多属于无意识的注意。婴儿更关注新鲜、色彩鲜艳的事物，但随之很快失去兴趣，集中注意力的时间较短。婴儿注意力的广度、稳定性随着月龄增长也在逐渐增强，新生儿要花费 3~4 分钟去判断事物是否熟悉，而 4~5 个月的婴儿仅需 10 秒即可作出判断。第三，婴儿记忆力和注意力有密切的关系。注意力是记忆力的基础，记忆力是注意力的结果。婴儿期，其记忆力的长度、类型随着身体发育会发生改变。0~7 个月的婴儿能短暂记忆周边事物，7~9 个月的婴儿开始发展情绪记忆，9~12 个月的婴儿能在记忆的基础上进行模仿。

2. 婴儿期认知发展测量量表

目前，国际社会及我国使用儿童心理量表如盖塞尔儿童发育量表（Gesell development scales，GDS）、贝利婴儿发育量表（Bayley scales of infant development，BSID）、丹佛发育筛查测验（Denver development

---

① 让·皮亚杰. 儿童的语言和思维 [M]. 北京：文化教育出版社，1980.

screening test，DDST）、年龄-发育进程问卷（age & stage questionnaires，ASQ）及我国首都儿科研究所生长发育研究室研制的《0~6岁儿童神经心理发育量表》等对婴儿心理发育水平进行测试，每一量表都包括对婴儿认知水平的测试。

3. 婴儿期认知发展促进方法

父母及其他照护者应根据量表显示的婴儿认知发展状况，了解婴儿时期的感知觉、注意力、想象力等应有的特征，对婴儿每一阶段的认知能力进行评估，并采取必要的措施促进婴儿各种认知能力的发展。第一，在感知觉方面，父母及其他照护者可以通过为婴儿提供一些视觉、听觉刺激来提高婴儿的视敏和听敏，通过辅助玩具来发展婴儿的空间直觉能力和注意力。第二，在注意力方面，父母及其他照护者要了解婴儿注意力的发展规律，关注婴儿注意力的多重标准，如眼睛注视、双手触碰、嘴巴啃咬等。随着婴儿注意力的广度、分配和选择性不断扩大，父母及其他照护者也应据此培养婴儿的相关兴趣，进行一些早期的训练。第三，在记忆力方面，父母及其他照护者在婴儿月龄较小时可以增加与婴儿的互动，为婴儿营造一个温馨、舒适的环境，随着婴儿记忆力逐渐增长，父母及其他照护者应保证婴儿的自由活动，让其去接触和感知周围环境，结合实物对婴儿进行训练和教育。

（三）动作发展需求

1. 婴儿期动作发展特征

运动能力是衡量大脑成熟度的一个重要指标，婴儿先天具有运动潜能，潜能的开发对婴儿的健康成长和自信心的培养具有重要作用。婴儿运动可以分为粗大运动（gross motor）和精细运动（fine motor）。婴儿躯体粗大运动和精细运动的发展水平处于正常范围是幼儿心理健康的重要基本条件。粗大运动指的是需要发动全身大肌肉群活动的大幅度动作，比如坐、爬、翻身、走、跑、跳等，粗大运动与平衡能力、协调能力、身体意识、体力、反应时间等有着密切的关系；而精细运动是指婴儿凭借手、手指、脚趾等部位的小肌肉或小肌群的运动，需要在注意力、感知觉等功能活动共同配合下完成。

2. 婴儿期动作发展测量量表

对婴儿粗大运动和精细运动能力的评估量表有很多种，目前主要采用的是 Peabody 运动发育量表、盖塞尔儿童发育量表、贝利婴儿发育量表等。Peabody 运动发育量表包括粗大运动评估以及精细运动评估两个部分。粗大运动评估包括反射、姿势、移动以及实物操作四类；精细运动评估包括抓握以及视觉–运动整合两类。每个评估项目均采用 3 级评分标准。盖塞尔儿童发育量表包括粗大运动、精细运动、适应性行为、语言、个人–社会性行为五类，每个评估项目采用 2 级评分标准。贝利婴儿发育量表包括智能量表、运动量表和社会行为三个分量表。

婴儿在成长的不同时期有不同的运动发展表现。为了细致研究婴儿活动基础的相关生理特征，美国研究人员将婴儿期进行了分类，见表 2–4。

表 2–4　　　　　　　婴儿时期分类及生理特征状况

时期	生理特征
0~3 月：新生儿期	随着新生儿呼吸系统、循环系统和视听系统的完善以及肌肉力量的发展，新生儿也具备了运动的基础
3~6 月：探索期	婴儿这一时期身体感知能力、精细运动、粗大运动、双侧协调能力等都开始发育，必须给予婴儿足够的运动空间和方式刺激婴儿各种能力的发展
6~9 月：社交发展期	婴儿的神经中枢系统在快速发展的同时，骨骼肌也逐渐壮大，婴儿可以进行神经支配，通过笑声、呼喊声等引起别人的关注，有些婴儿甚至以此唤起别人的注意，通过声音表达自己的意愿以达到与人沟通的目的
9~12 月：前学步期	这一阶段婴儿基本掌握了翻、坐、爬等动作和姿态，部分婴儿甚至可以扶着东西站立，在成人的帮扶下迈步行走等，是发展婴儿活动能力的主要阶段

资料来源：王德涛. 美国 0~1 岁幼儿身体活动研究及启示［C］//第十一届全国体育科学大会论文摘要汇编.［出版者不详］，2019：3676–3677.

我国心理学家总结了婴儿动作发展的三个原则。第一，首尾原则。婴儿身体发育以及最早的有组织的动作发展，先是头部动作（如转动头部、吸吮反射），其次是手部动作（如抓手、握物），再是躯干动作（如翻身、坐、爬），最后是腿和脚动作（如站立、走、跑）。第二，大小原则。即婴儿身体大肌肉的发展先于小肌肉的发展，身体发育是从大肌肉、大幅度的粗大运动开始逐步发展至精细运动。动作表现上就是头部动作、躯体动作的发展先于灵巧的手部动作、眼部动作。第三，整分原则。即婴儿从掌握笼统、散漫、普遍性的动作发展到掌握局部、精准、专门化的动作。[1]

3. 婴儿期动作发展促进方法

根据量表显示的婴儿不同阶段的生理特征和运动发展状况，父母及其他照护者要掌握一定的训练方法，对婴儿的动作发展进行健康合理且科学的干预，促进其动作的健康发展。首先，父母及其他照护者要为婴儿的动作发展创造良好的环境，设置足够的空间促进婴儿发展爬、走等粗大运动，借助拨浪鼓、铃铛、毛绒玩具等促进婴儿精细运动的发展。其次，父母及其他照护者要按照量表、规律来学习科学的训练方法，借助社区、医疗机构及专业育儿师的帮助，并根据婴儿月龄采取适宜的训练方式，循序渐进，对训练保持一定的耐心。最后，父母及其他照护者要关注婴儿的情绪和个人发展特征，在婴儿情绪饱满时可进行幅度较大的动作训练，在婴儿情绪兴致不高时则进行一些安静平和的训练。同时，关注婴儿的个体差异，满足婴儿的个体需求和兴趣。

（四）语言发展需求

1. 婴儿期语言发展特征

语言是人类所特有的心理活动，听、说、读、写等语言能力的发展可以调节婴儿的心理活动，促进婴儿思维、记忆力、想象力的发展，提升婴儿的认知能力。婴儿期处在儿童语言发展的前语言阶段，这一阶段

---

① 陈帼眉. 学前心理学 [M]. 北京：人民教育出版社，2003：36.

婴儿能进行一些简单或连续的发音。在 3 月龄左右时，婴儿能够辨别母亲和其他女性的声音；5~6 月龄的婴儿能辨别出具有高度相似性的声音；8~9 月龄时，婴儿能明白父母及其他照护者的语言并作出相应反应；11 月龄左右，词语才逐渐从复合情境中分解出来。婴儿听觉和语言的发展是相辅相成的伴随关系。

2. 婴儿期语言发展测量量表

盖塞尔儿童发育量表及我国《0~6 岁儿童神经心理发育量表》对婴儿语言发展都有阐述。盖塞尔儿童发育量表主要诊断四个方面的能力：动作能力、应物能力、言语能力、应人能力。具有临床诊断的价值，不仅适用于测量儿童的发展水平，而且比其他量表更适用于伤残儿童，被认为是儿童智能测试的经典方法。20 世纪 60 年代初，我国开始在临床上试用盖塞尔量表。①《0~6 岁儿童神经心理发育量表》由首都儿科研究所与中国科学院心理研究所于 1980 年合作开发，是针对我国婴儿情况制定的运动发育评估量表。测试内容包括大动作测试、精细动作测试、适应能力测试、言语能力测试以及个人-社交行为测试。② 见表 2-5 和表 2-6。

表 2-5　　　　　　　　盖塞尔儿童语言发育量表

月龄	语言
1 个月或更小	表情：面部无表情；能注视，不持久 发音：细小的喉音
2 个月	表情：灵敏模样；明确地注视 发音：交流发音；发单元音；咕咕声
3 个月	表情：兴奋时呼吸加深 发音：咯咯笑声；发两个音节的音
4 个月	发音：出声笑；尖声叫

① 陈会昌，庞丽娟，申继亮，等. 中国学前教育百科全书（心理发展卷）[M]. 辽宁：沈阳出版社. 1994.

② JEEVANANDAM L. Perspectives of intellectual disability in Asia：epidemiology，policy，and services for children and adults [J]. Current Opinion in Psychiatry，2009，22（5）：462.

续表

月龄	语言
5 个月	发音：发咕噜声；主动和人或玩具说话 铃声：头转向声音处
6 个月	表情：不愉快时发音叫（怨声、怒声） 发音：mum-mum-mum（哭时）
7 个月	发音：ah-ah、oh-oh；同时发出几个单音节 da、ba；模仿咳嗽声、舌头咔嗒声、咂声；对熟悉的人发音
8 个月	发音：da-da 或相当于它的音 理解：对 bu-bu 的音调或声音有反应；知道名字、词 表达：用手势表达
9 个月	词汇：说任何单字 发音：发妈妈音（无所指）；听音乐时跟着唱
10 个月	词汇：任何两个字；发爸爸音（有所指） 理解：表演一个幼儿游戏；对"不行"有反应；听到"妈妈在哪儿，爸爸在哪儿"转头找
11 个月	词汇：叫妈妈（有所指）；任何三个字 发音：开始出现难懂的话 理解：表演两个幼儿游戏
12 个月	词汇：能说四个字 理解：能找到成人所说的东西

表 2-6　　　　　我国 0~1 岁婴儿语言发育量表

月龄	语言
1 个月	自发细小喉音
2 个月	发 a、o、e 等母音
3 个月	笑出声

续表

月龄	语言
4个月	高声叫（高兴或不满时）；吃语作声（无音节、无意义）
5个月	对人及物发声
6个月	叫名字转头
7个月	发 da-da、ma-ma，无所指
8个月	模仿声音（弄舌或咳嗽）
9个月	会欢迎，再见
10个月	模仿发声（爸爸/妈妈/拿）
11个月	有意识地发单字音（拿/走/奶/鸡等，不求音准）
12个月	叫爸爸、妈妈有所指；向他/她要东西知道给

3. 婴儿期语言发展促进方法

从量表中可以得知婴儿期语言发展的大致规律，父母及其他照护者可以根据表格了解婴儿每一月龄的语言发展情况。同时，婴儿语言的发展也会受父母及其他照护者行为、环境和家庭经济状况的影响。父母及其他照护者应为婴儿创造一个良好的语言环境，积极与婴儿沟通、互动，回应婴儿无意识或有意识的发音，同时辅以抚触等动作语言，在日常活动中引导婴儿发音，促进婴儿语言能力发展。

（五）情感回应及社交需求

1. 婴儿期情感回应及社交需求特征

婴儿产生情感需求是其社会化的第一步。社会性发展正常、情绪发展健康、情绪反应适度是婴儿心理健康发展的重要保证。婴儿天生就具有情绪发展的能力，其在出生时就能展示惊奇、伤心、厌恶和最初的微笑等情绪反应，但这些情绪反应属于尚未分化的情绪反应，是无方向性、难以辨别的反应，大都是遗传本能，与生理需要的满足有关。从婴儿成长时间来看，在2月龄左右，婴儿在父母及其他照护者亲近或需求得到满足时会开始对人发出不同于生理性微笑的社会性微笑。到4月龄左右，会出现悲伤，会对陌生人产生恐惧。5 月龄后，婴儿可以区分不同情绪的语言。6 月龄左右，婴儿会依恋环境中的特定人物，首要的依恋目标就是在婴儿照料中发挥主要作用的母亲，婴儿对母亲的依恋到满一岁时会达到第一个高峰。7 月龄时能够辨别情绪面孔，也会借助这些情绪信息去了解外界的环境，这说明婴儿早期就具有社会推断能力。

2. 婴儿期适应性测量量表

盖塞尔儿童发育量表中用"个人-社会"这一指标来衡量婴儿的社会化水平和情绪发展能力，见表 2-7。

表 2-7　　　盖塞尔儿童个人-社会指标发育量表

月龄	个人-社会
1 个月或更小	俯卧：不明确地凝视四周 社交：注意检查者，活动减少；目光跟随走动的人 哺喂：夜间喂一次奶
2 个月	仰卧：反复注意检查者的脸 社交：反应性地微笑 哺喂：夜间喂两次奶
3 个月	哺喂：用目光期待着喂奶 仰卧：经常望着检查者 玩耍：注视自己的手；玩手，手指相碰
4 个月	哺喂：双手轻拍奶瓶 社交：坐起来时发音或微笑；自发微笑迎人 玩耍：围着东西坐 10~15 分钟；将衣服拉到脸上
5 个月	悬环、拨浪鼓：放在嘴里 社交：能辨别陌生人 对镜：伸手试拍自己的影子
6 个月	哺喂：能吃固体食物 社交：主动与人交往，惹你（发音）；把妈妈的手推开 玩耍：仰卧时抓自己的脚；围着东西坐，能坐 30 分钟

续表

月龄	个人-社会
7 个月	玩耍：仰卧时玩自己的脚并放到嘴里；坚持去够远处的玩具；把玩具放到嘴里，咬和嚼
8 个月	哺喂：自己吃饼干 社交：玩拍手游戏；懂得要抱
9 个月	哺喂：自己握住奶瓶吃奶 社交：模仿两个幼儿游戏；玩躲猫猫游戏
10 个月	社交：模仿三个幼儿游戏；招手表示"再见"；伸手把玩具给别人，但不松手 玩耍：把玩具放在台上或旁边的围栏 穿衣：手进袖后会伸直
11 个月	社交：用手势或语言要求时，会给人玩具 穿衣：穿裤时会伸腿 对镜：手击镜面 哺喂：会用杯子喝水
12 个月	玩耍：模仿捏有响的玩具；有目的地掷玩具 对镜：把玩具给镜中的影像

3. 婴儿期情感需求满足方法

婴儿的情绪发展是建立在家庭环境以及与父母及其他照护者的互动基础上的。有研究表明，父亲和母亲积极的教养方式可以显著正向预测婴儿的适应行为。[1] 父母及其他照护者用温暖支持、劝说诱导、民主参与的教养方式能够为婴儿创造一个宽松和谐的家庭氛围。[2] 为此，父母及其他照护者要为婴儿提供安全、稳定、愉悦的成长环境，维持良好的家庭

[1] 董妍，方圆，郭静. 父母教养方式与婴儿适应行为的关系：消极情绪的调节作用 [J]. 中国临床心理学杂志，2019，27（3）：586-590.
[2] 程灶火，金凤仙，王国强，等. 家庭环境、教养方式和人格对青少年违法的影响及影响路径 [J]. 中国临床心理学杂志，2016，24（2）：287-292.

成员关系，满足婴儿最基本的生理需求、依恋需求，识别婴儿的情绪反馈，与婴儿积极互动，促进其社会化进程和心理健康发展。

第二节　幼儿期健康需求

从 1 周岁（不含）到 3 周岁为幼儿期，是从婴儿过渡到儿童的重要时期。这一时期是开发儿童发展潜能的重要时期，为幼儿终身乃至下一代的健康、福祉、较好的学习能力和生产力打下基础。幼儿期对个体的身体发展、大脑发展、心理健康有着长远影响，幼儿健康成长是一个生理和环境交互作用的复杂变化的过程。2018 年，世界卫生组织和联合国儿童基金会等联合发布了促进儿童早期发展的"培育性照护框架"，为各国在儿童早期发展的财政投入、政策制定，以及照护者照料养育等提供了指导框架，主要包括良好的健康、充足的营养、安全保障、回应性照护和早期学习机会等确保儿童充分发展的五大方面。

一、幼儿期生理健康需求

幼儿期的儿童体格生长发育的速度较婴儿期减慢，对危险的识别和自我保护能力有限，是社会心理发育最为迅速的时期，是语言发展的关键时期，需要照护者正确细致地照料。

（一）营养需求

儿童幼儿期的生长速度、学习能力等均与营养状况关系密切。此阶段充足、合理的营养能促进幼儿的正常生长发育。幼儿在 1 岁后，需要足够频次和多样化的辅食添加，还需要适当的微量营养素，以帮助其身体的快速发育。中国营养学会编写的《中国居民膳食营养素参考摄入量（2013 版）》中给出了 1~3 岁幼儿营养素每日的参考摄入量，见表 2-8和表 2-9。表中 AMRD 是宏量营养素可接受范围，是指脂肪、蛋白质和碳水化合物理想的摄入量范围。

表2-8　　1~3岁幼儿能量和宏量营养素参考摄入量

类别	名称（单位）	1岁适宜摄入量（AI）		2岁适宜摄入量（AI）		3岁适宜摄入量（AI）	
		男	女	男	女	男	女
能量（EER）	MJ/d	3.77	3.35	4.6	4.18	5.23	5.02
	kcal/d	900	800	1 100	1 000	1 250	1 200
宏量营养素	蛋白质（g）	20（EAR）/25（RNI）		20（EAR）/25（RNI）		25（EAR）/30（RNI）	
	总碳水化合物（g）	120（EAR）50~65AMDR（%E）					
	总脂肪（%E^a）	35					
	亚油酸（%E）	4.0					
	α-亚麻酸（%E）	0.60					
	DHA（mg/d）	100					

a：%E为占能量的百分比。

资料来源：中国营养学会. 中国居民膳食营养素参考摄入量（2013版）[M]. 北京：中国标准出版社，2014.

　　幼儿由于生理机能、身体素质等正处于发育阶段，其适应性、抵抗力、免疫力较弱，所以在饮食搭配上应尽可能保证营养元素的全面性与综合性。例如，多种主食进行交叉结合；蔬菜、肉类、坚果等尽量处理成碎末再进行烹制以方便幼儿咀嚼、消化。从饮食来说，应考虑幼儿的消化吸收能力，严格控制食物的种类、数量等，保证食材的新鲜。例如，可通过喂食黄瓜、白菜等绿色蔬菜和优质蛋白质类食物，使幼儿的肠胃得到良好的清理，促进肠胃的蠕动；食物制作时不要放过多的调味料，力求少油少盐、清淡饮食等。

（二）社交需求

　　幼儿期的儿童与照护者的联系十分紧密，建立照护者与幼儿之间的高质量互动与照护基础，对幼儿快速发育的大脑实现最佳发展至关重要。

表2-9 1~3岁幼儿微量营养素参考摄入量

矿物质		RNI	UL
常量元素	钙（mg/d）	600	1 500
	磷（mg/d）	300	—
	钾（mg/d）	900（AI）	—
	钠（mg/d）	700（AI）	—
	镁（mg/d）	140	—
	氯（mg/d）	1 100（AI）	—
微量元素	铁（mg/d）	9	25
	碘（μg/d）	90	—
	锌（mg/d）	4.0	8
	硒（μg/d）	25	100
	铜（mg/d）	0.3	2
	氟（mg/d）	0.6（AI）	0.8
	铬（μg/d）	15（AI）	—
	锰（mg/d）	1.5（AI）	—
	钼（μg/d）	40	200

维生素		EAR	RNI	UL
脂溶性维生素	维生素 A（μgRAE/d）	220	310	700
	维生素 D（μg/d）	8	10	20
	维生素 E（mgα-TE/d）	—	6（AI）	150
	维生素 K（μg/d）	—	30（AI）	—
水溶性维生素	维生素 B$_1$（mg/d）	0.5	0.6	—
	维生素 B$_2$（mg/d）	0.5	0.6	—
	维生素 B$_6$（mg/d）	0.5	0.6	20
	维生素 B$_{12}$（μg/d）	0.8	1.0	—
	维生素 C（mg/d）	35	40	400
	泛酸（mg/d）	—	2.1（AI）	—
	叶酸（μgDFE/d）	130	160	300
	烟酸（mgNE/d）	5	6	10/100
	胆碱（mg/d）	—	200（AI）	1 000
	生物素（μg/d）	—	17（AI）	—

资料来源：中国营养学会. 中国居民膳食营养素参考摄入量（2013版）[M]. 北京：中国标准出版社，2014.

与幼儿交谈、讲故事、读书、听音乐、玩游戏等，都将对幼儿的认知和社会情感发展产生短期和长期的影响。在幼儿期，照护者和幼儿之间的交流可通过拥抱、眼神接触、表情、声音、手势等来表达。这些社交互动帮助建立照护者与幼儿的沟通渠道，有利于幼儿语言、认知的学习。这些互动方式会营造积极的环境条件来帮助幼儿学习语言，鼓励幼儿进行情感交流和身体活动，建立良好的人际关系，同时刺激幼儿大脑发育。可以通过宣传教育、技能传授、心理支持和鼓励等措施来为照护者提供相应的支持，如育儿课堂、母乳喂养指导以及疾病护理等咨询，给予适宜幼儿发展水平的交流和玩耍的建议，通过这类举措来鼓励和支持照护者，使其能够积极地对幼儿作出回应，引导幼儿探索，提高亲子互动质量。

（三）学习需求

学习活动能促进幼儿的积极性、主动性、好奇心等不同方面的健康发展。人际互动交流是幼儿期儿童获得技能和能力的关键，可以通过肢体接触、眼神交流、说话、示范、模仿等与周围人的互动关系来学习。玩耍家中常见的物品，可以帮助幼儿了解物体的质地、用途等。幼儿与照护者之间眼神、肢体接触，可以帮助幼儿建立认知和发展社会性。参加家庭活动对幼儿的学习有很大帮助，幼儿在家庭中的一些活动，如绘本阅读、听故事、与周围小朋友的交往等都在潜移默化中影响着幼儿的学习活动。在进行家庭学习活动时，照护者应为幼儿选择合适的活动，如积木拼图可以培养幼儿的想象力和创造力。

（四）安全保障需求

幼儿无法自我保护，极易遭受不清洁、不安全的环境以及因忽视和暴力产生的不可预知的危险和身体疾病的伤害。照护者需要密切关注幼儿的活动，提前预防可能会造成幼儿身心伤害的情况。除了保持幼儿日常生活环境的安全、清洁，防止直接或间接的虐待也十分重要。虐待儿童包括身体虐待、性虐待、情感虐待。^① 防止儿童虐待对保护大脑、促进儿童早期发展以及为终身的健康和福祉奠定基础至关重要。

二、幼儿期心理健康需求

在幼儿生长发育的过程中，会产生多样化的心理需求，引导幼儿形成健康的心理能够提高幼儿的社会适应能力，激发幼儿的主动精神，促进其良好个性品质和健全人格的形成。幼儿健康的心理需求得到满足后，会对幼儿心理成长发育产生正向影响，使之希望获得更高层次的心理需求。同时，外界环境的刺激也会引起幼儿一系列阶段性的心理需求，这些需求本身是无害的，但是随着幼儿身体素质、认知水平的不断提高，这些需求有被过度表现的可能，被过度表现的需求则会成为不健康的心理需求，不健康的心理需求会侵害幼儿健全的人格发展。因此，了解幼儿健康的心理需求、引导幼儿形成健康的心理需求、促进幼儿健康全面发展是极有必要的。

（一）爱的需求

爱的需求包括多个方面。首先是对同伴、同龄人的关心，如与同学、小伙伴的关系，乐意分享喜爱的事物和情感，愿意帮助同伴。其次是对长辈的尊敬与关爱，配合老师的教学工作等。最后是对比自己弱小生物的关爱，如愿意亲近小动物，能够喂养小动物，能够发现小动物的变化等。幼儿对爱的需求也会随着年龄的增长而变化。

（二）独立的需求

幼儿期是引导幼儿独立自主需求、避免日后对成人产生严重依赖的重要时期。对于幼儿期的儿童，应重点培养其自理能力，主要包括自己的事自己做，能独立解决遇到的小困难，做事有主见，不纠缠大人等。照护者要本着"放手"的原则，让幼儿做一些力所能及的事情。处于幼

---

① 许培斌，奚翔云. 养育照护策略与行动——解读世界卫生组织《儿童早期发展养育照护框架》[J]. 中国妇幼健康研究，2020，31（7）：840-843.

儿期的儿童对独立的需求有了极大程度发展，他们会希望做成人做的事情，因此，照护者应让幼儿做一些力所能及的家务活，体验依靠自己的力量、坚持把事情做完的喜悦。

（三）交往的需求

随着幼儿社会性的发展，表现出越来越多的与人交流交往的欲望。交往的需求主要包括能够感受到与同伴合作、玩耍的乐趣，愿意与他人主动交流自己的想法等。幼儿心理健康发展需要与旁人交往、交流，幼儿能在与人交往中相互学习，照护者需注重对幼儿的引导，逐步提高幼儿辨别是非、社交与适应社会的能力。幼儿在交往需求发展的敏感时期，虽然渴望与同伴进行交往，但是并不是每个幼儿都能和同伴愉快相处，人际交往的技能也并非与生俱来，而是需要不断地培养和锻炼。因此，需要照护者的正确引导，认真倾听、观察幼儿的需求，接纳幼儿的错误，鼓励正确的、积极的观念，指出并纠正消极的不利于成长的观念，适时放手，耐心教导。

（四）探索的需求

幼儿对周围的一切都充满了好奇心，对事物有探索的兴趣，在认知活动中有一定的积极性。对新事物进行探索的欲望能够帮助幼儿构建认知体系，获得知识。幼儿的学习过程是在探究具体事物和解决实际问题中尝试发现事物间的异同和联系的过程，激发幼儿的探索欲望不仅是幼儿心理健全发育的重要部分，也是儿童科学教育的重要方面。心理学家罗杰斯认为："心理的安全和心理的自由是促进创造性的两个重要条件。"幼儿经常表现出积极主动探索和认识周围世界的强烈动机和愿望，而不少照护者在活动过程中对幼儿"导"得过多，急于求成，剥夺了幼儿思考、探索的机会。因此，创设宽松、安全的探索氛围是幼儿主动学习和探究的基本前提和条件。应为幼儿的探究活动创造宽松的环境，让每个幼儿都有机会参与尝试，支持、鼓励他们大胆提出问题，发表不同意见，学会尊重别人的观点和经验。

（五）创造的需求

在幼儿期的儿童对新事物抱有好奇心，其独特的思维方式富有无限的创造力。幼儿通过平时的观察、积累，对成人的模仿而形成创造的行为，但还没有达到真正意义上的创造阶段，还只是一种潜在的才能，它有待于培养和开发。幼儿创造需求的健康发展，需要照护者肯定幼儿天马行空的想象，正确引导帮助幼儿进行创造表达，充分挖掘幼儿的内心体验。同时照护者需减少对幼儿的控制，鼓励幼儿的特色发展。

（六）表现的需求

在幼儿期，儿童自我意识萌芽，掌握代词"我"是自我意识萌芽的最重要标志。能准确使用"我"来表达愿望，标志着幼儿的自我意识逐渐产生。幼儿在知道自己是独立个体的基础上，开始对自己进行简单的评价，随着自我评价的逐渐发展，幼儿开始产生表达自我的需求。由于每个幼儿具有不同的性格特征，因此，每个幼儿都有各自的表达与表现方式。幼儿愿意用自己的方式表达与表现，能够大胆地展示自己，照护者需尊重幼儿表现自我的意愿，鼓励幼儿表达自己的意见。

（七）成功的需求

幼儿独自完成事情后会感到愉悦、自豪，幼儿的健康成长需要这种成功的经验，即使是点滴的成果也会对幼儿的健康成长起到促进作用。幼儿的成功体验来源于两个方面：一是活动本身就能给予幼儿成功的体验；二是活动后得到其他人的赞美和肯定。成功的喜悦是幼儿建立自信心的基础，因此照护者及社会应创造机会，让幼儿经常有机会获得成功的体验。但过分地满足幼儿成功的需求，可能会导致其盲目自信，抗挫能力降低。

三、幼儿期需求满足途径

幼儿期是儿童快速成长发育、形成认知基础的重要时期，这一时期的成长需求被满足是日后形成健全人格、培养学习能力和打造健康身体素质的基础。儿童养育的参与主体，除父母、家庭和其他直接负责在家看护儿童的人员以外，还包括家庭以外的照护主体，如医疗保健机构、社区、托幼机构等，每一主体都是承担幼儿照护责任、满足幼儿多方面需求的重要组成部分。

儿童身体、认知、社会和情感等方面的全面发展离不开父母及其他照护者的陪伴与支持，这也是确保其今后身心健康发展的条件之一。家庭作为幼儿成长过程中至关重要的环境基础，需给予幼儿高质量的陪伴，建立和谐、良好的亲子关系，确保父母和其他照护者具备良好的照护技能，从而促进儿童的认知、情绪和社交等方面的健康发展。可以通过家长课堂、自媒体、宣传教育等途径，向父母及其他照护者普及家庭环境对儿童早期潜能开发重要性的知识，提高家长对家庭功能的认知水平，丰富养育儿童的技能和知识储备，使其能够更加科学和理性地养育儿童。

除了家庭环境，医疗保健机构在幼儿成长过程中也承担着重要责任。通过医疗保健机构丰富照护者的育儿知识是保障儿童健康最有效的方法。医疗保健机构可从婴儿期即开展定期健康检查和生长发育监测、营养及喂养指导等，动态观察儿童生长发育水平，及时发现和干预发育偏离的儿童。同时，医疗保健机构还可为父母和其他照护者提供育儿技能支持及家庭规划指导和咨询服务，提高照护者的育儿技能。

社区作为养育照护的重要参与者之一，其所能发挥的作用不容忽视。社区开展儿童早期发展服务确实能够改变儿童入学的准备度。社区安全、社会规范、社会服务设施的可获得性，是儿童及照护者福祉的重要影响因素。社区卫生工作者对儿童的发展关注较高，一定程度上能识别出有生长发育障碍的儿童，基础医疗保障服务的开展也为儿童健康成长奠定基础。

托幼机构是儿童学习知识和培养社会情感能力的重要场所。在医疗、保健、教育相结合的医育结合模式下，高质量托幼机构中的课程设置与总体规划能符合幼儿发展规律，引导幼儿发展正确的语言、认知、社交等能力。在这期间有效地利用正面管教策略及工具实施教学管理，干预儿童的不良行为，对儿童后期的教育获得和走向社会起到关键作用。此外，儿童学前教育会带来很多短期和长远利益，特别是对于弱势家庭儿童而言，对其今后的社会关系形成有重要影响。①

第三节　儿童期健康需求

从 3 周岁（不含）到 12 周岁为儿童期，是儿童身心进入飞速发展的时期。儿童期的孩子认知能力和自我意识将进一步发展，开始进行连贯的理论性思考，向外社交发展需求和间接学习需求不断凸显；儿童期的孩子身体发育迅速，在儿童期打下良好的营养基础对成人后保持良好的身体素质尤为重要。总之，在儿童期打下良好的知识学习基础与身体素质基础，会对个人未来的发展产生极为重要的影响。儿童期健康并不仅仅意味着简单地消除疾病和饥饿，还包括综合素质的完好状态，重视并满足儿童期心理健康需求和身体健康需求，它能为个人和社会带来长期收益。家庭照护者为儿童提供安全、舒适的成长环境，重视儿童期的不同敏感阶段，为儿童创造良性刺激机会，注意通过任务、游戏等方式进行引导，为儿童成长提供必要的条件，给予儿童必需的保护、照顾和良好的教育，这些都将为儿童一生的发展创造宝贵财富。

一、儿童期心理健康需求

（一）儿童期心理分析

埃里克森（Erikson）的心理社会发展理论将 3~12 岁分为两个阶段：3~6 岁为学龄初期，是儿童主动对内疚的冲突时期；6~12 岁为学龄期，

① 王晶. 婴幼儿养育照护的框架和策略 [J]. 中国儿童保健杂志，2020，28 (9)：993-996，1004.

是勤奋对自卑的冲突时期。① 学龄初期儿童会出现"第一逆反期"（2~4岁），6~12岁出现"第二逆反期"（10~16岁）。处在逆反期的儿童独立自主意识增强，专注力和记忆力不断提高，自我意识和自尊心开始膨胀，好奇心不断增强，要求自主权并进行自我选择和判断，情绪层次不断丰富多样、深化提质，早期容易出现攻击行为，更加乐于社交，需要一定私人空间的愿望强烈，需要家庭照护者、学校、社会的共同努力，特别是来自家庭照护者的信任、尊重和关爱。此外，儿童群体内部存在着被称作"个别差异"的个体生理和心理上与其他个体比较时相对稳定的不相似性。② 儿童有着不完善和不成熟心理特质的客观事实是我们需要对儿童主体进行全方位心理健康照护的直接原因。

心理学家林崇德提出，"心理健康的内涵包括没有心理疾病和具有积极向上的心态。心理健康标准的核心是：凡对一切有益于心理健康的事件或活动作出积极反应的人，其心理便是健康的。"③

1. 社会认知需求

3~12岁的儿童，开始初步接触社会，从家庭进入幼儿园、小学，这对儿童来说是一个重大的转折。儿童家庭照护者要做好"家校"衔接工作，特别要对儿童适应学习生活开展心理建设。具有良好心理素养的儿童能够在学习方面勤奋刻苦，在学习中充分发挥智力与能力，通过使用所习得的知识与技能，产生成就感，从而乐学、会学和活学；不具备良好心理素养的儿童将有可能不适应学校生活，产生厌学等心理障碍。儿童在校园环境中的学习与生活，可以说是与教师和其他同学完成了一次社会交往行为。④ 这意味着儿童对自我、他人、社会的了解和认识也愈发加深，自身的个性与社会性也有了进一步的发展。儿童的认知发展离

① ERIKSON E H. Childhood and Society [M]. 2nd ed. New York：W. W. Norton & Company INC，1994.

② 刘全礼. 特殊教育导论 [M]. 北京：教育科学出版社，2003：5.

③ 林崇德. 积极而科学地开展心理健康教育 [J]. 北京师范大学学报（社会科学版），2003（1）：31-37.

④ 丁文进. 家校共育视角下小学男生积极心理品质的培养 [J]. 教师教育论坛，2021，34（6）：93.

不开社会，儿童认知是在社会交往中逐步发展起来的。儿童的社会发展情况影响和制约着儿童的认知发展水平。不同人际关系条件下的儿童，认知发展水平是不同的。3~12岁这一时期，受到社会文化、学校氛围、教师教导等社会角度的影响，儿童逐渐形成社会自我观念，发展内化的社会行为准则来监督、调节、控制自己的行为，初步形成社会角色意识，儿童个性基本形成，儿童道德判断、社会认知、人际关系发展能力，均已初具雏形。然而在儿童的社会化进程中也会遇到"拦路虎"，儿童受到消极不良因素的影响后，可能会产生一些不健康的情绪、情感。对于初入社会的儿童来说，各方的心理支持和正确引导是最为重要的。另外，处于儿童期早期的孩子比较容易出现情绪不稳定的状况，容易出现对他人敌视或破坏性行为，也容易轻信别人，但在后期情绪不稳定的情况会逐渐改善，能够包容他人无意做出的伤害行为。所以，在儿童期社会化过程中要注意照顾儿童情绪，做到及时干预。

2. 思维发展需求

小学学龄的儿童处于思维发展的重要时期，也是自我意识的客观化时期。这一时期儿童的注意力、观察力、记忆力全面发展，从外部控制评价倾向转到对自己表面行为甚至内部深处意识的评价倾向，思维方式也逐步从具象化思维模式过渡到以抽象逻辑思维为主要形式。儿童期机械记忆发展迅速，通常在10岁达到一生的最高峰，其间注意时间不断延长、观察力显著提高。这一时期儿童的记忆也存在着由机械记忆向理解记忆过渡的现象，已经具有一定的空间想象力和抽象思维能力，创造性能力也在不断发展。因此，儿童需要来自他人的思维帮助和思维锻炼，促进思维能力健康发展。若这一时期儿童思维能力没有得到良好的开发，会加重儿童心理负担，打击儿童自信心，对儿童心理造成不良影响。另外，有研究表明，与生活在农村地区的儿童相比，城市儿童的心理压力会更大。[①] 远离绿色自然环境，不利于缓解儿童长时间集中注意力而产生

① RUDOLPH K E, STUART E A, GLASS T A, et al. Neighborhood disadvantage in context: the influence of urbanicity on the association between neighborhood disadvantage and adolescent emotional disorders [J]. Social Psychiatry and Psychiatric Epidemiology, 2014, 49 (3): 467-475.

的精神疲劳与压力，不利于儿童心理健康发展。

3. 不同文化背景下儿童的心理健康需求

处在不同文化背景下的儿童，其心理状态和心理健康衡量标准是不同的，存在心理问题的特色群体的成因和心理关爱角度也是不同的。在国内，最有心理干预需要的儿童群体是留守儿童群体。对于留守儿童来说，度过懵懂期，临近人生的三观形成期和青春期，这一时期的父母缺位会使留守儿童产生更为严重的心理健康问题，容易冲动发怒、爱发脾气、性格孤僻、自卑、过于自我等。主要表现有：文化课学习成绩相对较差，厌学心理较为普遍；生活中情绪波动较大，容易参与校园暴力甚至打架斗殴；感情上不予表达，不合群，不喜欢团队协作等。对于国外来说，类似于我国留守儿童群体的特色儿童群体是移民儿童群体。国外从 20 世纪末开始关注儿童心理健康问题。[1] 有学者在 3 年间对儿童家庭照护者共进行了近 3 万次完整访谈，抽样调查分析研究结果表明，在 4~17 岁的美国儿童青少年中大约 5%的群体具有情绪、行为或发育困难，这个群体中 80%的个体在家庭生活、友谊以及学习等多方面受到了此类困难的显著影响。[2] 另有研究表明，在抽样后对 7 977 名英国 5~16 岁的儿童青少年进行访谈，样本显示有 5.8%的儿童有品行障碍，3.7%的儿童有情绪障碍，1.5%的儿童有多动障碍（均为心理障碍）。[3] 还有研究表明，在撒哈拉以南的非洲，14.3%的 0~16 岁儿童青少年具有精神病理症状，14.3%的儿童有明显的心理问题，10.0%的儿童有一个可诊断的精神障碍。[4]

[1] 裴永光，刘可. 国内外儿童心理健康问题研究现状 [J]. 中国儿童保健杂志，2014，22（3）：278-280.

[2] SIMPSON G A, BLOOM B, COHEN R A, et al. U. S. children with emotional and behavioral difficulties：data from the 2001, 2002, and 2003 National Health Interview Surveys [J]. Adv Data, 2005（360）：1-13.

[3] SHIVRAM R, BANKART J, MELTZER H, et al. Service utilization by children with conduct disorders：findings from the 2004 Great Britain child mental health survey [J]. European Child & Adolescent Psychiatry, 2009, 18（9）：555-563.

[4] CORTINA M A, SODHA A, FAZEL M, et al. Prevalence of child mental health problems in Sub-Saharan Africa a systematic review [J]. Arch Pediatr Adolesc Med, 2012, 166（3）：276-281.

4. 高危儿童心理健康需求

需要特别注意的是心理健康问题高危儿童群体，如社会经济状况不佳家庭中的儿童、生长发育迟缓的儿童等。[①] 在心理健康高危人群中，存在特殊儿童群体，其中感官损伤尤其是视力损伤、肢体损伤的儿童更容易出现孤独、自卑、喜欢谈话、不爱行动、感性知识贫乏等心理问题。

综上，3~12岁儿童的心理状态不断变化，存在许多不稳定因素。处在心理状态迅速发展的时间段，儿童的心理状态易受来自原生家庭、社会环境、生态环境等多方面的影响，同时时代不同，心理健康问题不同，身处不同社会文化背景下的儿童也会有着不同的心理健康表现。家长乃至社会不能盲目且片面地看待儿童某种心理状态，而应该理性分析儿童心理出现变化的原因，采取多种科学的方法来加以回应，满足儿童期心理健康需求。

（二）儿童期心理健康需求的满足

为满足儿童期心理健康需求，家庭照护者需首先树立正面形象，承担家庭责任，稳定自身情绪，鼓励儿童自主选择、自我管理、自我服务，使儿童耳濡目染，在潜移默化中形成积极乐观、勇敢有担当的心理品质；家庭照护者与儿童的交流要正常化、日常化，多与儿童谈话，及时发现儿童心理变化及心理问题，在日常生活中以身作则，教导儿童言行；家庭照护者应尊重儿童自我感受，保护儿童自尊心，多赞扬儿童优点，减少对儿童苛刻要求和过分约束，与儿童展开平等对话，而不是居高临下地指点和评价；家庭照护者应积极与儿童进行良性互动，增加陪伴时间，鼓励儿童参与家庭事务，参加家庭互动游戏、社区素质拓展活动、田野采摘等多样亲子活动，为儿童提供创造性的活动场所，培养儿童思维能力、探索精神、合作能力等正向心理品质，培养良好爱好。

教师作为儿童的崇拜对象，其言谈举止更具权威性，态度行为对儿童具有更加深刻强力的作用。教师应以身作则，树立标杆带动班级整体

[①] 陈志哲，陶芳标. 美国儿童少年的卫生问题（译文）[J]. 中国学校卫生，1992（2）：120-121.

发展，引导儿童做好模仿，提升儿童心理健康教育质量。在学校这个"小社会"背景下，儿童间社交互动较居家时更多，对此教师应鼓励儿童社交，帮助儿童建立友伴关系，提醒他们要注重分享和合作，重视对儿童间冲突摩擦的调解，引导儿童增强社会责任意识，在儿童情绪失控时给予引导，处理问题时应客观公正，不用恐吓的方式教育儿童，促进儿童心理健康发展。

社会应重视对于儿童的心理健康保护，全社会应营造适宜儿童成长的环境，杜绝歪风邪气，保护儿童心理健康成长。社会力量要特别重视对于留守儿童、单亲儿童的心理关爱，在第一、第二逆反期为儿童提供适宜的心理慰藉，弥补儿童情感缺憾。企业要重视产品中的儿童心理适应性，为儿童提供多样化、有价值的产品和服务，如玩具厂商要以儿童为导向，以尊重儿童身心发展为前提，创造具有新玩法、新功能、吸引力的儿童玩具产品。①

专栏 2-1

国外儿童心理学应用研究

密执安大学心理系社会儿童应用心理研究组在进行儿童心理学研究时，非常注意结合儿童的教育、训练和治疗工作进行应用研究，重视运用儿童心理学的研究成果指导、改进儿童的教育、训练和治疗工作，积极开展教学改革的试验。密执安大学阅读和学习技能中心麦康诺（J. McConnell）教授和他的同事们针对不同的儿童健康状况，抓住儿童心理重点，运用儿童心理学给予不同的训练，如向存在不愿与外界交往特点的低能儿童提供声音的训练，通过佩戴耳机的方式使他们逐步消除心理压力，适应交往，发展智力。

在结合儿童教育、训练工作进行儿童心理学的应用研究方面，国外教学心理学研究的蓬勃发展是值得我们重视的。匹兹堡学习研究和发展中心主任格拉泽（R. Glaser）教授说，教学心理学不同于传统的教育心

---

① 张雯. 面向健康成长需求的儿童玩具设计研究 [J]. 包装工程，2016，37（24）：242-247.

理学，它是把学科和认知心理学结合起来，把认知心理学理论运用到教学中去。该中心在格拉泽教授的领导下，对教学心理学进行了大量结合教学实际的研究，力求探讨各种教学过程的认知发展过程，研究影响认知发展的因素，建立认知模型。通过这些研究，为教学改革提供心理学依据。

将教学心理学融入学校生活的实践在国外早已存在，教育心理学在中国的研究与实践也在不断发生相应的变化，其研究方法和内容比过去更加关注有关教师的教学心理、学生的心理以及师生互动体系等，通过分析学生的学习心理和学习动机，进而有预见性、有针对性地改进教学策略。近年来，国内儿童心理学的研究比以往更加注重使用现代科学技术手段，建立实验室，更多使用录像机、脑电仪来参与儿童心理学的实证研究，逐渐与国际接轨。对儿童心理的研究，特别是教学心理学的研究不断发展，有利于教师灵活应用心理学发展规律，选择适宜的教育手段，从而提高学生的主观能动性，推动学生心理健康良好发展。

资料来源：汪安圣. 国外儿童心理研究的若干新趋向——赴美国、加拿大、瑞士考察观感 [J]. 外国心理学，1984（1）：7-10.

二、儿童期身体健康需求

（一）儿童期营养需求

随着物质生活水平的不断提高，近年来3~12岁儿童营养不良率显著降低，儿童身体素质开始好转。学龄儿童需要摄入来自畜禽肉等动物性食品的优质蛋白质以满足生长发育的需要，近年来，我国学龄儿童膳食中来自动物性食品的优质蛋白质所占比例逐步增加。[1] 许多家庭开始注意通过营造良好膳食环境，改善儿童的营养状况。2012 年 6~17 岁学龄儿

---

[1] 王璐璐. 中国 1982 和 2012 年 6~17 学龄儿童膳食与营养状况变迁研究 [D]. 北京：中国疾病预防控制中心营养与健康所，2020.

童青少年蔬菜和水果摄入量为每人每天 185.8 g 和 45.9 g①，2017 年国家卫生和计划生育委员会发布的卫生行业标准《学生餐营养指南》（WS/T 554—2017），规定了 6~17 岁中小学生全天即一日三餐能量和营养素供给量、食物的种类和数量以及配餐原则等，见表 2-10 至表 2-13。

表 2-10　　　每人每天能量和营养素供给量

能量及营养素（单位）	6~8 岁		9~11 岁		12~14 岁		15~17 岁	
	男	女	男	女	男	女	男	女
能量（kcal）（MJ）	1 700（7.11）	1 550（6.48）	2 100（8.78）	1 900（7.94）	2 450（10.24）	2 100（8.78）	2 900（12.12）	2 350（9.82）
蛋白质（g）	40	40	50	50	65	60	75	60
脂肪供能比（%E）	占总能量的 20%~30%							
碳水化合物供能比（%E）	占总能量的 50%~65%							
钙（mg）	750		850		950		800	
铁（mg）	12		14		18		18	
锌（mg）	6.5		8.0		10.5	9.0	11.5	8.5
维生素 A（μgRAE）	450		550		720	630	820	630
维生素 B$_1$（mg）	0.9		1.1		1.4	1.2	1.6	1.3
维生素 B$_2$（mg）	0.9		1.1		1.4	1.2	1.6	1.3
维生素 C（mg）	60		75		95		100	

① 张倩，胡小琪. 中国居民营养与健康状况监测报告之十三：2010—2012 年中国 6~17 岁学龄青少年营养与健康状况［M］. 北京：人民卫生出版社，2018：15-17.

续表

能量及营养素（单位）	6~8 岁	9~11 岁	12~14 岁	15~17 岁
膳食纤维（g）	20	20	20	25

注：能量供给量应达到标准值的 90%~110%，蛋白质应达到标准值的 80%~120%。

资料来源：中国疾病预防控制中心营养与健康所. 学生餐营养指南［EB/OL］.（2017-8-7）［2022-3-21］. http://www.nhc.gov.cn/ewebeditor/uploadfile/2017/08/20170811093806454.pdf.

表 2-11　　　　　　　　每人每天食物种类及数量　　　　　　　　g

食物种类		6~8 岁	9~11 岁	12~14 岁	15~17 岁
谷薯类	谷薯类	250~300	300~350	350~400	350~400
蔬菜水果类	蔬菜类	300~350	350~400	400~450	450~500
	水果类	150~200	200~250	250~300	300~350
鱼禽肉蛋类	畜禽肉类	30~40	40~50	50~60	60~70
	鱼虾类	30~40	40~50	50~60	50~60
	蛋类	50	50	75	75
奶、大豆类及坚果	奶及奶制品	200	200	250	250
	大豆类及其制品和坚果	30	35	40	50
植物油		25	25	30	30
盐		5	5	5	6

注：1. 均为可食部分生重；
　　2. 谷薯类包括各种米、面、杂粮、杂豆及薯类等；
　　3. 大豆包括黄豆、青豆和黑豆，大豆制品以干黄豆计；
　　4. 本注释同样适用于表 2-12 和表 2-13。

资料来源：中国疾病预防控制中心营养与健康所. 学生餐营养指南［EB/OL］.（2017-8-7）［2022-3-21］. http://www.nhc.gov.cn/ewebeditor/uploadfile/2017/08/20170811093806454.pdf.

表2-12　　　　　　每人每天早餐的食物种类及数量　　　　　g

食物种类		6~8岁	9~11岁	12~14岁	15~17岁
谷薯类	谷薯类	75~90	90~105	105~120	105~120
蔬菜水果类	蔬菜类	90~105	105~120	120~135	130~150
	水果类	45~60	60~75	75~90	90~105
鱼禽肉蛋类	畜禽肉类	9~12	12~15	15~18	18~21
	鱼虾类	9~12	12~15	15~18	15~18
	蛋类	15	15	25	25
奶、大豆类及坚果	奶及奶制品	60	60	75	75
	大豆类及其制品和坚果	9	11	12	15
植物油		5	5	5	5
盐		1.5	1.5	1.5	2

资料来源：中国疾病预防控制中心营养与健康所. 学生餐营养指南 [EB/OL]. (2017-8-7) [2022-3-21]. http://www.nhc.gov.cn/ewebeditor/uploadfile/2017/08/20170811093806454.pdf.

表2-13　　　　每人每天午餐、晚餐的食物种类及数量　　　　g

食物种类		6~8岁	9~11岁	12~14岁	15~17岁
谷薯类	谷薯类	100~120	120~140	140~160	140~160
蔬菜水果类	蔬菜类	120~140	140~160	160~180	180~200
	水果类	60~80	80~100	100~120	120~140
鱼禽肉蛋类	畜禽肉类	12~16	16~20	20~24	24~28
	鱼虾类	12~16	16~20	20~24	20~24
	蛋类	20	20	30	30

续表

食物种类		6~8 岁	9~11 岁	12~14 岁	15~17 岁
奶、大豆类及坚果	奶及奶制品	80	80	100	100
	大豆类及其制品和坚果	30	35	40	50
植物油		10	10	10	15
盐		2	2	2	2.5

资料来源：中国疾病预防控制中心营养与健康所. 学生餐营养指南［EB/OL］.（2017-8-7）［2022-3-21］. http://www.nhc.gov.cn/ewebeditor/uploadfile/2017/08/20170811093806454.pdf.

然而，经济社会发展不平衡和自然环境差异使我国儿童营养健康存在明显的地区和城乡差异，一些儿童个体还存在营养不良（尤其是微量元素摄入不足）或营养过剩的状况。[①] 除经济原因外，儿童饮食偏好、过饱响应能力、饮食情绪、饮食行为习惯等都会影响儿童营养状况。[②] 有研究表明，在北京等六城市近万名被调查的小学生样本中，小学生每周吃1.5次西式快餐与2.1次中式快餐。[③] 儿童的营养健康不仅与自身的膳食结构和生活方式有关，也受到我国食品产业迅速发展的影响。我国的含糖饮料、糖果、薯片等高糖、高油、高盐的加工食品供应更加丰富，且针对儿童的广告和营销趋于多样化，摄入过量低营养、深加工的零食会损害儿童的身体健康。另外，我国学龄儿童还普遍存在新鲜蔬菜、水果、奶及奶制品摄入不足的现象，营养结构不够均衡，家庭照护者应重视儿童膳食营养均衡搭配，注意食物种类的多样化，同时控制儿童高油、高盐食品的摄入。

① 张倩. 中国学龄儿童营养健康状况及改善措施建议［J］. 中国学校卫生，2021，42（3）：321-324，333.
② 王岚，刘婵. 学龄儿童营养状况与行为变化趋势［J］. 公共卫生与预防医学，2021，32（4）：150-152.
③ 李亦斌，张曼，闫心语，等. 中国城市高年级小学生快餐行为现况［J］. 中国学校卫生，2019，40（2）：194-197.

（二）儿童期健康生活需求

3～12 岁是儿童身体开始快速发育的基础阶段，身体各项机能迅速发展，与社会的互动和联系也更加紧密。照护者应对儿童相关生活用品进行适应儿童的改造，如不同身高的儿童在选择桌椅高度时，比例应符合人体工学等。儿童会在校园中度过大量时间，学校通过开设生理卫生、心理卫生课程，满足儿童对健康教育的需求；通过劳动教育，促使儿童强健体魄，养成良好生活习惯。社区进行适应儿童的改造时，需排除社区内儿童安全隐患，提高社区儿童适应性建设技术标准，加强交通安全岛、公交儿童专用椅等公共安全设施建设，完善满足全年龄段儿童认知、探索、游戏需求的公共娱乐设施建设，建设自然体验、游戏运动、互动交流、安全步行和藏匿探索的儿童友好社区空间。①

（三）儿童期健康锻炼需求

儿童期健康锻炼对于儿童身体健康成长起到至关重要的作用。在 20 世纪 50 年代，美国开始注重 K-12 阶段（学前教育至高中教育的缩写，即幼儿园至第十二年级）的学校体育发展变革，从国家政策层面对学校体育项目进行引导，出台许多报告、法案，提高 K-12 阶段学生体育锻炼的标准，鼓励学生进行体育锻炼，认识到健康的重要性，发展学生们的体育能力和对体育活动的理解，从而使全体学生养成关注健康、热爱运动的生活方式。②

我国出台多个文件促进儿童增加健康锻炼时长，增强体质。2020 年10 月，中共中央办公厅、国务院办公厅印发《关于全面加强和改进新时代学校体育工作的意见》，提出通过学校体育让学生享受学习乐趣、增强体质、健全人格、锤炼意志。2020 年 12 月，全国中小学和高校健康教育

① 陈天，王佳煜，石川淼. 儿童友好导向的生态社区公共空间设计策略研究——以中新天津生态城为例 [J]. 上海城市规划，2020（3）：20-28.
② 沙金，高鹏，杨兆山. 美国 K-12 阶段学校体育的发展及其启示 [J]. 外国教育研究，2012，39（4）：46-53.

教学指导委员会印发《中国儿童青少年体育健康促进行动方案（2020—2030）》等文件，为全国的学校、家庭、社区以及有关部门提供了一套系统完整且兼具操作性的体育健康促进实施策略。2021年4月，教育部办公厅印发的《关于进一步加强中小学生体质健康管理工作的通知》从加强宣传教育引导、开齐开足体育与健康课、保证体育活动时间、提高体育教学质量等八个方面对加强中小学生体质健康管理工作提出了有关要求。2021年7月国务院印发《全民健身计划（2021—2025年）》，要求深化体教融合，"保障学生每天校内、校外各1个小时体育活动时间"。提倡全民健身，特别是青少年参与体育活动。2021年10月国家卫生健康委印发的《健康儿童行动提升计划（2021—2025年）》中指出要加强儿童运动指导，普及儿童每日不同强度运动时长知识，减少儿童久坐时间，促进吃动平衡，预防和减少儿童超重和肥胖。党的二十大报告提出，要加强青少年体育工作，促进群众体育和竞技体育全面发展，加快建设体育强国。家庭和学校均应督促儿童进行体育锻炼，提高儿童身体素质和免疫力。妇幼保健机构应加强儿童运动医学等相关科室的建设。合理规划优化室外公共空间，给予儿童更加多样的公共活动空间、更加安全科学的运动器械及运动场所等。

专栏2-2

美国儿童健康锻炼

美国从制订颁布健康公民计划以来，就拥有相对健全的体育政策体系。美国在《2008美国身体活动指南》中建议儿童青少年每天应该进行至少60分钟的中等强度身体活动。① 2012年，美国发布"增加青少年身体活动的战略"议题②，并于2013年出台《美国身体活动指南中期报告：

---

① US Department of Health and Human Services. 2008 physical activity guidelines for Americans [S]. Washington DC. US Department of Health and Human Services, 2008.

② Physical activity strategies for children [EB/OL]. (2012-12-31) [2022-3-12]. http://nutrition. cedwvu. org/physical-activity-strategies-for-children/.

青少年身体活动提高战略》，从国家政策层面干预儿童身体活动①。

1974 年，美国成立美国运动与体育协会（National Association for Sport and Physical Education，NASPE），隶属于美国健康体育娱乐联盟。NASPE 开发了一系列具有教育元素的体育综合课程，教师针对儿童个体发展水平设计运动课程，利用环境作用促使儿童自由实践，不断拓展儿童体育观念范畴，以达到整体学习和发展的目的，让所有儿童在日常生活中接受高质量的体育教育。②

20 世纪 80 年代以来美国开发的主要学生健康体适能教育计划包括三种类型，其中一种以体力测试和评定为中心的健身教育取向，通过身体机能素质检测指标的开发和应用，以"测"促"动"，推动学生健康体质的增强。"PHYSICAL BEST"项目即为这样一个项目，"PHYSICAL BEST"项目是由美国健康体育娱乐联盟在 1987 年开发的，该项目主要通过测定、自我评价、设定自己锻炼目标、实施身体活动锻炼计划等身体机能素质的测定和评价推动学生健康体适能的提高。"PHYSICAL BEST"项目在实施中，以及在向全美进行推广时，美国健康体育娱乐联盟和其他一些研究组织合作陆续开发了各种辅助性的使用手册和媒体资料，还修改了健康评定的标准和尺度，以帮助学生容易理解自我健康增进的效果。③

这启示我们要将儿童体育深植于人类文化大背景中理解，重视发展儿童身体机能，挖掘和宣传推广有利于体育锻炼的儿童体育内在价值意义和精神理论，改变大众整体的意识和行动，增强关心体育的社会责任感。

资料来源：周子璇. 中美两国儿童身体活动培养途径与促进机制比较研究 [D]. 首都体育学院，2020.

① American physical activity guide interim report：Teenager physical activity improvement strategies [EB/OL]. (2013-10-15) [2022-3-12]. https://professional. diabetes. org/sites/professional. diabetes. org/files/media/15_advisor_physical-activity_eng_med-res. pdf.
② 王艳. 美国运动与体育协会高质量儿童体育教育体系研究 [J]. 比较教育研究，2016，38 (3)：103-107.
③ 罗平，张剑. 美国青少年健康体适能教育计划开发概况 [J]. 上海体育学院学报，2009，33 (1)：86-90.

第四节 青少年期健康需求

青少年时期是人生的重要成长期，也是为成年健康打下基础的重要时期。世界卫生组织的调查显示，青少年不良生活习惯主要包括饮食不健康、缺少锻炼、酒精及其他物质滥用、不良睡眠习惯等。青少年健康不仅关系到自身发展，也关系到整个社会未来的发展，因此，需要政府、社会、家庭等多元主体关注青少年健康、完善青少年健康服务体系、提高青少年健康素养水平、加大青少年健康教育力度等，实施青少年群体的健康干预计划，保护青少年的健康。

一、青少年期健康需求内涵

从 12 周岁（不含）到 20 周岁为青少年期，是少年与青年相重合的阶段。青少年期的健康需求受到其自身、家庭以及社会等多方面的影响。1998 年世界卫生组织提出"身体健康、心理健康、道德健康、社会适应良好"四个方面的健康标准。[1] 青少年期的身体状况以及所处的家庭和社会环境存在较大差异，因此，青少年期的健康需求也可能随着内外因素的发展变化有所不同。青少年期的健康需求不能脱离环境单独产生，应对青少年进行健康教育，从而引导他们正确认识和了解自己的体质和健康状况。[2] 通常情况下，家族的遗传、地理位置、自然环境、家庭和学校的教育、青少年期的个性心理、摄入的营养以及参加的体育活动、文化活动等，都是影响青少年健康需求的重要因素。基于此，本节将青少年期儿童健康需求拆分为生理健康需求和心理健康需求两个方面进行分析。

---

[1] 《中国全科医学》编辑部. 全科医学小词典——WHO 健康新定义 [J]. 中国全科医学，2007（5）：361.

[2] 冯霞. 青少年体质健康教育研究 [J]. 中国青年政治学院学报，2006（4）：1-2.

二、青少年期心理健康需求

随着经济社会的快速发展，人们的生活水平逐步提升，但由于生活节奏的加快，家长们抚养儿童的压力也越来越大，许多家庭都出现了家长由于工作而忽略儿童心理健康的情况。从长远角度来看，这不利于家庭、社会和民族未来的发展。青少年在成长过程中，身体和心理快速发展，当青少年想象的世界和现实的世界存在差距时，他们的内心会出现较大的情绪波动，这时就需要心理健康服务对其进行干预，并引导与满足其心理健康需求。

（一）减轻学业压力

青少年正处在初高中阶段，学习压力是他们面临的主要心理问题。尽管"减负"已经在教育领域实行多年，但效果却不尽如人意。青少年期的心理需求最显著的便是减轻学习负担，初中生渴望减负的比例最高，与减负呼声相伴的是青少年对自主学习的期望颇高，青少年的教育"所求"与"所得"之间严重不匹配。缺乏兴趣的"被学习"不但影响学习效果，而且导致青少年逐渐丧失学习的热情和主动探究的精神，这一点正是我国教育界不断反思的学校教育"低效"的症结所在。

（二）拓宽心理咨询途径

调查发现，健康知识宣传、健康课程、同学朋友咨询是我国青少年获得心理咨询的主要途径。可以看出，当青少年遇到心理问题时，首选是通过查询相关知识进行排解，而不是寻求父母与专业人士的帮助。这从侧面反映出，青少年在面对心理健康这件事上，通常采用"隐蔽"的方法，缺乏正确的引导和教育。这会导致青少年无法正确认识自身的健康需求，无法起到真正对青少年心理进行治疗的效果。①

---

① 李艺. 中国青少年心理健康服务需求现状研究［J］. 湖北函授大学学报，2015，28（15）：116-117.

（三）获得社会认同与关注

影响青少年心理健康的主要疾病是注意缺陷多动障碍（attention deficit hyperactivity disorder，ADHD）和孤独症谱系障碍（autism spectrum disorder，ASD）。ADHD 是青少年期最常见的心理疾病，对青少年的日常生活有着很大的影响。美国一项有关青少年健康的调查研究显示，ADHD 患者可以通过积极参加体力活动减轻甚至消除 ADHD 症状[1]，在 ADHD 患者的治疗方案中，运动与训练是其中的重要项目。而比起室内活动，户外活动更有助于减轻青少年 ADHD 症状，在日常活动中如果更多地接触自然环境，减轻症状的效果会更加明显。

心理健康需求会在青少年期爆发，但又较少受到父母、学校和社会的关注，对于心理健康问题缺少干预，因此，ASD 的患病率逐年增加，严重影响了青少年的身心健康。因为 ASD 的患病原因不确定，并且对于有 ASD 症状的患者进行药物治疗的效果不明显，所以现在主要的治疗手段为康复训练。[2] 有研究表明，青少年出生后第二年户外活动较少、和同龄的儿童交流沟通少，患 ASD 风险较高。[3] 也有一项针对 ASD 患者的研究结果显示，当患者参与户外冒险活动后，社会反应量表的得分下降并且其症状会减轻，但是对照组的结果相反。所以，社区公园的建造与使用可缓解青少年的精神压力，并且提供一个青少年交友和与同伴沟通交流的环境，对于青少年期心理问题的治疗有较大帮助。[4]

（四）维护校园安全

社会安全最重要的是人身安全，其中最受关注的无疑是青少年安全。

[1] LINGINENI R K, BISWAS S, AHMAD N, et al. Factors associated with attention deficit/hyperactivity disorder among US children: results from a national survey [J]. BMC Pediatrics, 2012 (12): 50.

[2] 中华人民共和国卫生部. 儿童孤独症诊疗康复指南 [J]. 中国儿童保健杂志, 2011, 19 (3): 289-294.

[3] 刘丹, 詹建英, 邵洁. 儿童孤独症谱系障碍的环境危险因素研究 [J]. 中国当代儿科杂志, 2015, 17 (11): 1147-1153.

[4] 韦月露, 刘柯三. 基于儿童健康需求的社区公园景观设计 [J]. 现代园艺, 2022, 45 (1): 172-174.

近年来，个别地方发生了针对小学生、学龄前儿童的恶性案件，严重危害儿童青少年人身安全，造成恶劣的社会影响，这在一定程度上会加剧青少年心理不安的情况，因此需要在加强社会治安、整治校园周边环境方面，进一步整合力量，以提升校园周边治安水平，有效保障校园及校园周边安全，维护青少年的心理健康。

三、青少年期生理健康需求

第七次全国人口普查资料显示，儿童青少年人口数量增加，0~14 岁人口的数量比 2010 年增加了 3 092 万人，比例上升了 1.35 个百分点。世界卫生组织于 2017 年 5 月发表了题为《全球青少年健康加快行动框架：关于支持国家开展实施工作的指导意见》的报告，其目的是协助各国政府针对本国青少年的健康需求决定在青少年健康领域做些什么以及如何去做。在框架的指导下，国家和社会可以更加科学地满足青少年的生理健康需求。要着眼于青少年在学习成长过程中的诸多细节，关注青少年自身的生理需求，由家长、学校以及社会共同为青少年的健康成长营造良好的环境。

相关研究显示，青少年仍然面临着近视、肥胖、睡眠障碍、意外怀孕和传染病等诸多的健康问题，而对健康知识了解较少，存在一定比例的如不吃早饭、睡眠不足、吸烟、网络成瘾等不健康行为和生活方式。上述不健康行为，不仅会危害他们目前的健康状况，还会对成年后的健康甚至是下一代的健康产生不利影响。

（一）健康饮食需求

青少年期对饮食健康的需求也是不可忽视的。当前国家对学校午餐的监测主要着眼于卫生标准，在营养搭配方面还缺乏硬性评价指标。学龄青少年生长迅速，中午摄入充足的营养对其生长发育、疾病预防，以及心理发展都有极大影响，做好学生营养午餐，可以保证一日三分之一以上的营养。为此，制定和执行符合本地中小学生生长发育特征、分年龄段的营养午餐标准迫在眉睫。

（二）增强体质需求

青少年期的超重肥胖是一种慢性疾病，由很多因素造成，严重的会导致青少年患上糖尿病、高血压和高血脂等疾病。长时间的久坐行为是导致青少年肥胖的因素之一，因为久坐会使身体的能量消耗减少，在摄取能量不变的情况下，多余的能量会转化为脂肪在体内囤积。[①] 有学者使用全球疾病负担合作组织的数据对儿童青少年未来的超重率进行预计，到 2025 年，我国的超重儿童青少年人数将会超过 4 000 万人，全球 5~17 岁的儿童青少年超重人数比 2010 年的人数将再增加 1.9%。[②] 足够的体育活动可以减少久坐行为的发生，进而增强儿童青少年的身体素质。

四、青少年期健康服务体系

青少年期健康服务体系以尊重青少年的发展需求为前提，强化政府照护青少年的责任。青少年期的需求决定了青少年工作的范围与领域、优先次序和衡量标准。在青少年发展规划出台和青少年政策颁布之前，应当进行深入的调研和摸底，将符合青少年期的需求纳入衡量政策可行性的标准之中。同时，将促进青少年发展工作列入重要议事日程和政府绩效考核、工作评估、专项督查体系。将有关青少年规划和政策的各项指标和任务，列入各部门专项规划、各地区经济和社会发展总体规划中，加强统一部署和实施，以真正落实政府对青少年的保护和照顾职责。

坚持面向青少年公共服务的公平性与公益性，提高青少年发展整体水平。当前青少年公共服务在设施、资金和人员等配置方面还存在一定的地区差距，这要求进一步优化资源配置，为青少年发展优先配置财政资金和公共资源，优质全面地提供公共服务和福利保障；进一步促进青少年获得医疗保健、文化教育、福利保障、安全保护和环境优化等全面

---

① 原晨晨，薛琨，郭红卫. 全球儿童超重肥胖的流行现状和影响因素 [J]. 卫生研究，2020，49（3）：506-510.

② LOBSTEIN T, JACKSON-LEACH R. Planning for the worst: estimates of obesity and comorbidities in school-age children in 2025 [J]. Pediatr Obes, 2016, 11 (5): 321-325.

保障；进一步保障不同青少年群体公平享有各项权利，促进青少年的生存权、受保护权、发展权和参与权的全面实现；在更大范围内满足青少年的健康需求，实现青少年公共服务的均等化和规范化。

强调政府、家庭、社会的通力合作，形成促进青少年发展的支持网络。青少年发展是关乎社会各个领域的重要问题，也是涉及教育、卫生、劳动、文化、司法等众多部门的系统工程，是家庭、社区、国家、社会和市场的最佳连接点。要形成推动青少年发展的合力，必须完善政府各部门之间的沟通和合作机制，强化各部门组织优势和工作优势，有效整合资源，加强联合、联手和联动，增强规划和政策的实施合力和执行力。同时联合家庭和社会支持，共同形成促进青少年发展的支持网络。

突出制度建设，建立健全青少年工作的评价机制和问责制度。建立健全促进青少年发展的机制和制度是解决青少年需求问题的重要途径。一方面，通过制度建设来保障青少年需求的实现，如建立课业负担监测和公告制度，完善青少年意外伤害监测系统和报告制度，落实青少年安全事故国家赔偿与救助制度等；另一方面，进一步完善青少年工作主管考评机制、监督检查机制和实施评价机制，通过机制创新推动对青少年工作的评价和考核。①

第五节　儿童健康需求的分层分类

受社会经济、文化等因素的影响，儿童的健康发展仍然面临着诸多问题与挑战。对儿童的健康需求进行全方位的分析，并具体分析不同阶段的儿童健康需求，以科学、合理的途径满足和照护其成长过程中的生理健康需求、心理健康需求及社会适应等，是践行儿童优先、儿童利益最大化、儿童平等发展、儿童参与等原则的重要体现。同时，从儿童的角度和利益出发，政府、社会、家庭等多元主体需要协同合作，全方位、

① 董小苹，华桦. 需求与权利：青少年政策制定的核心——青少年发展需求调查［J］. 中国青年研究，2012（2）：35-38，87.

多层次关注儿童在健康发展过程中的各类需求，提高儿童健康的保障水平。

一、营养膳食需求

儿童所需营养素分热源性营养素和非热源性营养素。热源性营养素包括蛋白质、脂肪、碳水化合物；非热源性营养素包括矿物质、维生素及水，这些都是生命活动中最重要的基础物质。蛋白质主要用来构成和增长新组织，也用来修复细胞；脂肪和碳水化合物是儿童热量的主要来源。非热源性营养素中主要以维生素为主，维生素在人体内既不是构成各种组织的主要原料，也不是体内能量的来源，但它对物质代谢起着非常重要的调节作用，儿童缺乏某种维生素时，物质代谢过程容易发生障碍，尤其对维生素 A、维生素 D 的需求量比成人要高。[①]

（一）0~1 岁婴儿期营养需求

婴儿期是出生后生长发育最为迅速的时期，身高、体重迅速增长，各器官系统不断发育成熟和完善，因此要摄入足够的能量和营养素。

婴儿生长发育迅速、合成代谢旺盛，能量消耗增多。婴儿期的总能量消耗包括：基础代谢，婴儿期基础代谢所消耗的能量占总能量消耗的 60%左右；食物特殊动力作用，婴儿期食物特殊动力作用的能量消耗占总能量消耗的 10%左右；储存能量，指维持婴儿生长发育所需的能量储存，占总能量的 25%~35%；活动所需，婴儿期的活动主要表现为手足活动、啼哭、吸奶等，这部分能量消耗与其活动量的大小有关；排泄能量，指食物中的营养素未被消化吸收排出体外的一部分能量，约占摄入总能量的 10%。婴儿在生长发育过程中能量消耗所占比例较大，如不及时足量地供给，将导致婴儿生长发育迟缓、消瘦甚至死亡。而能量摄入过多，超过其正常需要时则可导致肥胖。

蛋白质。婴儿处于生长发育时期，不但需要补充代谢丢失的蛋白质，

[①] 吉玉英，石洪陵. 儿童营养的需要及膳食要求 [J]. 冀东学刊，1997（6）：26-27.

而且还需要补充构成新组织的蛋白质，因此，需要的蛋白质较成人多。对于婴儿而言，因肝功能不成熟，组氨酸也是必需氨基酸。此外，牛磺酸、半胱氨酸、酪氨酸也需要通过膳食摄入。

脂类。脂类为婴儿提供能量、必需脂肪酸，同时还能促进脂溶性维生素的吸收。脂肪是供给必需脂肪酸（EFA）的主要来源，EFA 对婴儿骨髓形成和脑发育起重要作用，当婴儿膳食 EFA 摄入不足时，可影响婴儿神经系统的发育，导致智力低下。

糖类。婴儿对糖的消化能力较弱，单糖和双糖浓度过高，婴儿吸收不全，在小肠下段受到细菌的发酵分解有引起腹泻的可能。乳糖存在于乳类中，初生婴儿即可较好地消化吸收乳糖，乳糖对于铁的吸收有利。婴儿应逐渐增加糖类的摄入量，供给量宜占总能量的 50%~55%。

矿物质。婴儿生长发育需要充足的矿物质，通常婴儿最易缺乏的是钙、铁、锌和碘等。婴儿所需要的钙主要来源于母乳，虽然母乳中的钙不如牛奶中的钙含量高，但是母乳中的钙和磷比例更易于吸收，所以母乳喂养的婴儿一般不会明显缺乏钙。正常出生的新生儿体内铁的储备可以满足其 4 个月左右的需要，正常新生儿出生后 4 个月或早产儿、低体重儿出生后 2 个月体内储存的铁将逐渐被耗尽，母乳和牛奶中铁的含量比较低，如不及时补铁极易产生缺铁性贫血。碘对婴儿的生长发育起着非常重要的作用，缺碘不仅可引起婴儿生长发育的迟缓甚至停滞，而且可引起智力低下、听力障碍等症状。

维生素。母乳中的维生素含量受膳食影响，天然婴儿食品中维生素 D 含量较低，母乳也不例外，所以应适当补充维生素 D。经常晒太阳可以获得较多的维生素 D，日照不足的婴儿在出生一个月后可补充维生素 D。

（二）1~3 岁幼儿期营养需求

幼儿期生长发育速度较婴儿期减慢，但智力发育较快，语言、思维能力增强，胃容量增大，对各种食物的耐受性提高，消化功能增强，摄入量不足易发生营养缺乏和消化紊乱。因此幼儿需要全面地补充营养，合理安排饮食，提供富钙食物，拒绝不良的饮食习惯导致营养不良或者营养过剩。幼儿在 1 岁以后，饮食逐渐向成年人过渡，牙齿也渐渐长全，应多摄入牛奶、虾皮、豆腐、芝麻或芝麻酱等含钙高的食物，补充维生素 D 和钙剂。合理提供富含锌的饮食，防止幼儿期儿童缺锌。

（三）3~12 岁儿童期营养需求

3~12 岁是儿童身体发育的关键时期，这一时期的营养摄入水平关系到儿童未来的成长。在这一时期儿童的营养膳食结构中，应当具备牛奶和相应的奶制品，同时摄入肉、禽、鱼、蛋、豆类及豆制品、新鲜蔬菜和水果，控制高糖、高脂的食物摄入。

（四）12~20 岁青少年期营养需求

青少年的能量摄入需要满足其基础代谢、身体活动、食物热效应以及生长发育等需求。其中，生长发育需要的能量包括新组织合成及储存的能量，年龄越小，生长发育所需能量占总能量的比例越大，这些能量主要来自膳食中的碳水化合物、脂类和蛋白质。

青少年蛋白质需要量包括蛋白质的维持量以及生长发育所需储存量，处于生长阶段的青少年对蛋白质缺乏更为敏感，优质蛋白的摄入量应占膳食总蛋白的 50%。青少年尤其应增加豆制品摄入，保证每日摄入 20~25 g。缺少蛋白质常引发生长迟缓、低体重、免疫功能下降等情形；过多蛋白质摄入会导致尿钙排泄增多、肝肾负担加重等情形。脂类为青少年提供和储存能量，提供必需脂肪酸，适宜的脂类摄入量有利于维持青少年的发育与健康。脂类摄入过多会增加超重甚至肥胖、高血压、血脂异常等疾病风险；脂肪摄入过低会导致必需脂肪酸的缺乏，也会影响青少年正常的生长发育。碳水化合物是青少年最主要和最经济的能量来源，青少年碳水化合物推荐摄入量应占膳食总能量的 50%~65%。青少年应摄入营养素密度高的食物，限制摄入纯能量食物，减少摄入含糖饮料、甜点等。根据世界卫生组织及我国有关部门的建议，青少年游离糖摄入量应小于供能比的 10%，最好能控制在 5% 以内。

二、健康保健需求

父母作为儿童的主要照护人和启蒙人，儿童的健康保健需求主要取决于其父母的健康保健水平。父母是儿童保健知识的传播者，建立保健行为的行动者，父母应将掌握的保健知识转化为保健行为，同时促进家庭成员形成保健行为，这样才能更好地满足儿童的健康保健需求。

（一）0~3岁婴幼儿健康保健需求

在0~3岁时期，婴幼儿的身心健康发育对日后的健康成长非常关键。如果在此时期及早地发现疾病风险和发育障碍，能够大幅度提高治愈的可能性、阻止病情恶化。因此，婴幼儿的健康检查至关重要，可以及时发现影响生长发育的因素，及早进行干预。新生儿出生时在医院内接受第一次检查，1岁内每3个月体检一次；1~3岁，每半年体检一次（见表2-14）。婴儿出生后在医院产科病房经历第一次常规检查，同时进行新生儿疾病筛查，并排除先天异常。在随后的健康检查中，重点关注身高及体重，进行视觉、听觉、智能发育评估，重点检查儿童肌肉发育、四肢发育和智力发育是否正常。

表2-14　　　　0~3岁儿童健康检查计划表

检查项目	出生	1月	3月	6月	8月	12月	1岁半	2岁	2岁半	3岁
新生儿听力筛查	√									
新生儿眼病筛查										
体格检查		√	√	√	√	√	√	√	√	√
喂养指导		√	√	√	√	√	√	√	√	√
发育评估		√	√	√	√	√	√	√	√	√
疾病防治		√	√	√	√	√	√	√	√	√
视力保健		√		√		√	√	√		
耳鼻喉检查		√	√	√		√		√		

续表

检查项目	出生	1月	3月	6月	8月	12月	1岁半	2岁	2岁半	3岁
口腔保健				√	√	√	√	√	√	
骨密度			√	√	√	√	√	√	√	√
母乳成分分析		√	√	√	√					
血常规				√	√		√		√	
微量元素				√	√		√		√	

（二）3~12岁儿童健康保健需求

3~12岁的儿童体格稳步发育，智能发育渐趋完善。在此时期儿童的求知欲强、可塑性强，但容易发生意外事故，因此必须加强安全教育，防止车祸、烫伤、触电、溺水等意外事故。同时有关免疫反应的疾病（如肾炎、风湿病、过敏性紫癜等）感染风险增大，易患传染病。

3~12岁儿童应定期进行生长发育的监测，一般每年做一次保健，心理方面可做感觉统合评估、气质评定、神经心理发育评估等。家长要在这一时期进行科学引导，培养儿童良好的生活卫生习惯，加强体格锻炼，加强传染病的防治，预防意外事故的发生。

（三）12~20岁青少年健康保健需求

12~20岁的青少年体质增强，乳牙依次换为恒牙，除生殖系统外，其他器官的发育到本期末，已接近成人水平，脑的形态发育已基本与成人相同。因此，应定期进行健康检查，预防各种常见病，如近视、龋齿、肠道寄生虫病等，注意哮喘、过敏性紫癜的发生。保证营养摄入，加强体格锻炼，保证充足的睡眠及休息。以德、智、体、美、劳全面发展为目标，培养良好的心理素质、生活卫生习惯、道德品质及学习习惯。进行感觉统合评估，学习困难者做 ADHD、智力及行为相关评估等，注意亲子关系、青少年情绪和行为变化，减少精神行为障碍的发病率。

三、心理发展需求

父母及其他照护者对于儿童心理健康发展的影响是潜移默化的，父母及其他照护者对儿童的陪伴是极为重要的情感关怀方式，在社会交往行为中，缺乏父母关爱和指导的生活是不完整的。儿童在校园环境中的学习与生活，可以说是与教师和其他同学完成了一次社会交往行为。[1] 因此，在儿童成长的各个时期，家长和学校需要对儿童进行细致全面的心理发展教育。

（一）0~1岁婴儿心理教育需求

0~1岁的婴儿具有强依恋需求，大脑发育处于第一高峰期，家长的主要任务是满足婴儿依恋的需要和食物的需要，刺激大脑发育，帮助肢体运动。

母亲可通过母乳喂养、陪伴、抚摸、言语等方式，帮助婴儿建立起较强的依恋关系，提升安全感，建立稳定的基础情绪。如果婴儿没有生理方面的问题，会较少出现好哭、依恋人、摔东西、饮食睡眠不好的情形。母亲和其他照护者能够与婴儿较快建立起依恋关系，可以较大程度缓解婴儿的焦虑和不安全感。

（二）1~3岁幼儿心理教育需求

1~3岁的幼儿处在"初学走路、初学吃饭"的认知叛逆期。尽管在这一时期的幼儿没有自理能力，但独立意识已经开始萌芽，因此父母需要正确培养其独立意识，承认幼儿的独立人格，充分展现其能力，对于幼儿可以自主完成的事，家长应积极鼓励、表扬，认可幼儿的正确心理意识和行为习惯。

---

① 丁文进. 家校共育视角下小学男生积极心理品质的培养 [J]. 教师教育论坛，2021，34（6）：93.

（三）3~12 岁儿童心理教育需求

3~12 岁的儿童随着年龄增长，生理、心理方面的问题也逐渐显现出来。这一时期儿童的共性心理特点包括自我意识增强，胆子大、自控和自律意识开始两极分化、秩序感下降，自尊心增强，同时呈现出脆弱和敏感、认知和分辨力不全面等问题。

这个时期的儿童在自控和自律意识方面有下降的趋势，需要正视儿童的心理需求并和儿童进行充分沟通，帮助儿童及时排解负面情绪；需要家长和老师的引导，并及时地进行干预，纠正其不良行为，固化其正确行为和内心秩序；重视自尊心和上进心的培育，使儿童得到真正的尊重。

（四）12~20 岁青少年心理教育需求

青少年的健康发展对提升我国未来国民整体素质具有重大战略意义。在如今多元、多变、多样化的社会，随着经济的转型、社会的发展以及互联网的冲击，青少年群体的心理问题日益凸显，由学业压力、人际关系、亲子矛盾、学校适应、品行障碍、心理行为偏差等导致的青少年心理健康问题屡见不鲜。

加强青少年心理健康服务需求的理论研究，开发评价我国青少年心理健康服务需求的标准化工具是发现青少年心理健康问题、切实解决好青少年心理健康问题的重要内容。要对青少年的心理健康服务需求现状与特点进行全面的调研与分析，根据分析的结果制定出相应的措施。

儿童的心理健康和生理健康是家庭和谐、社会发展的重要基础，增强儿童体质、促进儿童健康成长是关系到国家和民族未来的大事。因此，全面、及时地关注儿童的健康需求，促进儿童的健康行为，并采取措施避免健康风险，对成年人健康问题的预防以及对国家未来的繁荣发展都具有至关重要的意义。

第三章
儿童健康现状与评估

　　儿童健康是全民健康的重要基石，对社会的安定与发展有着特殊意义。儿童健康除了会影响个体成年后的机能和状态外，还会在儿童与外界互动的过程中影响到周边的人与环境，甚至在未来影响到后代的生存状况乃至人类社会的发展进程。特别是在世界近一半人口生活在总和生育率低于更替水平的国家、社会无子女人口比例不断增长的当下，儿童健康发展将直接关系到许多国家在人口代际更迭受到严重挑战情况下能否实现持续发展的问题。基于儿童成长全周期的监测评估，从儿童疾病状况、儿童智力发育、儿童营养状况、儿童视力听力、儿童心理健康和儿童社会适应六个方面对儿童健康现状进行全面的分析评估，进而推动儿童健康发展，提升儿童总体健康水平。

第一节 儿童疾病状况

疾病是导致儿童死亡的重要原因。当前,世界各国都致力于改善儿童生存及健康状况,不断加强儿童疾病的预防和治疗,全球儿童因疾病死亡率显著降低,更多儿童能够健康地成长和发展。儿童身心健康水平与国民素质的提升和国家持续发展紧密相连。由于各年龄段儿童的常见疾病有所差异,加之疾病谱的变化,新型疾病、罕见病也增加了儿童疾病的复杂性。而不同地区的医疗条件、保障模式也有较大差异,对降低儿童因疾病对身体素质、生长发育造成的不良影响。避免儿童因疾病残疾、死亡,有必要对儿童疾病展开研究,为实施儿童疾病综合管理战略、改善儿童生存和健康状况提供依据和方向。

一、异常生命活动: 儿童疾病内涵

疾病是个总称,它相对健康而言,概之人体失去健康的状况,是机体在一定条件下,受病因损害作用后,因自稳调节紊乱而发生的异常生命活动过程,并伴随着一系列代谢、功能、结构的变化,表现为症状、体征和行为的异常。在这种异常状态下,人体的形态和(或)功能发生一定的变化,正常的生命活动受到限制或破坏,或早或迟地表现出可觉察的症状,这种状态的结局可以是康复(恢复正常)或长期残存,甚至导致死亡。[①] 儿童疾病则是指儿童处在婴儿时期、幼儿时期、儿童时期等不同时期内由于遗传、先天缺陷等在一定病因作用下自稳调节紊乱而发生的异常生命活动过程。

二、婴幼儿易得病: 儿童疾病特征

儿童疾病不是成人疾病的缩小版,两者之间存在较大差异,相较于

---

① 付凤兰,赵辉,王鸥,等. 浅述症状、证候、疾病的内涵 [J]. 吉林中医药, 1994 (6): 44.

成人疾病，儿童疾病通常有以下几类特征。

发病率更高。儿童在生长发育的过程中，身体机能尚不完善，因此免疫力更低，更容易受到环境、营养膳食等影响，更容易出现发病的情况。

发病年龄偏小。儿童疾病多集中在小年龄段儿童，年幼体弱儿童对疾病的反应较差，往往表现为体温不升、不哭、讷呆、表情淡漠，而且没有明显评定症状和体征。

常见疾病种类不同。儿童疾病与成人疾病的种类不尽相同，儿童疾病中最常见的是急性白血病，而成人疾病则是癌症；儿童心血管方面的疾病是以先天性心脏病为主，而成人疾病则是以冠心病为主；儿童风湿常伴有风湿性心肌炎，而成人风湿是瓣膜性疾病，两者在疾病的种类方面是完全不同的。

婴幼儿更易患急性感染性疾病。由于婴幼儿免疫功能不完善，感染容易扩散甚至发展成败血症，而且常常病情发展快，来势凶险，所以必须密切观察病情，随时注意病情的细微变化，以防止病情加重。

三、疾病种类复杂：儿童疾病现状

（一）住院、门诊、急诊患儿的单病种及系统疾病排序

住院患儿主要系统疾病情况见表3-1。

表3-1　　　　住院患儿前10位系统疾病构成　　　　例，%

疾病类别	例数	占比
呼吸系统疾病	481 230	33.09
起源于围产期的情况	179 883	12.37
消化系统疾病	144 503	9.94
某些传染病和寄生虫病	123 393	8.48
先天畸变和染色体异常	79 324	5.45
损伤、中毒和外因	72 497	4.98

续表

疾病类别	例数	占比
影响健康状态和保健机构接触的因素	70 632	4.86
血管及造血器官、免疫疾病	49 395	3.40
神经系统疾病	48 916	3.36
泌尿生殖系统疾病	47 136	3.24

资料来源：熊卉，张川，张伶俐，等. 中国医疗机构儿童疾病构成的系统评价 [J]. 中国循证医学杂志，2017，17（8）：973-982.

住院新生儿主要单病种疾病与住院儿童主要单病种疾病情况见表 3-2。

表 3-2 　　　　住院患儿前 10 位单病种疾病构成 　　　　例，%

疾病名称	新生儿		疾病名称	儿童	
	例数	占比		例数	占比
新生儿高胆红素血症	4 711	16.76	肺炎	220 890	48.92
新生儿肺炎	4 635	16.49	上呼吸道感染	100 145	22.18
早产儿	3 868	13.76	肿瘤	38 273	8.48
新生儿窒息	2 977	10.59	急性或慢性支气管炎	18 117	4.01
新生儿病理性黄疸	2 728	9.70	支气管肺炎	9 634	2.13
脓毒症	1 116	3.97	婴儿或新生儿腹泻	7 616	1.69
先天性心脏病	1 056	3.76	手足口病	7 057	1.56
新生儿缺血缺氧性脑病	1 008	3.59	肠炎	5 980	1.32

续表

疾病名称	新生儿		疾病名称	儿童	
	例数	占比		例数	占比
新生儿胎粪吸入综合征	927	3.30	新生儿肺炎	5 692	1.26
呼吸窘迫综合征	924	3.29	腹股沟痛	4 720	1.05

资料来源：熊卉，张川，张伶俐，等. 中国医疗机构儿童疾病构成的系统评价 [J]. 中国循证医学杂志，2017，17（8）：973-982.

门诊患儿主要系统疾病与主要单病种疾病情况见表 3-3。

表 3-3　门诊患儿前 10 位系统疾病和单病种疾病构成　　例，%

疾病名称	系统疾病		疾病名称	单病种	
	例数	占比		例数	占比
呼吸系统疾病	186 962	73.11	上呼吸道感染	113 081	46.09
消化系统疾病	54 606	21.35	支气管肺炎	31 959	13.02
循环系统疾病	4 483	1.75	急性或慢性支气管炎	22 426	9.14
内分泌营养和代谢疾病	4 366	1.71	婴儿或新生儿腹泻	22 204	9.05
眼和附器疾病	1 798	0.70	肠炎	14 653	5.97
症状体征和临床与实验室异常所见	1 074	0.42	扁桃体炎	13 918	5.67
血液及造血器官、免疫疾病	847	0.33	消化不良	9 208	3.75
神经系统疾病	605	0.24	荨麻疹	4 483	1.83

续表

疾病名称	系统疾病		疾病名称	单病种	
	例数	占比		例数	占比
泌尿生殖系统疾病	442	0.17	营养不良	3 887	1.58
起源于围产期的情况	279	0.11	口腔炎	3 017	1.23

资料来源：熊卉，张川，张伶俐，等. 中国医疗机构儿童疾病构成的系统评价［J］. 中国循证医学杂志，2017，17（8）：973-982.

急诊患儿主要系统疾病与主要单病种疾病情况见表 3-4。

表 3-4　　　　　　急诊患儿前 9 位系统疾病
和前 10 位单病种疾病构成　　　　　例，%

疾病类别	系统疾病		疾病名称	单病种	
	例数	占比		例数	占比
呼吸系统疾病	9 177	40.95	上呼吸道感染	7 313	27.23
精神和行为障碍	3 899	17.40	抽搐待查	3 899	14.52
消化系统疾病	3 368	15.03	急性和慢性支气管炎	2 456	9.14
神经系统疾病	2 829	12.62	肺炎	2 278	8.48
症状体征和临床与实验室异常所见	1 315	5.87	支气管肺炎	1 273	4.74
某些传染病和寄生虫病	773	3.45	肠炎	1 203	4.48
血液及造血器官、免疫疾病	699	3.12	惊厥	1 116	4.15

续表

疾病类别	系统疾病		疾病名称	单病种	
	例数	占比		例数	占比
损伤、中毒和外因	250	1.12	哮喘性支气管炎	790	2.94
起源于围产期的情况	99	0.44	胃功能紊乱	766	2.85
—	—	—	不明原因发热	704	2.62

资料来源：熊卉，张川，张伶俐，等. 中国医疗机构儿童疾病构成的系统评价 [J]. 中国循证医学杂志，2017，17（8）：973-982.

（二）不同等级医疗机构患儿单病种疾病构成

三级医疗机构住院新生儿主要单病种疾病与住院儿童主要单病种疾病情况见表3-5。

表3-5　三级医疗机构住院患儿前10位单病种构成　　例，%

疾病名称	新生儿		疾病名称	儿童	
	例数	占比		例数	占比
新生儿病理性黄疸	2 728	23.92	肺炎	52 436	41.16
新生儿窒息	1 918	16.82	急性和慢性支气管炎	12 215	9.59
早产儿	1 645	14.42	手足口病	6 861	5.39
新生儿肺炎	1 609	14.11	肿瘤	6 311	4.95
新生儿高胆红素血症	1 332	11.68	新生儿肺炎	5 692	4.47
新生儿胎粪吸入综合征	712	6.24	上呼吸道感染	4 874	3.83

续表

疾病名称	新生儿		疾病名称	儿童	
	例数	占比		例数	占比
新生儿缺血缺氧性脑病	431	3.78	腹股沟疝	4 720	3.70
新生儿上呼吸道感染	165	1.45	病毒性脑炎	4 248	3.33
新生儿湿肺	134	1.17	败血症	3 693	2.90
呼吸窘迫综合征	112	0.98	肠炎	3 270	2.57

资料来源：熊卉，张川，张伶俐，等. 中国医疗机构儿童疾病构成的系统评价 [J]. 中国循证医学杂志，2017，17（8）：973-982.

三级医疗机构门诊患儿主要系统疾病情况见表3-6。

表3-6　三级医疗机构门诊患儿前10位系统疾病构成　　例，%

疾病类别	例数	占比
呼吸系统疾病	3 955	38.46
消化系统疾病	3 259	31.69
其他	1 028	10.00
血液及造血器官、免疫疾病	758	7.37
神经系统疾病	605	5.88
泌尿生殖系统疾病	287	2.79
心血管系统疾病	139	1.35
起源于围产期的情况	132	1.28
损伤、中毒和外因	60	0.58
内分泌营养和代谢疾病	60	0.58

资料来源：熊卉，张川，张伶俐，等. 中国医疗机构儿童疾病构成的系统评价 [J]. 中国循证医学杂志，2017，17（8）：973-982.

二级医疗机构新生儿主要系统疾病情况见表3-7。

表3-7　　　　　　　　　二级医疗机构新生儿

前10位系统疾病构成　　　　　　　例，%

疾病类别	例数	占比
新生儿病理性黄疸	11 589	23.47
新生儿肺炎	1 130	16.69
新生儿窒息	654	9.66
新生儿吸入性肺炎	525	7.75
颅内出血（产伤）	497	7.34
新生儿肝炎	289	4.27
呼吸窘迫综合征	276	4.08
新生儿败血症	215	3.18
新生儿呼吸暂停	207	3.06
新生儿贫血	207	3.06

资料来源：熊卉，张川，张伶俐，等. 中国医疗机构儿童疾病构成的系统评价［J］. 中国循证医学杂志，2017，17（8）：973-982.

二级医疗机构门诊患儿主要单病种疾病和住院患儿主要单病种疾病情况见表3-8。

表3-8　　　　　　　二级医疗机构门诊患儿前10位

和住院患儿前11位单病种构成　　　例，%

疾病名称	门诊		疾病名称	住院	
	例数	占比		例数	占比
上呼吸道感染	8 410	60.17	肺炎	1 021	27.93
肺炎	1 183	8.46	上呼吸道感染	545	14.91
胃肠道疾病	864	6.18	支气管肺炎	301	8.23
慢性支气管炎	825	5.90	急性或慢性支气管炎	297	8.12

续表

疾病名称	门诊		疾病名称	住院	
	例数	占比		例数	占比
肠炎	578	4.14	婴儿或新生儿腹泻	235	6.43
营养不良	244	1.75	肠炎	124	3.39
缺钙	225	1.61	腮腺炎	118	3.23
泌尿系统疾病	155	1.11	扁桃体炎	117	3.20
骨科疾病	147	1.05	低钙血症	77	2.11
黄疸	142	1.02	新生儿病理性黄疸	72	1.97
—	—	—	营养不良	58	1.59

资料来源：熊卉，张川，张伶俐，等. 中国医疗机构儿童疾病构成的系统评价［J］. 中国循证医学杂志，2017，17（8）：973-982.

一级医疗机构中门诊儿童主要疾病和住院儿童主要疾病情况见表3-9。

表3-9 一级医疗机构门诊儿童前10位

和住院儿童前6位疾病构成 例，%

疾病类别	例数	占比
门诊		
上呼吸道感叹	8 305	49.58
消化不良	1 704	10.17
肺炎	1 558	9.30
扁桃体炎	1 271	7.59
支气管炎	1 132	6.76
不明原因发热	950	5.67
腹泻	610	3.64
肠炎	388	2.32

续表

疾病类别	例数	占比
外伤	202	1.21
湿疹	121	0.72
住院		
上呼吸道感染	30	34.88
肺炎	29	33.72
肠炎	10	11.63
扁桃体炎	7	8.14
不明原因发热	6	6.98
阑尾炎	4	4.65

资料来源：熊卉，张川，张伶俐，等. 中国医疗机构儿童疾病构成的系统评价 [J]. 中国循证医学杂志，2017，17（8）：973-982.

对 2010—2016 年医疗机构儿童疾病构成的现状进行分析，从不同地区和不同收治来源（门诊、急诊、住院）儿童疾病构成来看，由于门诊、急诊和住院的职能区分，其接诊患儿有所区别，因而儿童疾病构成差异较大，儿科急诊收治危重症、急性病患儿居多，如抽搐、惊厥、发热等；门诊患儿的疾病构成涵盖面广，包含呼吸系统、消化系统、皮肤组织、内分泌营养和代谢等多个系统疾病；而住院患儿主要疾病则是负担更重的一些疾病，如肿瘤、先天性心脏病等。从不同等级医疗机构的儿童疾病构成来看，三级医疗机构与二级医疗机构的住院儿童主要疾病均以肺炎为首。除此之外，三级医疗机构以肿瘤、脑炎、败血症等儿科重症为主，二级医疗机构以上呼吸道感染、胃肠道疾病等常见疾病为主，因此两者疾病构成差异较大，而造成差异的原因可能是由于三级医疗机构是高水平、专科性的医疗服务机构，有较多重症患儿和下级医院转诊患儿，其病种和病情相较于二级医疗机构均更严重。

专栏 3-1

儿童罕见病

一、罕见病的内涵

罕见病是指那些发病率极低的疾病。罕见病又称"孤儿病"。根据世界卫生组织的定义，罕见病为患病人数占总人口的 0.65‰ ~ 1‰的疾病。在《中国罕见病定义研究报告 2021》中将新生儿发病率小于万分之一、患病率小于万分之一、患病人数少于 14 万的疾病定义为罕见病，这也是我国自 2010 年以来罕见病定义的首次更新。

世界卫生组织将罕见病定义为："患病人数占总人口 0.65‰ ~ 1‰的疾病或病变。"2010 年我国罕见病定义专家研讨会建议将我国的罕见病定义为患病率低于五十万分之一的疾病；在新生儿中发病率低于万分之一的遗传病。2018 年，国家卫生健康委发布《罕见病目录制订工作程序》，分批遴选目录覆盖病种，并对纳入目录的病种规定了以下条件：

1. 国际国内有证据表明发病率或患病率较低；

2. 对患者和家庭危害较大；

3. 有明确诊断方法；

4. 有治疗或干预手段、经济可负担，或尚无有效治疗或干预手段、但已纳入国家科研专项。

二、罕见病的特征

（一）难确诊

最新出炉的《2019 年中国罕见病患者综合社会调查》显示，有26.1%的患者无法在发病当年确诊，人均需要花费 3.95 年的时间才能够得到确诊。造成这种情况的原因是多方面的：一方面是患者的症状与真正的病因往往不直接相关；另一方面，许多医生相关临床诊断经验不足，以及患者早期就诊意识缺乏等。目前有 5 000 ~ 6 000 种罕见病可能是由多个不同基因引起的，有的致病基因还未被人类认识，只能靠经验诊断。由于患病个例较少，罕见病本身又非常复杂，部分医院由于缺少专业医疗团队、先进生化及遗传学诊断手段等因素，使其难以识别罕见病。

（二）难治疗

《中国罕见病药物可及性报告 2019》与《2019 年中国罕见病患者综合社会调查》显示，目前全球共有 7 000 多种单个疾病可以被视为罕见病，但这里面只有约 5% 拥有明确的治疗药物和治疗方案。患者由于地理位置、经济条件等因素，难以获得罕见病的治疗药物。

三、儿童罕见病发病率

儿童罕见病多是遗传病，因此会伴随患者终身。许多罕见病在儿童时期发病，大约有 30% 患有罕见病的儿童会在 5 岁之前死亡。儿童常见罕见病有白化病、肢端肥大症、血友病、线粒体病、苯丙酮尿症、成骨不全症、进行性肌营养不良、马凡氏综合征等。截至 2018 年 10 月，全球最大的罕见病数据库 Orphanet 共收录 6 172 种罕见病，其中约 72% 的罕见病是可遗传的。在 Orphanet 数据库中记录了 5 018 种（81.3%）罕见病的发病时间，其中 3 510 种仅在儿童期发病，占全部收录罕见病的56.9%；908 种从儿童期到成年期皆可发病，占 14.7%。

资料来源：上海市医学会罕见病专科分会. 上海市罕见病防治基金会，北京医学会罕见病分会，等. 中国罕见病定义研究报告：2021［R］.上海：全国罕见病学术团体主委联席会议，2021.

四、形势依然严峻：国际儿童疾病状况

联合国儿童基金会、世界卫生组织和世界银行 2018 年共同主导的报告显示，2017 年全球约有 630 万名 15 岁以下儿童不幸夭折，相当于每 5 秒钟即有一名儿童死亡，而这些早亡儿童中有 540 万人年龄不超过 5 岁，其中大约一半是新生儿，而新生儿中大都因肺炎、腹泻、疟疾等疾病死亡。尽管 2017 年的数字仍不乐观，但与 1990 年的数据相比已大幅下降，其中 5 岁以下儿童死亡人数已从 1 260 万人下降到 540 万人；5~14 岁儿童死亡人数由 170 万人下降至 100 万人以下。[1]

---

① 新华社. 联合国报告：2017 年全球约 630 万 15 岁以下儿童死亡［EB/OL］.［2018−09−18］. https://baijiahao. baidu. com/s? id=1611922076239600667&wfr=spider&for=pc.

2017 年，全球伤残损失健康生命年（Years Lived with Disability, YLDs）排名前十位的导致伤残的原因是缺铁、维生素 A 缺乏症、头痛、行为异常、新生儿疾病、焦虑症、皮肤病、下背部疼痛、先天性疾病和抑郁症，新生儿疾病是唯一在全球死亡率和致残率均位居前十的三级病因。北非、中东及撒哈拉以南非洲的许多国家位于 YLDs 所列国家的前十位，在高收入国家、中欧和东欧以及整个亚洲、拉丁美洲和加勒比海地区，肌肉骨骼和精神类疾病（包括焦虑症、行为障碍、抑郁症、孤独症谱系和吸毒等）排在高位。目前世界上各个国家都在积极改善儿童的生存及健康状况，但各国健康改善进展参差不齐，1~4 岁儿童死亡率下降最快，缘于全球因腹泻、呼吸道感染和其他常见传染病而死亡的人数下降，而到 2000 年后各国儿童健康改善速度加快，最大的绝对降幅出现在西部、东部和中部撒哈拉以南的非洲国家，而下降速度最快的是东亚、安第斯拉丁美洲和南亚。

五、控疾病于摇篮：儿童疾病成因

遗传因素。父母或祖辈患有遗传性疾病，如果父或母是遗传疾病患者或病态基因的携带者，后代就有可能成为此种遗传病的患者。在孕期或围产期的母亲患病，如患风疹等病毒感染，不仅可致畸胎，儿童出生后也容易患各种疾病；患有严重的心、肝、肾等器质性疾病的妇女妊娠，或在孕期罹患严重的传染病，所生的婴儿多体弱，幼儿期间易患多种疾病；母亲在分娩时出现异常，可能会出现新生儿重度窒息、严重产伤、早产或出生时体重过低，导致婴儿抗病力较弱，易患多种疾病。

饮食因素。母乳不足，且人工喂养不当，可能会引起婴儿营养不良、贫血及免疫力低下，患病率提升；另外婴幼儿容易出现偏食的情况，易引起营养失调和某种营养元素的缺乏，使婴幼儿的抗病力下降，从而易患多种疾病。

环境因素。家庭是儿童的主要生活场所，若卫生状况差，多种病原体就容易在这种环境中生存，从而对儿童健康造成威胁。同时，计划免疫是预防多种儿童常见传染病的有效措施，如因故未能进行某种疫苗的接种，儿童也易患此种传染病。

六、防治疾病之法：儿童疾病综合管理

儿童疾病综合管理（Integrated Management of Childhood Illness, IMCI）是一项以全世界儿童福祉为重点的儿童健康综合措施，其目标是降低 5 岁以下儿童的死亡、疾病和残疾率，以促进他们更好地成长和发育。[①] 儿童疾病综合管理包括家庭和社区，以及卫生机构实施的预防性和医疗性措施。由于大多数患儿患病时常常会出现急性呼吸道感染、腹泻、营养不良等合并感染状况，因此儿童疾病治疗会变得更为复杂，为了对患病儿童进行综合管理，世界卫生组织和联合国儿童基金会制定了这些疾病管理的战略，即儿童疾病综合管理战略。

儿童疾病综合管理战略包括提高卫生保健工作人员病例管理的技能、提高实施单位的保健功能、改善家庭和社区的卫生保健能力。在医疗卫生机构中，儿童疾病综合管理战略提高了门诊对儿童疾病作出准确判断的能力，保证了对所有重大疾病的结合治疗，加强了对照护者的咨询服务，并加快了重症患儿的转诊速度。在家庭中，该战略促进了寻求适宜保健的行为，提高了营养和预防保健，并执行医嘱要求的保健活动。在一个国家引入和实施儿童疾病综合管理战略是一个阶段性过程，要求在卫生规划和服务中做大量的协调工作。这需要与当地的政府和医疗卫生机构紧密合作，作出计划并使该战略所遵循的原则适合当地环境、条件和政策。主要步骤如下：一是在国家卫生政策中采纳儿童卫生与发育的综合方法，使儿童疾病综合管理的临床标准和指导原则适应本国的需求、可获得的药品、政策，以及当地人口食用的食物和使用的语言等；二是采用新方法对儿童进行检查和治疗，以及向父母提出有效建议，对医疗卫生工作者进行培训，提高当地诊所的保健水准；三是针对患严重疾病而不能在诊所得到治疗的儿童，加强医院保健，在社区建立预防疾

① 刘克玲. 儿童疾病综合管理 [M]. 北京：人民卫生出版社，2002.

病、帮助家庭关护患儿，以及在需要的时候把儿童送往诊所或医院的支持机制。

儿童疾病综合管理战略需要遵循以下原则：一是所有患儿必须检查"一般危险体征"，确定患儿是否立即转诊或住院治疗；二是所有患儿必须常规评估"主要症状"，同时评估营养、免疫接种、喂养及其他潜在问题；三是综合考虑多个体征，对患儿进行分类而不是诊断，根据分类决定向上级转诊、就地治疗或家庭护理；四是使用规定的基本药物，鼓励家长积极参与患儿的治疗；五是积极指导家长，包括喂养、补液及何时复诊。多个国家儿童疾病综合管理战略实施结果显示，儿童疾病综合管理不仅提高了卫生工作人员的绩效和保健质量，同时在其良好实施的基础上能够有效降低 5 岁以下儿童死亡率并改善其营养状况。

第二节　儿童智力发育

儿童的智力发育极大影响着儿童未来人格和人生道路的形成与发展，甚至会对一国预期综合国力发展产生重要影响。促进儿童智力发育的目标并非片面追求儿童对知识的掌握，家庭照护者、学校、医院、社会等与儿童生活息息相关的社会参与主体需要共同努力，为儿童健康成长和智力发育创造良好的生态和社会环境，遵循儿童时期智力发育和大脑发育的阶段性和规律性，通过多种途径提高儿童智力发育水平，开发大脑潜能。

一、未来人生奠基：儿童智力发育内涵

随着社会的发展和医学模式的转变，儿童智力发育日益受到学界重视，儿童智力发育问题越来越突出，逐渐成为全社会共同关注的重点话题之一。学界通常称儿童智力发育不良为儿童智力障碍或儿童发育迟缓。儿童智力障碍是指各种原因导致的在发育过程中（18 岁以前）出现智力功能明显低于同龄水平和社会适应能力存在明显障碍，发病率为 1% ~

3%，具体表现为智力功能和适应性行为限制，不仅智力显著低于一般水平，而且身体各方面发育迟缓。我国将智力残疾分为四级：极重度（智商<20）、重度（智商20~35）、中度（智商36~50）和轻度（智商51~70）。[①] 智力残疾儿童感知觉速度缓慢、识记能力差、个性不成熟、言语表达能力弱、控制能力差，此类儿童的家庭照护者需要承担非常重的压力。由于生理年龄与心理年龄不符，对智力残疾儿童的照护往往是终身的，包括进食、排泄、身体清洁等基础性健康照护；智力残疾儿童也有社会认同需求，对自己无法完成普通儿童能够轻易完成的训练目标会感到沮丧、挫败，也会因此产生无理由的情绪亢进等，需要家庭照护者和其他参与主体对其悉心引导。

二、黄金发展阶段：儿童智力发育特征

早期发育速度快。0~3岁是人生早期，也是儿童智力发育的黄金期。婴幼儿时期，儿童神经系统具有很强的可塑性。这一时期，儿童大脑不断发育，脑功能不断发展完善，智力也在飞速发展。当儿童脑部发育进入稳定期后，儿童智力发育速度也逐渐放缓。

智力发育具有限度。儿童智力发育是有预期阈值的，即儿童智力存在发展上限。受先天、后天各种因素影响，人类智力不可能一直处在发育期。从儿童出生起，其智商范围就存在极限阈值。随着年龄的不断增加，智力会在达到巅峰后逐渐下降。

个体智力发育速度具有差异性。个体智力的发育不是等速的，发育速度一般是先快后慢，个体之间智力发育程度也存在较大差异。

三、智力障碍防治：儿童智力发育现状

智力障碍或全面发育迟缓是全球儿童主要致残原因之一。[②] 我国曾经

①　杨璞，桂宝恒，邹玲仟. 智力障碍的病因及诊断方法 [J]. 中国当代儿科杂志，2015，17（6）：543-548.

②　彭镜，尹飞，姜玉武，等. 儿童智力障碍或全面发育迟缓病因诊断策略专家共识 [J]. 中华儿科杂志，2018，56（11）：806-810.

两次进行全国残疾人抽样调查，并在第二次抽样调查中执行了更严谨的国际通行双重标准（智商分数和适应行为）来诊断智力障碍。2000 年抽样调查数据显示，0~6 岁儿童智力障碍年均发病率约 1.331‰。[①] 改革开放以来，我国出台了多项政策指南，意图帮助智力障碍者拥有正常的生活和多样的康复机会。我国儿童智力障碍发病率在近年来有所降低，儿童智力发育平均水平也有所上升，但部分较落后区域儿童还是存在早期智力发展滞后的风险。

专栏 3-2

秦巴山区智力障碍儿童病因及防治办法

有研究团队根据调查结果，运用对照试验并进行了相关调查数据的回归分析，将易导致秦巴山区儿童成为智力障碍儿童的主要危险社会文化因素归纳为 11 点，分别为：（1）母亲文盲；（2）父亲文盲；（3）与其他儿童交往少；（4）母孕期、子婴幼儿期家庭经济条件差；（5）家庭距村落远；（6）家庭文化条件差；（7）婴儿期住室光线差；（8）语言刺激少；（9）缺乏家庭教育；（10）家庭不良社会心理因素；（11）村组不良因素。

该研究团队将上述 11 个危险因素设置为辐射秦巴山区社会文化环境的综合评定指标，制定出儿童家庭、社会文化环境评定标准：综合评定总分≥4 分为社会文化环境不良，总分≤3 分为社会文化环境良好。[②] 通过此次调查，学界对秦巴山区存在儿童智力障碍较高概率的成因有了更进一步的了解。在 2012 年的第五届全国儿童康复、第十二届全国小儿脑瘫康复学术会议暨国际学术交流会议上，该研究团队代表发表了演讲，介绍已经查明导致秦巴山区儿童智力障碍的 4 类主要致病因素：常见临床医学因素、遗传因素、碘缺乏因素以及家庭与社会文化不良因素等。

① 田宝，张扬，邱卓英. 两次全国残疾人抽样调查主要数据的比较与分析 [J]. 中国特殊教育，2007，(8)：54-56.

② 郑子健，高晓彩，张富昌，等. 秦巴山区儿童家庭与社会文化环境评定标准研究 [J]. 西北大学学报（自然科学版），2011，41 (6)：1014-1017.

其中，研究者通过对生活用盐碘含量和儿童尿碘、血清进行检测发现样本儿童并不存在普遍意义上的碘缺乏，但各组仍有部分甲状腺素水平低于正常参考值下限的情况，未来仍需对秦巴山区儿童的碘摄入进行指导。①

秦巴山区开展防治智力障碍儿童的工作，首次在国内的贫困山区建立了防治智力障碍儿童的试验点与示范区，开展了多年的生物医学防治与社会文化防治，显著降低了秦巴山区儿童的智力障碍患病率和边缘检出率，提高了当地儿童的智力水平，具体防治工程如缺碘环境贫困山区的碘盐投入，妇女孕期、婴幼儿期免费营养素摄入工程，蛋奶工程等学龄儿童营养摄入工程等。未来秦巴山区智力障碍儿童防治工作将在实验点和示范区干预措施取得显著效果的基础上，与陕西省残疾人联合会"残疾儿童慈爱工程"融为一体，实施并完善以专业康复机构为骨干，乡镇社区为基础，家庭为依托的残疾儿童康复服务体系。②

资料来源：西北大学郑子健、高晓彩、张富昌、李静等人组成的研究团队关于秦巴山区智力障碍儿童项目研究。

四、后天影响突出：儿童智力发育影响因素

影响儿童智力发育的因素有很多，包括先天遗传因素和后天环境因素，先天遗传因素主要是指父母智力水平或父母文化水平、儿童遗传病与罕见病等，而后天环境因素则多样复杂，相关研究也早在 19 世纪就已开始，如家长培养意愿、儿童学校类别、儿童早期综合保健服务与早教和儿童居住环境等。③

①　王振林，王小娟，张瑞娟，等. 秦巴山区弱智与正常儿童碘代谢情况的对比研究 [J]. 中国儿童保健杂志，2000（5）：283-284.

②　李瑞林，张富昌，李芬，等. 秦巴山区残疾儿童综合防治措施研究 [C] //第五届全国儿童康复、第十二届全国小儿脑瘫康复学术会议暨国际学术交流会议论文汇编. [出版者不详]，2012：355-356.

③　王宝珠，杨雪，岳爱，等. 陕南农村留守儿童智力及运动发育的影响因素 [J]. 中国妇幼健康研究，2020，31（9）：1166-1170.

（一）先天遗传因素

众所周知，父母智力水平或者父母文化水平决定了儿童智力的基础发展水平，父母智力水平越高，儿童预期智力发育水平也就越高。各类基因遗传或变异所引起的儿童疾病，或者家族遗传精神疾病等，都可能会导致儿童智力障碍或发育迟缓。此外，儿童自身的气质特征也与自身智力发育有着相关性，气质特点倾向积极的学龄前儿童智商水平高于气质特点倾向消极的儿童，尤其在语言智商中差异较为明显。① 也就是说，拥有积极气质特点的儿童智力发育水平要高于其他儿童。

（二）后天环境因素

家长培养意愿。不同文化程度和不同职业的家长为其子女创造的家庭受教育条件、对待子女的教养态度及方式差异较大。一般来说，父母掌握的知识越多，对于儿童教育就更为重视，会更有意识地开发儿童智力。② 家长为子女创造更好的受教育环境，子女就能够得到更佳的智力发展机会。

儿童学校类别。有研究发现，儿童学校类别也对儿童智力发育具有一定影响。县级及以上小学的儿童智力发育优于乡镇级小学，这可能是由于县级及以上学校的教师资源丰富，文化素质和教学水平相对较高，校园文化与学习氛围浓郁，更有利于学龄儿童的智力发展。③

儿童早期综合保健服务与早教。早期综合保健服务包括定期健康检查的基础保健服务和育儿指导、喂养指导、定期随访等进阶服务，研究表明此类服务能够促进儿童体格及智力的生长发育。④ 此类服务与早教相

① 钱莹莹，吕兰秋，张檀，等. 学龄前儿童气质特征与智能发育水平的相关性 [J]. 中国心理卫生杂志，2003（7）：445-446.

② 李红梅，宋建根，张格祥，等. 学龄前儿童智力测试及影响因素分析 [J]. 中国妇幼保健，2011，26（29）：4528-4529.

③ 常玲，曾令霞，陈志军，等. 陕西农村地区学龄儿童智力发育影响因素途径分析 [J]. 中国学校卫生，2017，38（2）：235-237.

④ 周颖华. 探讨早期综合保健服务对儿童生长与智力发育的作用 [J]. 中国社区医师，2021，37（27）：183-184.

似，都能够对儿童早期智力开发起到一定的助推作用，降低儿童智力障碍或发育迟缓风险。对0~6岁儿童进行早期教育活动，可以早期开发婴幼儿潜能，促进婴幼儿的智力发育，同时可以对智力落后的婴幼儿进行矫治。[①]

儿童居住环境。居住环境也对儿童智力发育有着重要影响。西班牙巴塞罗那环境流行病学研究中心的研究显示，住在公园或林地附近的儿童比不住在绿地附近的同龄人具有更好的记忆力和思维能力，智力发育早大约一年。[②] 同样，生活在生态环境较好地方的儿童，其智力发育不受外部环境的负面影响，如重金属等对脑部的损害，与同龄人相比发育速度较快，水平较高。前述秦巴山区智力障碍防治研究，即为居住环境对儿童智力影响的中国典型案例。

五、社会积极共促：儿童智力发育水平提升

儿童时期是人类智力发育的黄金时期，诺贝尔奖获得者赫克曼认为，0~3岁是人生人力资本投资具有最高投资收益比的时期[③]，在儿童时期打好智力发育基础，能够有效提升未来人力资本的预期总量。提高儿童总体智力发育水平的具体途径除了建立健全出生缺陷干预体系以外，还有以下六点对策。

（一）建立以医疗机构为基础的延续性婴幼儿护理方案体系

医疗机构作为大部分儿童出生时的首个接触环境，能够极其专业地向儿童提供全方位的优质健康照护，在婴幼儿的智力发育指导方面扮演重要角色。有研究指出，早产儿过早地离开母体环境，致使脑体积缩小、细胞数目减少，脑白质中生成易损区，使大脑完整性受阻，虽然没有脑损伤的发生，但神经行为的发育会因大脑完整性被破坏而受到影响，易

① 魏佳琦，张爱君，周淑娟，等. 早期教育对婴幼儿智能发育的影响 [J]. 中国妇幼保健，2011，26（8）：1278-1279.

② 乔颖. 西班牙：挨着绿地或水面住　孩子智力发育快 [J]. 人民教育，2015（13）：10.

③ 方明，陈厚云. 佩里计划——美国学前教育长期效果的研究 [J]. 学前教育，1996（Z01）：66-67.

对发育中的脑造成威胁。[①] 人脑中大多数神经细胞的增殖发生在出生后 3 个月至 2 岁,因此这段时间是大脑发育最关键的时期。[②] 建立以医疗机构为基础的延续性婴幼儿护理方案体系,为婴幼儿提供神经心理发育监测、体格发育评价、科学喂养指导等公共卫生服务,使儿童生长发育门诊、儿童心理门诊、儿童营养门诊等向家庭提供婴幼儿喂养与营养改善等指导性服务,基本做到对婴幼儿父母的手把手教学,能够有效弥补新晋父母对照护婴幼儿准备的不足,弥补家庭照护者缺乏神经、智力干预护理知识和技巧的不足,同时弥补婴幼儿护理宣传册效果甚微的缺陷,让家长充分掌握婴幼儿养育相关知识并能够对婴幼儿进行正确的肢体干预和锻炼。

(二) 提高孕期的积极养护水平与母乳喂养率

研究表明,孕期营养摄入、孕妇睡眠质量对婴幼儿智力发育有显著影响。[③] 母亲孕期贫血会影响婴幼儿智力发育,因此女性在孕期需要摄入叶酸来改善贫血,促进胎儿预后智力发育。[④] 孕期补充叶酸不仅可以改善孕妇贫血情况,还可以降低孕妇分娩时胎儿宫内窘迫、胎膜早破的发生率。妊娠期是女性生命中的特殊时期,因其身体、生理、精神等方面的大幅变化,可能会带来睡眠不良等一系列问题。有研究表明,孕期睡眠问题从孕早期就开始出现并且随着孕期的增加而加重,深刻影响母婴健康。[⑤] 孕晚期睡眠对婴幼儿智力发育也存在着显著影响,孕晚期睡眠时间越短,婴幼儿智力发育指数越低,智力发育情况越差。而且孕期睡眠质量差可能会促使机体炎症反应的发生,导致胎盘功能的改变,影响胎儿神经智力发育。所以在孕期必须对孕妇进行积极养护,保障儿童神经系

① 刘利梅,潘家华,李晓红. 早产儿脑发育的影响因素及干预的研究进展 [J]. 安徽医药,2009,13 (8):975-977.
② 张梅,钱红艳,匡晓妮,等. 早产儿矫正年龄 1 岁时神经发育特征分析 [J]. 中国当代儿科杂志,2017,19 (2):147-151.
③ 姜毅民. 孕妇营养与胎儿智力 [J]. 中国城乡企业卫生,1997 (6):33-34.
④ 吴华纯. 探讨孕前及孕早期补充小剂量叶酸对孕妇及胎儿的意义 [J]. 中国卫生标准管理,2021,12 (23):21-23.
⑤ 马艳玲. 孕妇睡眠质量对婴儿体格及智力发育影响的队列研究 [D]. 合肥:安徽医科大学,2018.

统的发展和健全，促进儿童智力发育。

母乳喂养对儿童而言是最好的喂养方式，母乳喂养对普通婴幼儿、特殊婴幼儿群体的智力发育都有显著促进作用。为婴幼儿提供长期稳定的母乳喂养，科学按时添加对应的辅食，可以较好促进婴幼儿智力发育。社区需向母亲宣传母乳喂养对儿童智力发育的优点，提升婴幼儿母乳喂养率，实现儿童预期智力发育水平的提升。

（三）注重儿童早期智力开发

0~3 岁是婴幼儿感知知觉、运动、语言发育的关键期，对其进行长期、系统的早期教育和潜能开发训练，可以促进其智能的发展，产生良好的预后效果。[①] 婴幼儿期是生长发育最迅速的时期，大脑的发育除了与遗传因素有关外，还和外界环境、教育密切相关，给予适宜的刺激即早期教育和潜能开发训练能够促进婴幼儿的智能发展。在经济发达的国家，早期教育已成为提高人口素质的重要国策。[②]

早期智力开发包括了婴幼儿反射、姿势、移动、实物操作、抓握、视觉-运动整合等方面的训练与评估，用婴幼儿整体姿势平衡控制能力训练来促进大脑神经运动及智力系统的发育，从整体性、功能性角度提升婴幼儿智力发展的潜能。总体而言，包括生理和心理两方面的系统教养活动：生理方面包括早期营养与喂养、卫生与保健等，心理方面则包括语言、动作、认知和社会性等方面的教育。[③]

（四）改善自然生态环境

儿童在发育阶段对外环境不良暴露较成人更为敏感，更容易被外部生活生态环境所影响。0~3 岁处于大脑发育变化极度快速的时期，即便

---

① 黄春香，李雪荣，苏林雁，等. 早期干预对幼儿发展影响的研究 [J]. 中国心理卫生杂志，2000 (1)：48-50.

② 裴菊英，闫承生，张英奎，等. 早期教育对婴幼儿智能发育的影响 [J]. 中国妇幼保健，2004 (8)：18-19.

③ 陈燕玲，曲桂玉，方家琪. 早期教育对婴幼儿生长发育影响的研究进展 [J]. 中国儿童保健杂志，2017, 25 (8)：803-805.

是 3 岁以上的儿童，对于重金属的解毒和排毒能力仍然差于成人。内外部环境的变化及有毒物质可对大脑及智商的发育产生不良影响，会阻碍儿童智力发育。尤其是由于儿童吮吸手指等行为，使得儿童经口摄入的重金属含量略高于成人，相同的重金属浓度下儿童对土壤重金属的影响比成年人更敏感，土壤中"五毒"（铅、砷、镉、汞、铬）重金属对儿童的致癌风险为中等致癌风险。很多研究都表明被测试儿童智商与其尿砷含量呈负相关，水砷浓度与儿童智力也呈负相关。受到外环境中砷浓度的影响，儿童长时间记忆能力及语言抽象能力降低。受到铅镉污染、高氟高碘慢性暴露、苯并［a］芘暴露等影响的儿童，其智力发育水平也会受到负面影响。所以，社会有必要减少水砷、铅镉、高氟高碘、苯并［a］芘等有毒有害元素的污染，为儿童提供一个健康绿色的生长、生活、生态环境。

（五）提高儿童主要照护者接受高等教育的比例

母亲作为家庭儿童照护的主导者，一般与儿童相伴更久。拥有受过良好教育的母亲，是儿童极大的发展优势。有研究表明，母亲的受教育程度与婴幼儿智力水平呈显著的正相关关系，母亲的学历高低也与子女的发育状况呈现出正相关关系，也就是说儿童主要照护者的文化程度越高，子女智力发育状况越好。虽然也存在着另一些研究持反对观点，但提升儿童照护者文化程度对儿童智力水平有正面影响这一点是毋庸置疑的。提升社会平均受教育水平也能显著改变社会文化环境，提高下一代智力水平，对未来儿童智力发育发挥助推作用。

（六）大力发展儿童智力开发产品与加强儿童体育锻炼

儿童智力开发产品与感官教育密不可分，各年龄段的儿童都拥有针对性的智力开发产品，如婴幼儿时期的玩具车、拼图、积木等，儿童时期的魔方、键盘打击乐器、儿童编程、儿童深度智力开发课程等，青少年时期的奥数、空间思维课等。随着科技的不断发展，人工智能、虚拟现实技术、多媒体技术逐步走进儿童智力开发领域，儿童学习空间得到极大程度的拓展，儿童学习兴趣也被显著地激发。

除使用学习型儿童智力开发产品外，体育也对儿童智力开发、儿童创新意识发展具有重要意义。体育锻炼不仅对人的身体产生正面影响，而且还对人的智力发育产生影响。体育能够增强体质，促使大脑健康灵活，促进注意力的稳定和集中，提高想象力和记忆力，有利于保持良好的智力活动的机能状态，为智力发展创造良好的生理条件。

六、评估手段多样：儿童智力发育水平评估

在医学上针对不同年龄段的儿童常常采用韦克斯勒智力量表、丹佛发育筛选检查量表、儿童神经心理行为检查量表等来测量儿童智商（又称发育商），即智力商数，以衡量儿童智力。

韦克斯勒智力量表。韦克斯勒智力量表（简称韦氏智力量表）是1939年由美国心理学家大卫·韦克斯勒（David Wechsler）在临床心理工作中编制的智力量表，被世界各国广泛使用，至今已更新至第四版。在儿童韦氏智力量表中，有知识、领悟、背数算数、相似性、图片排列等多项分监测项目，既有言语项目，也有操作项目，测验具有广泛性和复杂性，可以反映智力的整体和各个方面。

丹佛发育筛选检查量表。丹佛发育筛选检查量表首次发表于1967年，用于0~6岁儿童发育筛查，测试时间为15~20分钟，包括个人-社会、精细动作-适应性、言语、大动作4个能区，共有105道题目，大部分由测试者现场操作，少部分通过询问家长获得。[①]

儿童神经心理行为检查量表。儿童神经心理行为检查量表是首都儿科研究所编制的适合0~6岁儿童的量表，量表项目分为大运动、精细动作、适应能力、语言、社交行为5个能区，通过计算各个能区得分可以得出儿童发育商。

上述三种量表是儿童智力发育水平评估的常用量表，在医学上常用作智力评估与智力障碍的诊断标准，其他医学儿童智力评估方法还有染

① 林森然，崔娓，古桂雄，等. 婴幼儿发育行为筛查工具的研究进展［J］. 中国儿童保健杂志，2019，27（1）：59-62.

色体基因和遗传代谢筛查等。需要注意的是，智力受遗传、家庭、医疗、教育、情绪、社会环境等多因素影响，儿童智力测试结果并不能预测其成年后的智力水平。[1]

第三节　儿童营养状况

合理的营养是保障儿童良好生长发育和身心健康的物质基础。儿童生长发育迅速、代谢速度快、精力旺盛、消耗能量大，需要健康优质的膳食来维持其良好的生长和发育。结构合理、优质均衡的膳食营养摄入对儿童的生长、免疫力的提高、智力的发育、身体素质的改善、学习能力的培养和保持合理的体重都起着重要的作用，甚至会延续影响儿童成年后的发展。家庭照护者及学校需要关注儿童营养状况，满足儿童合理、多样、平衡的营养健康需要，为儿童提供丰富多样的健康选择机会，同时也需要注意适度性和控制热量，避免儿童肥胖情况的发生。

一、儿童生存必需：儿童营养状况内涵

儿童时期的营养健康状况与其成年后的健康、收入、生产效率等息息相关。[2] 营养是保证儿童健康成长的基础，是一项投入较小而回报很高的人力资本投资，关系到人口素质和人力资本的积累。[3] 合理的膳食结构有助于儿童体格发育，良好的儿童营养状况能保证机体各种生理活动的需要，能够改善儿童免疫功能状况，增强体质，降低感染性疾病和成年后慢性病的发生概率，甚至对于儿童智力发育也有显著的正面影响。

① BARON I S, LEONBERGERKA. Assessment of intelligence in the preschool period [J]. Neuropsychology Review, 2012, 22 (4): 334-344.

② 陈钰晓，赵绍阳. 政策干预对贫困地区儿童健康成长的影响 [J]. 人口与经济，2021 (3): 80-93.

③ 毛萌. 儿童营养与健康：成就、问题分析与思考 [J]. 中国儿童保健杂志，2022，30 (1): 4-6.

二、结构层次丰富：儿童营养状况特征

（一）营养需求数量大

一方面，儿童的代谢旺盛，生长迅速，活动量大，处于人生生长发育高峰期，所以儿童所需要的热能和各种营养素均相对高于成人；另一方面，因学龄前儿童消化器官尚未发育完善，特别是咀嚼消化能力还未完全发育成熟，不能够很好地吸收食物中的营养，易导致营养不良。尤其是儿童正处于生长发育阶段，骨骼的发育需要大量钙质营养，需要补充能满足儿童生长发育需要的钙元素。

（二）营养需求质量高

0~18岁是一生中体格和智力发育的关键时期，故而儿童比成人更需要优质的营养源。较高质量的营养源能更好地被儿童吸收，提供维护儿童生长发育所必需的营养素。

（三）营养缺乏风险大

儿童年龄越小，患营养缺乏症的风险越大。由于儿童进食量小，兼之咀嚼消化功能差，容易导致消瘦，并发生营养不良。另外，儿童也容易患营养素吸收障碍和丢失的疾病。

三、多方共同推进：儿童营养现状

全球关注的儿童营养首要焦点是婴幼儿营养。世界卫生组织积极倡导母乳喂养，认为母乳可提供6~12月龄婴儿所需的一半或更多的能量，提供12~24月龄幼儿所需的1/3能量。母乳还是婴儿获取营养素的重要来源，并可降低营养不良儿童死亡率。世界卫生组织和联合国儿童基金会更是共同呼吁产后1小时即开始母乳喂养；生命最初6个月应进行纯母乳喂养；在婴儿6个月龄时增加有足够营养和安全的补充（固体）食

品，同时持续进行母乳喂养至 2 岁或 2 岁以上。①

全球各方力量通过治疗性食物、家庭食物强化、预防性饮食摄入等方式，帮助全球儿童摆脱营养不良的状态，在儿童营养不良研究中不断取得新突破，关注良好营养获得的决定因素，如母亲膳食、国家饮食文化环境等。联合国儿童基金会和世界卫生组织还创立了全球母乳喂养团体，从社会多维度为母乳喂养提供支持。2010 年，世界卫生大会通过多项建议，呼吁采取全球行动，禁止向儿童推销富含饱和脂肪、反式脂肪酸、游离糖或盐的食品和饮料，以减少儿童"隐性饥饿"问题。②

改革开放以来，我国儿童营养状况有了持续性显著改善。从 2011 年国家启动"农村义务教育学生营养改善计划"起，到《中国儿童发展纲要（2011—2020 年）》（以下简称《纲要》）实施期末，《纲要》终期统计监测报告数据显示，2020 年全国 5 岁以下儿童贫血患病率、生长迟缓率和低体重率均实现了《纲要》设定的目标，儿童尤其是贫困地区儿童营养状况得到持续改善。

专栏 3-3

蛋奶工程

为均衡学生膳食营养，强健学生体魄，"蛋奶工程"首先在陕西凤县展开。2007 年，陕西凤县打出"一个鸡蛋一杯奶，强健凤县新一代"的口号，在义务教育阶段 6 所寄宿制学校中逐步试行"蛋奶工程"，免费为学生早餐供应鲜奶、鲜鸡蛋。到 2008 年 2 月，全县 18 所寄宿制学校全部实行"蛋奶工程"，每学期每生可享受 200 元营养早餐，同时每学期每生享受 100 元交通费补贴。在凤县的试点与号召下，陕西及全国各地相继开展了"蛋奶工程"。2008 年 4 月，陕西太白县成为第二个试点"蛋奶工程"的地区。"蛋奶工程"如火如荼地开展，对覆盖面下的义务教育学

① 世界卫生组织. 婴幼儿喂养 [EB/OL]. [2022-3-12]. https://www. who. int/zh/news-room/fact-sheets/detail/infant-and-young-child-feeding.

② 世界卫生组织. 儿童健康：面临新的威胁 [EB/OL]. [2022-3-12]. https://www. who. int/zh/news-room/fact-sheets/detail/children-new-threats-to-health.

生产生了不可估量的正面影响。①

2012年9月，"蛋奶工程"被《光明日报》报道，指出"蛋奶工程"已经惠泽220万名学生。截至2011年年底，省、市、县三级财政累计投入"蛋奶工程"资金13亿元，全省"蛋奶工程"实施学校8 496所，受益学生220.7万名，其中义务教育阶段学生213.3万名，高中、幼儿园和其他学校的学生7.4万名，义务教育阶段农村寄宿学生已实现全覆盖。监测结果显示，两年来，在"蛋奶工程"实施区域，学生的平均身高增长了近4厘米，平均体重增加了2公斤。与相似地区、同年龄段未实施"蛋奶工程"的农村小学生相比，享受"蛋奶工程"的农村小学生身高净增长0.4厘米，体重净增长0.5公斤，"蛋奶工程"对学生健康成长起到了促进作用。

资料来源：杨永林，张哲浩. "蛋奶工程"惠泽220万学生 ［N］. 光明日报，2012-9-6（11）.

四、两极差异明显：儿童营养问题

联合国儿童基金会出版的《2019年世界儿童状况》中揭示了当下全球儿童营养的三大严峻问题：其一，在全球5岁以下儿童中，仍有1.49亿名儿童出现生长迟缓，近5 000万名儿童处于消瘦状态；其二，3.4亿名儿童处于维生素及矿物质缺乏的"隐性饥饿"之中；其三，儿童超重问题突出。②

（一）儿童营养缺乏

《2022年世界粮食安全和营养状况》显示，2021年，全世界约有23亿人处于中度或重度粮食不安全状态，11.7%的全球人口面临重度粮食不安全问题，其中面临饥饿影响的人口在非洲有2.78亿人，亚洲为4.25亿

---

① 张敏洁. "蛋奶工程"惠及陕西农村中小学生 ［J］. 西部大开发，2009（11）：64-65.
② 联合国儿童基金会. 《2019年世界儿童状况》执行摘要 ［EB/OL］. ［2022-3-21］. https://www.unicef.cn.

人，拉丁美洲及加勒比为 2.67 亿人。① 2020 年，全球近 12% 的人口面临重度粮食不安全问题，比 2019 年增加了 1.48 亿人，饥饿人口的增长与全球人口增长同步，但全球营养不良流行率却几乎没有变化。② 相关数据表明，2019 年，除非洲以外，全球儿童营养不良的状况均得到改善。

我国部分地区存在儿童微量营养素缺乏的情况。为此，国家提出了儿童营养改善项目，通过几十年的儿童营养工程，我国农村地区与城市地区的儿童生长发育迟缓情况都得到改善。但是，维生素 A、钙、B 族维生素等的缺乏情况依旧存在，因此，儿童营养情况仍需全社会持续关注。

（二）儿童隐性饥饿

《2019 年世界儿童状况》的数据显示，时至今日，全球 1/3 的 5 岁以下儿童仍无法获得成长所需营养，半数儿童面临微量元素缺乏的"隐性饥饿"困扰。《2023 年世界粮食安全和营养状况》显示，2022 年全世界有 6.91 亿~7.83 亿人面临饥饿问题，有 24 亿人无法持续获取食物，约占全球人口的 29.6%，其中约有 9 亿人处于重度粮食不安全状况。1.481 亿（22.3%）5 岁以下儿童发育迟缓，4 500 万儿童（6.8%）消瘦，3 700 万儿童（5.6%）超重。③

"隐性饥饿"代表了儿童在脂肪或糖类摄入过量的同时缺乏铁、钙、锌、碘、维生素 A 或 B 族维生素等营养的摄入，中国的"隐性饥饿"人口约 3 亿人④，这表明我国摆脱贫困却没有摆脱不合理的饮食结构⑤。近年来，在农村义务教育学生"营养餐"等计划的支持下，我国贫困地区农村儿童"吃饱饭"问题已经基本解决，但是还存在着"隐性饥饿"的

①③ 联合国粮食及农业组织等. 2022 年世界粮食安全和营养状况 [EB/OL]. [2023-3-14]. https://zh.wfp.org/publications/2022shijieliangshianquanheyingyangzhuangkuangbaogao.

② 联合国粮食及农业组织等. 2021 年世界粮食安全和营养状况 [EB/OL]. [2022-3-21]. https://www.fao.org/3/cb4474zh/online/cb4474zh.html#chapter-a1_1.

④ 樊胜根. 重塑食物系统，根除"隐性饥饿"[J]. 食品安全导刊, 2020 (7): 58-59.

⑤ 刘贝贝，青平，肖述莹，等. 食物消费视角下祖辈隔代溺爱对农村留守儿童身体健康的影响——以湖北省为例 [J]. 中国农村经济, 2019 (1): 32-46.

困扰，即因贫困地区农村儿童过多地摄入碳酸饮料、辣条、方便面等食品导致的营养流失或营养不均衡现象，这些非健康食物的过量摄入对贫困地区儿童的身体健康状况有负面影响。

（三）儿童营养过剩与肥胖

处在高热量、低营养的"食品沼泽"中，全球儿童超重肥胖问题越来越严重。2000—2016 年，全球 5~19 岁儿童与青少年超重比例从 10% 增加到 20%。

城市儿童存在着部分营养过剩、肥胖的现象，这主要是由于城市居民膳食结构不合理：城市居民膳食中脂肪占比持续上升，食用油、食用盐摄入量远高于推荐值，而水果、豆及豆制品、奶类消费量不足。《中国居民营养与慢性病状况报告（2020 年）》显示，我国 6 岁以下儿童的超重（包括肥胖）流行率为 10%，6~17 岁儿童和青少年中的超重流行率为 19%。[①] 除膳食结构不均衡导致儿童肥胖外，儿童运动较少、运动量普遍降低、静态生活时间普遍增加也是导致儿童肥胖的原因。

五、缩小两极差异：儿童营养状况优化路径

（一）改善儿童营养结构

加强纯母乳喂养。纯母乳喂养可满足 6 月龄内婴儿的全部营养需求，但我国贫困农村地区纯母乳喂养率不足 20%，故国家应出台政策倡导 6 月龄内婴儿纯母乳喂养，并对孕期和哺乳期母亲营养摄入以及母乳喂养给予支持和保障，从根本上提升婴幼儿母乳喂养比例。除营养更适宜婴幼儿吸收外，日本冈山大学研究小组通过数据分析发现，母乳与奶粉喂养相比更能够预防儿女肥胖症。[②]

改善贫困地区儿童营养结构。补偿家庭在不同时期儿童体格生长的

---

① 联合国儿童基金会. 儿童健康体重报告［EB/OL］.［2023-3-17］. https://www.unicef.cn/reports/healthy-weight-among-children#.
② 日本研究发现母乳喂养可预防儿女肥胖［J］. 中国食品学报，2013，13（9）：243.

参与缺失，帮助儿童得到均衡且足量的营养摄入，改善儿童营养摄入结构，并从国家层面制定儿童膳食营养政策，让儿童接受统一的食品营养教育，从而整体提升儿童的身体素质和健康状况。

拒绝"隐性饥饿"。在日常生活中家校要重视"隐性饥饿"问题，注意合理营养搭配，增加水果和蔬菜等健康食物的摄入，食用进行营养强化的作物食品，注重钙、维生素 A、叶酸等营养素的添加，延长课外运动日晒时间，按医嘱适量摄入钙、维生素等营养补充剂，降低学生蛋白质营养不良和缺铁性贫血的发生率。

加强儿童体育锻炼和体重控制。党的二十大报告提出，要广泛开展全民健身活动，加强青少年体育工作。国家要推进儿童运动健身行业的发展，鼓励专业力量为肥胖儿童量身定制运动计划，降低我国儿童肥胖率；社区要加强儿童友好型社区建设，加强社区步道、娱乐健身场所、公共运动场地的建设，为儿童体育锻炼留出公共空间。此外，还要推动社区健康食堂、健康餐厅的建设，鼓励食品企业生产低油、低糖的儿童食品；学校要设立促进健康饮食习惯、健康体型和体重管理的营养教育课程，学校餐厅和自动贩卖机要向儿童提供新鲜水果蔬菜和低脂肪食物，防止儿童肥胖；家庭要督促儿童控制进餐速度，鼓励儿童细嚼慢咽，同时要改善就餐环境，避免就餐时注意力转移，以达到养成健康合理饮食习惯的目的。只有通过合理营养和充足身体活动，才能从根本上改善我国儿童营养状况。

（二）推进配套宣传和人才培养

国家社会层面。国家相关部门有必要组织相关营养学与儿童教育学专家共同编纂面向我国儿童的食品营养教材及相关培训课程。① 社区需要制作相关绘本、宣传册等，加强合理膳食营养结构的宣传，引导公众增强对于不同年龄阶段儿童不同营养需求的了解，帮助广大家长提升儿童营养知行力；学校要加大健康体重知识的宣传教育力度，定期开展膳食

---

① 李振珲. 我国儿童营养状况与相关政策回顾［J］. 食品安全导刊，2021（16）：38-43.

营养科普活动，加强儿童对于膳食营养指南、常见食品标签的了解。

专业从业层面。各类研究院应积极承担社会责任，加强儿童健康科学研究和应用推广，更新、研发具有自主知识产权、适合不同情况儿童的营养包或控制儿童肥胖的药物和技术，促进儿童群体全面健康发展。各高校食品与营养学专业应深入开展儿童营养学科建设，进行儿童营养与保健主题研究。作为专业机构，医疗机构、妇幼保健机构应增设儿童营养、生长发育、运动医学门诊，加强儿童营养喂养咨询、运动指导专业队伍建设，提高营养喂养咨询和运动指导能力，从专业角度向儿童及其家庭照护者提供全方位的优质营养摄入指导；同时也对社区儿童保育保健工作、托幼机构进行业务指导，对托幼机构、儿童照护服务机构进行均衡膳食管理。专业从业人员如育儿师、家政服务员、健康照护师等，要入户开展亲子指导，为新手家庭照护者及家庭照护者缺位的家庭提供更为熟练专业的儿童健康照护服务，特别是儿童均衡营养摄入服务，并向家庭照护者传授儿童健康知识、儿童健康评估标准等专业内容。高等院校和职业院校（含技工院校）开设儿童营养相关专业，将儿童营养保健、儿童健康照护等知识和能力纳入既有的儿童相关专业教学内容，引导学生投身儿童营养事业，为社会培养优秀的儿童营养专业人才。

六、标准时移世易：儿童营养状况评估

2006 年以前，世界各国主要根据 20 世纪 70 年代美国国家卫生统计中心与世界卫生组织参照来自美国有限儿童样本数据制定的身高和体重标准曲线来判断婴儿和儿童的生长状况。这套儿童生长图表（简称 NCHS 参考标准）的样本儿童主要使用婴儿配方奶喂养，这使得该标准曲线存在若干技术和生物缺点。[①] 2006 年 4 月，世界卫生组织公布了一套新的《儿童生长标准》（简称 WHO 标准），这一研究由一项从出生到 24 个月

①　王玉英、陈春明，何武. 应用 2006 世界卫生组织儿童生长标准评价中国儿童营养状况 [C] //中国营养学会公共营养分会第八次会议暨中国居民膳食营养状况、营养改善与膳食相关慢性病研讨会论文集. [出版者不详]，2008：126-130.

的纵向随访研究与 18~71 个月幼儿的横截面调查组成，由此产生了 5 岁以下儿童的生长标准。主要指标包括：年龄-体重，是判断儿童近期及长期营养状况的指标，国际上常单用这个指标作为判断营养不良患病率的依据；年龄-身高，主要反映儿童慢性营养不良；身高-体重，是急性营养不良的指标和体质量指数（Body Mass Index，简称 BMI）。[①] 而我国也出台了多项政策、国家标准，规范义务教育儿童营养供给，具体内容见表 3-10、表 3-11 和表 3-12。

表 3-10 我国儿童青少年能量、蛋白质的推荐
摄入量及推荐脂肪供能比

年龄/岁	能量（RNI）				蛋白质（RNI）		脂肪占能量百分比
	MJ/d		kJ/d		g/d		
	男	女	男	女	男	女	
7	7.53	7.10	7 534.62	7 116.03	60	60	25%~30%
8	7.94	7.53	7 953.21	7 534.62	65	65	25%~30%
9	8.36	7.94	8 317.80	7 953.21	65	65	25%~30%
10	8.80	8.36	8 790.39	8 317.80	70	65	25%~30%
11	10.04	9.20	10 046.16	9 208.98	75	75	25%~30%
14~18	12.13	10.04	12 139.11	10 046.16	85	80	25%~30%

资料来源：隋丹丹，王峰，杨晓波. 学龄儿童的营养需求 [J]. 中国乳业，2011（2）：58-59.

① 邱申伟. 我国儿童生长发育和营养状况评价标准的应用进展 [J]. 中国学校卫生，2014，35（1）：158-160.

表 3-11 学龄儿童及青少年常量和微量元素的推荐摄入量或最适宜摄入量

年龄（岁）	钙（mg）AI	磷（mg）AI	钾（mg）AI	钠（mg）AI	镁（mg）AI	铁（μg）AI 男	铁（μg）AI 女	碘（mg）RNI	锌（μg）RNI 男	锌（μg）RNI 女	硒（mg）RNI	铜（mg）AI	氟（mg）AI	铬（mg）AI	钼（mg）AI
7	800	700	1 500	1 000	250	12	12	90	9.0	9.0	35	1.2	1.0	30	30
11	1 000	1 000	1 500	1 200	350	16	18	120	18.0	15.0	45	1.8	1.2	40	50
14~18	1 000	1 000	2 000	1 800	350	20	25	150	19.0	15.0	50	2.0	1.4	40	50

资料来源：隋丹丹，王峰，杨晓波. 学龄儿童的营养需求 [J]. 中国乳业，2011（2）：58-59.

表 3-12 学龄儿童及青少年维生素的推荐摄入量或最适宜摄入量

年龄（岁）	维生素A（μgRE）RNI 男	维生素A（μgRE）RNI 女	维生素D（μg）RNI	维生素E（mga-TE）AI	维生素B1（mg）RNI 男	维生素B1（mg）RNI 女	维生素B2（mg）RNI 男	维生素B2（mg）RNI 女	维生素B6（mg）AI	维生素B12（μg）AI	维生素C（mg）RNI	叶酸（μgDFE）RNI	烟酸（mgNE）RNI 男	烟酸（mgNE）RNI 女
7	500	500	10	7	0.9	0.9	1.0	1.0	0.7	1.2	80	200	9	9
11	700	700	5	10	1.2	1.2	1.2	1.2	0.9	1.8	90	300	12	12
14~18	800	700	5	14	1.5	1.2	1.5	1.2	1.1	2.4	100	400	15	12

资料来源：隋丹丹，王峰，杨晓波. 学龄儿童的营养需求 [J]. 中国乳业，2011（2）：58-59.

第四节 儿童视力听力

眼睛是心灵的窗户，耳朵是思维的大门。儿童时期近距离用眼机会和用眼过度概率会随着儿童成长而不断增加，加大了儿童视力损害的可能；由于新鲜感、探索欲或不良卫生习惯可能会使儿童产生用手指掏耳朵的习惯，进而引发耳腔感染等耳部创伤，或因长期接触入耳式产品，导致听力受损，破坏听力系统。因此，提高儿童保护视力和听力的意识及能力十分重要，家庭、学校、社会更应引起重视，通过多重手段保护、维持儿童良好视力听力状况，避免不良后果的出现。

一、沟通外界桥梁：儿童视力听力内涵

眼睛是最重要的感觉器官，听力是我们接受信息的首个渠道，良好的儿童视力听力发育会增强儿童自信，对其未来人生带来极强的正面影响。视力的发育是一个经验依赖性的过程，视觉发育既容易受到异常视觉经验的干扰和影响，也容易通过正常的视觉经验得到矫正和修复。[①] 从出生开始，婴儿掌握用眼睛跟踪物体，用听觉引导自身回应外界环境，逐渐可以识别父母的声音并模仿父母的面部表情，再发展到能够保持定期的眼神交流，识别父母语气。现实生活中很多因素都会对儿童视力听力造成负面影响，影响一旦形成，就可能会使儿童视力听力受损，甚至无法复原。

二、早期发育不全：儿童视力听力特征

（一）早期发育不完善

出生时，儿童视力发育不完善。儿童视力处于 2D～4D 的生理远视屈

---

① 宋磊. 标准对数视力表、Lea Symbols 视力表和 ETDRS 视力表在学龄前儿童视力检查中的比较性研究 [D]. 福州：福建医科大学，2018.

光状态，不能看清近处物体，无法区分深浅不同的颜色。6 个月时，婴儿远视度数达到最大值。随着眼球的生长发育，儿童眼轴变长，角膜曲率变大，角膜趋于扁平，屈光力有所下降，屈光状态也趋于正视，即达到了成人正常视力范围。大部分儿童在出生 24 小时之后就能够回应声音刺激。

（二）视力不良发生概率高

部分儿童受遗传或后天因素影响，其屈光状态的发展和眼球的发育不成比例，造成近视或远视。婴儿经常斜着眼睛看东西，或者长时间盯着一处看，很容易出现斜视情况；婴儿期散光发生率一般较成人高，但随着婴儿不断生长发育，散光发生率开始逐渐下降。婴儿散光的发生主要与先天性因素有关，有些婴儿存在先天性角膜弧度异常问题。

（三）对噪声敏感

儿童对噪声比成人更敏感。过度的噪声会阻碍儿童生长发育，甚至对儿童听力造成不可挽回的损害。儿童长期处于噪声环境中不仅会对听力造成不良影响，而且会导致儿童缺乏安全感，精神紧张，对智力发育也可能存在一定影响。

三、预期不容乐观：儿童视力听力现状

（一）儿童视力现状

中华医学会眼科学分会斜视与小儿眼科学组相关论文数据显示，年龄在 3~5 岁儿童视力的正常值下限为 0.5，6 岁及以上儿童视力的正常值下限为 0.7。[1] 南京医科大学附属南京妇幼保健院童梅玲认为，应面向 7 岁以下儿童全面开展视力筛查，达到弱视和其他一些常见眼病的早期诊断和治疗、早期预防的目的，最大程度地减少由视觉问题带来的后果，

---

[1]　中华医学会眼科学分会斜视与小儿眼科学组. 弱视诊断专家共识（2011 年）[J]. 中华眼科杂志，2011（8）：768.

为儿童视觉发育创造良好的环境。①

时代的发展带来大量的电子设备，儿童过早接触、使用手机、电视、电脑等电子产品，会导致儿童视力损害，在玩电子产品期间长期固定姿势会影响身体发育，睡前玩电子产品还会导致儿童难以建立稳定的睡眠规律，导致儿童睡眠时间减少，睡眠质量下降。② 除电子产品外，近亲近视情况、不良用眼习惯、每日不良用眼时间、缺乏足量的户外活动、外环境光源等因素都会影响儿童视力。

（二）儿童听力现状

儿童听力是照护者较为容易忽视的体征，因照护者疏忽导致儿童听力造成无法挽回的损害案例屡见不鲜。通常情况下，医生建议每年进行一次针对 6 岁以下低龄儿童的听力筛查。③ 良好的听力保护策略包括免疫接种、遗传咨询、识别和管理常见耳病、使用药物以预防耳毒性听力丧失等。④

四、情势如履薄冰：儿童视力听力问题

（一）儿童视力问题

我国青少年近视发病率居世界第一位，近视低龄化问题十分突出。国家卫生健康委发布的《中国眼健康白皮书》指出，2020 年全国儿童青少年总体近视率为 52.7%，其中 6 岁儿童为 14.3%，小学生为 35.6%，初中生为 71.1%，高中生为 80.5%。2020 年总体近视率较 2019 年上升了 2.5 个百分点，较 2018 年下降了 0.9 个百分点，近 10% 的近视学生为高

① 童梅玲. 儿童视力筛查 [J]. 临床儿科杂志，2016，34（2）：159-160.
② 张建军. 隆德地区学龄前儿童视力筛查情况及影响因素分析 [J]. 中国妇幼保健，2018，33（23）：5576-5578.
③ 汪丹. 6 岁前儿童每年应做听力筛查 [N]. 北京日报，2016-3-4.
④ 世界卫生组织. 耳聋和听力损失 [EB/OL]. [2022-3-12]. https://www.who.int/zh/news-room/fact-sheets/detail/deafness-and-hearing-loss.

度近视，而且占比随年级升高而增长。① 我国视力残疾儿童包括盲视和低视力两类四级，对于视力残疾儿童而言，他们以听觉、嗅觉、肤觉、触觉为主与外界进行交流和互动，没有表达障碍。由于视力障碍问题，儿童可能会出现孤独、自卑、喜欢谈话、不爱行动、感性知识贫乏等心理问题，视力障碍儿童可能拒绝运动，甚至拒绝外出活动。

专栏 3-4

光明行动

为加强青少年近视防控，促进儿童视力健康，中央出台"光明行动"政策保护儿童视力。2021年，教育部办公厅等十五部门联合印发《儿童青少年近视防控光明行动工作方案（2021—2025年）》，"光明行动"就此展开。"光明行动"包括八个专项行动。一是引导学生自觉爱眼护眼。教育每个学生强化"每个人是自身健康的第一责任人"意识。主动学习掌握科学用眼护眼等健康知识，养成健康习惯。二是减轻学生学业负担。三是强化户外活动和体育锻炼。着力保障学生每天校内、校外各1个小时体育活动时间。鼓励基础教育阶段学校每天开设1节体育课。四是科学规范使用电子产品。指导各地落实《关于加强中小学生手机管理工作的通知》，确保手机有限带入校园、禁止带入课堂。家长加强对儿童青少年使用手机的督促管理，形成家校协同育人合力。五是落实视力健康监测。建立儿童青少年视力健康监测数据库，每年开展全国儿童青少年视力动态监测。六是改善学生视觉环境。指导各地改善教学设施和条件。七是提升专业指导和矫正质量。发挥医院专业优势，不断提高健康服务能力。发挥高校、科研院所科研力量作用，开展近视防控科研攻关，加强防治近视科研成果与技术的应用。八是加强视力健康教育。发布不同学段近视防控指引，教育引导儿童青少年形成科学用眼行为习惯。

① 中华人民共和国中央人民政府. 2020年我国儿童青少年总体近视率为52.7% 近视低龄化问题仍突出［EB/OL］.［2021-7-13］. https://www.gov.cn/xinwen/2021-07/13/content_5624709.htm.

"光明行动"承载了改善儿童用眼健康的重担，进一步提升了全民对于防治近视的认知度，培养科学合理的膳食结构及用眼习惯，科学制订健康计划，逐步实现"健康中国2030"战略的宏伟目标。

资料来源：中国教育新闻网. 教育部等十五部门联合实施近视防控光明行动 守护儿童青少年光明未来［EB/OL］. （2021-5-11）［2022-4-28］. http://www. moe. gov. cn/jyb_xwfb/s5147/202105/t20210512_530985. html.

（二）儿童听力问题

世界卫生组织表示，约60%的儿童听力损失源于耳感染和出生并发症等可以通过公共卫生措施预防的原因。听力减退是常见的出生缺陷，新生儿听力损失的发病率为0.1%~0.3%，高于其他先天性疾病。① 国外研究发现，1~5岁的健康儿童中有15%~40%患中耳分泌性中耳炎。② 儿童迟发性听力损失发生率为0.25%~0.75%，这些患者中很多是由自身的基因缺陷或突变导致的致聋环境易感性增加而发病。③ 国内有研究发现，在听力损失儿童中，中耳炎患病率高达54.17%，是导致学龄前儿童听力损失的主要原因。④ 儿童神经性耳聋属于较为常见的罕见病之一。美国《儿童听力筛查指南》在大量循证分析的基础上认为，随着年龄增长，听力损失率增加：婴儿期的永久性听力损失为0.3%，学龄前期则增长到0.9%~1%，单耳和双耳的暂时性与永久性听力损失可达14‰以上，年龄在6~19岁的儿童（约700万人）中14.9%有不同程度的听力损失。⑤ 在我国，听力障碍分为四级，从四级最轻到一级最重，很多儿童因听力障

① LAUCKS R C. Universal hearing screening for congenital hearing loss［J］. Northeast Florida Medicine, 2006 (57): 14.

② WILIAMSON I. Otitis media with efusion［J］. Clin Evid, 2003 (10): 612-620.

③ WATKIN P M, BALDWIN M. Identifying deafness in early childhood: requirements after the newborn hearing screen［J］. Arch Dis Child, 2011, 96 (1): 62-66.

④ 於娟娟. 珠海市香洲区学龄前儿童听力现状调查研究［J］. 中国儿童保健杂志, 2016, 24 (11): 1197-1199.

⑤ 杨琨, 杨希林, 王燕, 等. 美国听力学会儿童听力筛查指南［J］. 听力学及言语疾病杂志, 2017, 25 (2): 119-136.

碍未能被及时发现而延误治疗，故而儿童耳聋是最常见的儿童用药错误导致的不可逆伤害之一。由于听力障碍群体无法接收外部声音，不能很好地进行言语交流，参与社会活动受限，群体内部普遍存在着各种表达十分直接（肢体表达）、情感成熟度低、过分冲动的现象，且由于听力障碍群体拥有内部通用但与社会通用语言不通用的语言——手语，听力障碍群体具有相对闭塞性和一定的排外性。所以，听力障碍儿童因为语言障碍存在较难融入社会的现象，当听力障碍儿童习惯运用手语后，可能因为发音困难、担心发音不标准受人嘲笑或者学习口语表达过于烦琐，而排斥言语训练及使用口语表达，需要对此予以重视。

五、预防矫正共举：促进儿童视力听力健康

（一）促进儿童视力健康

个体层面。儿童要保持个人卫生，保证用眼卫生，预防传染性眼病的发生；注意用眼健康，与书本、电子产品保持科学的距离；课间认真做眼保健操，在课间活动时注意眺望远方，缓解眼部疲劳；提高自控能力，减少使用电子产品的时长和次数。

家庭层面。家长应该合理控制儿童使用电子设备及阅读时长，休息时应该带领儿童进行户外活动、远眺，或指导儿童做眼保健操，防控儿童近视发生，同时要注重指导和督促儿童多食用蛋、奶、鱼、肉、乳制品等富含各种优质蛋白质的食物，适当食用一些粗粮，做到膳食均衡，促进儿童眼睛健康发育。在发现儿童近视状况后应尽快配镜，以免度数快速加深。

社会层面。社会应加强对儿童配镜的宣传，普及儿童屈光筛查，保证儿童近视早发现早治疗；学校应落实眼保健操和大课间，尽量缓解儿童视疲劳；加强医疗卫生机构，尤其是妇幼保健机构眼保健服务能力建设，实现儿童眼健康异常情况早发现、早诊断和早干预。社会还要对婴幼儿建立视网膜病变、先天性白内障等致盲性眼病及一些儿童常见眼病的全面视力筛查制度，聚焦新生儿期、婴幼儿期和学龄前期，保证应治

尽治。相关社会组织要勇担社会责任，举办多样活动防治儿童近视，提高近视儿童配镜率，还要推出多种项目保障视障儿童发展，推动他们走向社会，走向未来。

国家层面。国家应不断推进儿童眼保健服务，实施儿童眼健康"启明行动"，开展0~6岁儿童眼保健和视力检查服务，加强科普与知识宣传教育。针对儿童配镜率低的问题，国家与眼镜行业需要对儿童配镜建立减价和补贴机制，保障儿童近视矫正率。严格落实学生健康体检制度和每学期2次视力监测制度，降低全国儿童青少年的总体近视率。

（二）促进儿童听力健康

早期发现听力损失和耳病是有效治疗的关键。世界卫生组织建议对学龄前和学龄儿童等高风险人群进行系统筛查，以检测听力损失和相关耳疾。儿童自身需要注意耳机的合理使用音量，不要长时间佩戴耳机。家庭照护者需要注意通过专业机构对婴幼儿进行听力筛查，保障儿童听力良好发育；做好可能性听力障碍遗传筛查，优生优育，在黄金时期为听力障碍儿童植入人工耳蜗；要监督儿童合理使用耳机等影响听力的产品，注意儿童耳部卫生。

专栏 3-5

我国公益组织儿童听力援助项目

我国是世界上听力障碍人数最多的国家，第二次全国残疾人抽样调查结果显示，我国有听力障碍人数达 2 780 万人，其中 0~6 岁的听力障碍儿童约 13.7 万人，每年新生听力障碍儿童 2 万~3 万人。听力障碍和其他疾病不同的是，听力障碍患者若能及早发现，及时佩戴助听设备，如助听器、人工耳蜗等，再经过一段时间的言语康复训练，便可回归有声世界。但高昂的人工耳蜗费用却使大部分家庭望而却步，使听力障碍患者很难回到有声世界，不得不重新学习手语，遗憾终身。越来越多的公益组织参与到儿童听力救治援助项目中，如中国听力医学发展基金会的"拾聪者公益计划""爱乐融聆听计划""中国贫困聋儿救助行动"等，中国儿童少年基金会的"听说行动"（通过捐赠人工耳蜗，帮助0~18岁的贫困听力障碍儿童恢复听力），中华思源工程扶贫基金会的"爱的分贝"项目等。

这些听力援助项目，为听力障碍儿童提供了可依赖的社会支持网络，发挥了保护性与预防性相结合的社会功能，也对普通儿童起到了警示和告诫作用，是现实中儿童听力保护不可忽视的重要社会资源。这些项目的诞生既增强了志愿服务的专业性，在了解听力障碍儿童现实需求的基础上，开展听力保障主题活动，通过能力培育、情景模拟等多种形式让儿童参与其中，激发主体意识；又整合了社会听力保障资源，推动相关听力保护社会组织在新媒体环境下的发育与转型，促进交流与合作，为我国儿童听力健康发展持续保驾护航。

资料来源：中国听力医学发展基金会"拾聪者公益计划""爱乐融聆听计划"等；中国儿童少年基金会"听说行动"；中华思源工程扶贫基金会的"爱的分贝"项目等。

六、科学量表检查：儿童视力听力评估

（一）儿童视力评估

较成人而言，视力检查中儿童的依从性相对较差，配合率相对较低。儿童视力评估值的高低不仅与黄斑部视网膜像的质量有关，还会受到儿童的认知水平和表达能力的影响。学龄前儿童视力评估方法的选择应根据儿童的年龄和认知能力而定，根据儿童的认知能力和配合程度，可选用以图形、数字、字母等作为视标的视力表进行检查。儿童视觉发育具有规律性和特殊性，采用符合各年龄段儿童视觉功能发育特点的检测手段，才能早期发现各种视觉障碍并实施早期干预，提高儿童眼病的防治水平。目前公认标准的儿童视力评估参见专栏3-6。

专栏 3-6

标准对数视力表、Lea Symbols 视力表和 ETDRS 视力表

标准对数视力表（见栏图 3-1）是 1959 年缪天荣教授设计的，选用三划等长的 Tumbling E 作为视标，根据韦伯-费希纳（Weber-Fechner）法则将视标增率设定为 $\sqrt[10]{10}$，检查距离为 5 米，视力值的记录采用小数记录法和 5 分记录法[①]，测量范围为 4.0~5.3（5 分记录法），视标尺寸从 72.72 毫米到 3.64 毫米；经国家标准局审查批准成为国家标准（GB 11533—1989），后又被新国家标准——标准对数视力表（GB 11533—2011）代替。[②]

Lea Symbols 视力表是 1980 年李·许韦里宁（Lea Hyvarinen）博士为检查年龄较小的学龄前儿童设计的，以儿童较为熟悉且识别度较高的圆形、正方形、苹果/心形、房子四个左右对称的封闭图形作为视标，它结合了图形和字母视力表的优点。许多研究证实，Lea Symbols 视力表是一种有效可靠、实用性较强的视力测量方法。美国国家科学院（National Academy of Sciences，NAS）和世界卫生组织推荐使用 Lea Symbols 视力表检查儿童视力。[③]

ETDRS 视力表（见栏图 3-2）是 1982 年费里斯（Ferris）等选用 10 个辨认难易程度相当的 Sloan 字母作为视标、设定检查距离为 4 米的视力量表，遵循了 1980 年美国国家科学院提出的视力表的设计规范。该视力表发明之初主要用于糖尿病视网膜病变的早期治疗研究。该视力表现已成为国际上临床检查成人视力的"金标准"。[④]

~~~~~~~~~~~~~~~~~~~~~~~

① 缪天荣，缪晓平（整理），包廷钊，等.《标准对数视力表》中的 5 分记录 [J]. 眼视光学杂志，2005，7（4）：217-219.

② 中华人民共和国卫生部，中国国家标准化管理委员会. GB/T 11533—2011 标准对数视力表 [S]. 北京：中国标准出版社，2011.

③ WALLACE D K, MORSE C L, MELIA M, et al. Pediatric eye evaluations preferred practice pattern：I. vision screening in the primary care and community setting；II. comprehensive ophthalmic examination [J]. Ophthalmology，2018，125（1）：184-227.

④ 程琳，李强，王超，等. ETDRS 标准对数视力表视力测试 [J]. 中华实验眼科杂志，2011，29（6）：574-575.

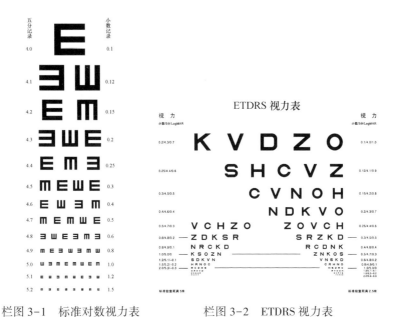

<table>
<tr><td>栏图 3-1　标准对数视力表</td><td>栏图 3-2　ETDRS 视力表</td></tr>
</table>

资料来源：宋磊. 标准对数视力表、Lea Symbols 视力表和 ETDRS 视力表在学龄前儿童视力检查中的比较性研究［D］. 福州：福建医科大学，2018.

（二）儿童听力评估

为了儿童听力损失或听力障碍的早发现、早诊断、早干预、早康复，避免患儿错过最佳治疗时机，新生儿通常都要接受听力筛查。常使用行为观察测验、视觉强化测验、中耳抗阻等方法来测评幼儿听力。① 医学上通常采用的听力筛查与诊断方法包括美国 3～6 岁学龄前儿童听力筛查方法、多频稳态听觉诱发反应（auditory steady-state response，ASSR）测试、短纯音听觉脑干诱发电位（tone burst auditory brain stem response，Tb-ABR）测试和我国《儿童耳及听力保健技术规范》等，在医学上听力筛查与诊断会经历一系列的初筛、复筛及诊断流程。2021 年，世界卫生组织发布了听力报告，据统计，全球有超过 15 亿人正遭受不同程度的

① 黄丽娜. 低幼儿童听力测验［J］. 中国特殊教育，2000（1）：42-44.

听力损失，为了标准化听力损失严重程度的分级方式，世界卫生组织发布了 2021 新版听力损失分级标准，将轻度听力损失起始值从 26 dB 降低到了 20 dB，听力损失分为轻度、中度、中重度、重度、极重度和全聋，15 dB 为一级，并且增加了单侧听力损失的标准。世界卫生组织 1997 版和 2021 版听力损失分级标准见表 3-13、表 3-14。

表 3-13　　　WHO-1997 听力损失分级标准
(0.5 kHz、1 kHz、2 kHz、4 kHz 平均听阈)

分级	平均听阈 （dB HL）	听力障碍表现	干预建议
轻度	26~40	可听到和重复 1 米远处的正常语音	可能需要助听器
中度	41~60	可听到和重复 1 米远处提高了的语音	通常推荐使用助听器
重度	61~80	叫喊时可听到某些词	需使用助听器，必要时应用唇读和手势
极重度	>81	不能听到和听懂叫喊声	助听器可能有助于听懂说话，需借助康复措施，如唇读

资料来源：冀飞，何雅琪. 听力损失分级及平均听阈的应用 ［J］. 中国听力语言康复科学杂志，2021，19（3）：227-231.

表 3-14　　　　WHO-2021 听力损失分级标准
(0.5 kHz、1 kHz、2 kHz、4 kHz 平均听阈)

分级	较好耳听阈 （dB HL）	多数成人在安静 环境下的表现	多数成人在噪声 环境下的表现
正常	<20	听声音没有问题	听声音几乎没有问题
轻度	20~35 （不含）	谈话没有问题	可能听不清谈话声

续表

分级	较好耳听阈 （dB HL）	多数成人在安静 环境下的表现	多数成人在噪声 环境下的表现
中度	35~50 （不含）	可能听不清谈话声	在谈话中有困难
中重度	50~65 （不含）	在谈话中有困难，提高音量后可以交流	在大部分谈话中有困难
重度	65~80 （不含）	大部分谈话内容听不到，即使提高音量也不能改善	参与谈话非常困难
极重度	80~95	听到声音极度困难	听不到谈话声
全聋	>95	听不到言语声和大部分环境声	听不到言语声和大部分环境声
单侧聋	好耳<20 差耳>35	除非声音靠近差耳，否则听声不会有问题；可能存在声源定位困难	可能在谈话和声源定位上存在困难

资料来源：冀飞，何雅琪. 听力损失分级及平均听阈的应用［J］. 中国听力语言康复科学杂志，2021，19（3）：227-231.

第五节　儿童心理健康

心理问题有别于心理疾病，也并非为生理疾病，它是源于人体内在的精神因素，准确来说，是因人体大脑的中枢控制系统出现问题从而导致的一系列问题，可能改变一个人的性格、世界观等，其大多数可以通过一些手段进行疏导解决。心理问题多出现于儿童青少年时期，儿童心理问题是最常见的心理问题，据我国14~16岁的儿童青少年心理健康调查，我国非留守儿童中有13.9%的儿童出现了心理及行为问题，儿童青少年出现心理异常的比例高达 30%～50%。① 《中国青年发展报告》显示，我国 17 岁以下儿童青少年中，约 3 000 万人受到各种情绪障碍和行为问题困扰。儿童作为祖国的花朵、民族的未来和希望，其健康成长对于祖国发展和民族振兴有着十分积极的意义，因此要促进儿童身心健康发展，儿童心理问题的预防与矫治必不可少。

一、认识健全自我：儿童心理健康内涵

世界卫生组织对健康的定义是：健康不仅仅是没有疾病或虚弱，而是身体上、心理上和社会上的完好状态，其中无心理疾病也是健康的重要组成部分。如果心理问题不能得到及时干预，就可能发展为心理障碍或疾病，因此健康必须包括躯体健康与心理健康两部分。心理健康是指个体可以通过调整自身心态来很好地适应周围环境，使个体内心世界与外在客观环境保持一种平衡的良好状态，也指个体内外协调统一、积极向上的心态。个体心理健康能使个人获得自我安定感和安心感，实现自己的人生目标。② 心理健康状态对个体身心健康成长有着非常重要的影响，其好坏直接关系到个体能否健康成长和持续发展。一个人的心理健康水平越高，越有利于其健康成长，反之，若个体心理健康水平较低，则越可能出现心理问题，进而影响整体身心发展。经过长期的相关研究，心理学家认为儿童时期是培养健康心理的黄金时期，如果在该时期为儿童良好习惯和行为模式奠定坚实的基础，就可能使儿童的品德智力得到健康发展，反之如果忽略儿童的心理健康，则可能使儿童成人后拥有不健全的人格，因此儿童心理健康能够促使儿童得到良好的成长。

二、异样精神感知：儿童心理问题常见类型

儿童心理问题类型多样，行为表现也大不相同，目前医院心理门诊

① 盛百合，张蓉. 我国当前非留守儿童心理问题分析及预防策略 [J]. 科技视界，2019 (23)：125-126.
② 陈小异，李明蔚. 大学生主观幸福感与心理健康研究 [J]. 重庆大学学报（社会科学版），2014，20 (3)：178-183.

医师主要根据《中国精神障碍分类与诊断标准（第 3 版）》（CCMD3）来作出诊断，常见的儿童心理问题主要有以下十类。[①]

（一）儿童焦虑症

儿童焦虑症是指一组以恐惧与不安为主的情绪体验，是儿童常见的一种情绪障碍，约有 13% 的儿童有此种心理问题，多见于女孩，其成因目前认为是社会心理影响与遗传因素，患儿通常会表现出情绪不稳定或者性格较为内向，现诊断标准为惊恐发作的 DSM-Ⅳ 诊断标准与广泛性焦虑症的 DSM-Ⅳ 诊断标准。儿童焦虑症有三种类型，其一是分离焦虑，儿童与依恋对象、家庭或其他熟悉环境分离时出现过分焦虑；其二是社交焦虑，儿童与陌生人接触时出现持续的过分退缩，妨碍与同伴正常交往；其三是恐怖性焦虑，患儿总是提心吊胆地害怕可能遇到的事物或情景。

（二）儿童学习障碍

儿童学习障碍（learning disabilities，LD）是学龄前儿童较常见的问题之一，它是指在不存在智力低下的情况时，出现学习技能障碍和视觉、听觉障碍，以及在没有环境和教育剥夺以及原发性情绪障碍时，个体出现阅读、书写、计算、拼写等特殊学习技能获得障碍的一组综合征。我国学术界认为 LD 儿童具有以下特点：智力发育水平正常，在听说读写等某一方面或多方面有显著困难，大多数伴有人际交往障碍与自我行为意识控制障碍，其成因是大脑中枢神经系统的功能不全。我国是儿童大国，儿童学习障碍发生率高达 6%，儿童学习障碍在近十年来受到心理学界、教育学界以及医学界的广泛关注。

（三）注意缺陷多动障碍

注意缺陷多动障碍（attention deficit and hyperactivity disorder，ADHD）

---

① 章淑伟. 心理门诊中儿童心理问题就诊现状分析［J］. 中医药管理杂志，2020，28（12）：232-234.

又称儿童多动症，是儿童心理行为疾病中常见的一种，其主要表现为儿童的异常行为问题，患儿智力发育水平近乎正常，但在情绪控制、行为控制上存在缺陷，主要特征是明显的注意力不集中和注意持续时间短暂，多表现为情绪失控、活动多且异常，常伴有学习困难或品行障碍。ADHD儿童患病率达3%~5%，男患病者数量约为女患病者数量的4~9倍。

（四）儿童抑郁症

儿童抑郁症是指发生在儿童时期持续的心境不愉快，以抑郁情绪为主要特征。联合国儿童基金会报告显示，儿童和青少年的抑郁症发病率分别达到2.5%和8.3%。患儿表现为对游戏没兴趣、食欲下降、睡眠减少、哭泣、退缩、活动减少等。患儿还可表现为注意力不集中、思维能力下降，以及自我评价低、记忆力减退、自责自罪、对学校和班级组织的各种活动不感兴趣、容易激动甚至出现自杀念头或自杀行为。

（五）品行障碍

品行障碍主要表现为持久的、严重的违纪行为，在大龄儿童中较常见，如逃学、偷窃、破坏公物和攻击行为等。

（六）儿童恐惧症

儿童恐惧症是儿童比较常见的一种心理问题，几乎每个儿童在其心理发展的某个阶段都曾出现过恐惧反应，最常见的是害怕动物、死亡、昆虫、黑暗、学校等。

（七）儿童强迫症

儿童强迫症主要表现为反复的、不合理的担忧，不得不通过行为来抵消所担忧的危险以得到心安，有强迫观念和强迫行为两种类型，常伴有抑郁、焦虑。

（八）抽动症

抽动症指局限于身体某一部位的一组肌肉或两组肌肉出现抽动，表现为眨眼、挤眉、皱额、咂嘴、伸脖、摇头、咬唇或模仿怪相等，并可伴发其他行为障碍，多见于5岁以上的儿童，男孩多于女孩。造成的原因可能是过分紧张，也可能是由于眼角膜炎、气管炎、脖子扭伤、落枕等未能及时治愈的躯体疾病。

（九）入睡困难

入睡困难指儿童在临睡时不愿上床睡觉，即使躺在床上，也不容易入睡，在床上不停地翻动，或反复地要求父母给他讲故事，直到很晚才能勉强入睡。

（十）孤独症谱系障碍

孤独症谱系障碍（autism spectrum disorder，ASD）又称孤独症，是一类以严重孤独、缺乏情感反应、语言发育障碍、刻板重复动作和对环境奇特反应为特征的疾病。儿童孤独症的发病率较低，多见于男孩，男女比例为3.6∶1。它是一种全面发育障碍，涉及儿童的认知功能、社会情感、社会化过程相互关系的问题。

专栏3-7

聚焦孤独症：来自星星的孩子

4月2日是"世界孤独症关注日"。中国精神残疾人及亲友协会发布2022年第15届世界孤独症日的主题为"聚焦孤独症服务：构建社会保障机制，促进服务机构高质量发展"，以提高人们对孤独症患者的关注。

孤独症是一组以社交沟通障碍、兴趣或活动范围狭窄以及重复刻板行为为主要特征的神经发育性障碍疾病。近年来，全球范围内孤独症患病率出现上升趋势，估计全球患病率在1%左右，我国6~12岁儿童孤独症的患病率约 0.7%。早期诊断并在发育可塑性最强时期，对患儿进行长期系统的干预，可最大限度改善患儿预后，越早干预效果越好。

孤独症的训练以社会交往为核心内容，以行为疗法为基本手段，通过互动交流，调动家长参与的积极性，建立医院联合家庭的康复治疗模式。每一个孩子都是"来自星星的孩子"，都是独一无二的天使，都有其独特的天赋，应针对患儿兴趣及发育特征，设置干预策略，制定个性化的训练目标，让每一名患儿得到精准的干预治疗。例如，提高沟通能力、情绪管理及社交能力、认知能力、生活自理能力、游戏能力、问题行为管理能力等。在训练中，将儿童视为一个完整的"人"，注重人文关怀，关注患儿的感知觉，通过训练改善患儿感觉信息处理能力，促进患儿建立自我意识、身体意识，改善与环境的互动能力。

资料来源："世界孤独症日"天上的星星亮晶晶，我爱的宝贝不孤单. http://news. sohu. com/a/534889567_121124568.

三、心理教育欠缺：儿童心理问题现状

儿童时期是身体及各方面功能快速发育的关键时期，也是培养心理健康素质的重要时期，儿童的心理卫生已越来越受到人们的重视。[1] 我国一直以来比较缺乏儿童心理健康相关方面的教育内容，导致儿童心理问题较为严重。相关研究结果显示，我国 4~12 岁的儿童行为问题检出率在 6.21%~6.32%，也有研究结果指出儿童在成年之前出现情绪或行为问题的人数占比在 20%~30%。[2] 严峻的调查数据说明目前儿童心理健康已经成为一个全社会关注的重要教育问题。

主流研究显示，儿童心理问题最显著的数据特点是在心理门诊就诊中男女数量相差较大，男孩数量高于女孩。男女在儿童焦虑症、学习障碍以及注意缺陷多动障碍三方面的数据具有统计学差异，其中男孩在学

---

[1] 符勤怀，林东耳，申龙强，等. 学龄前儿童家长对儿童心理健康教育的认知、需求状况及获取儿童心理健康知识途径 [J]. 广西医学，2018，40 (21)：2574-2576，2592.

[2] 项俊华，徐人燕. 儿童保健科心理门诊中常见儿童心理问题分析 [J]. 中医药管理杂志，2014，22 (6)：995-996.

习障碍与注意缺陷多动障碍两方面均高于女孩，而在儿童焦虑症方面是女孩高于男孩。研究表明，与女孩相比，男孩不善于用思考来替代冲动行为；女孩更善于通过情绪调节改善自我表现，这导致男孩在自我控制能力的发展上落后于女孩。而且男孩的神经系统在发育过程中较女孩缓慢，且更容易受损。在学习方面，男孩擅长空间思维，而女孩擅长言语词汇，善于使用优势言词技能，这常常造成在早期的学习过程中出现女孩学习优于男孩的情况。① 随着社会发展，家长对于儿童的早期教育越来越重视，这也导致儿童学习压力的增大与提前，男孩对于复杂状况的认知与应对相较女孩处于弱势地位，这些都加重了男孩学习障碍问题。在注意缺陷多动障碍研究中，儿童发病率在3%左右，但男孩发病率高于女孩。目前儿童多动症的发病机制尚不明确，当前学界认为遗传因素在多动症发病中具有显著影响，且男女神经系统发育和激素分泌水平差异也有一定影响。②

　　除儿童恐惧症外，其他心理问题的发病率在不同年龄段均存在显著差异。0~4岁儿童中入睡困难人数最多，占39.42%，5~8岁儿童中多动症人数最多，占26.27%，9~11岁儿童中学习障碍人数最多，占30.72%，12~14岁儿童中抑郁症人数最多，占27.36%。从不同年龄段发病率差异可以看出儿童心理问题是伴随着儿童生长发育特点而出现的。儿童在不同的年龄阶段，由于身体激素分泌水平和心理状态变化，会形成不同年龄阶段独有的心理与行为模式。③ 婴幼儿时期儿童心理发育速度较慢，而身体发育速度较快，因此，心理问题主要表现为睡眠困难。随着儿童年龄的增长，儿童心理障碍主要表现为情绪性格问题，包括注意力不集中、情绪波动大等。随着学习压力的增大，儿童面临的学习问题越来越多，学习能力障碍问题逐渐严重。儿童在自我情绪处理上的经验

①③ 韩晶晶，高鸿云，朱大倩，等. 上海地区儿童综合性医院心理门诊来访者的特征及演变 [J]. 中国儿童保健杂志，2015，23（12）：1335-1337.

② 范果叶，王文丽，张瑞芳，等. 2011年至2015年儿童心理门诊临床资料分析 [J]. 内蒙古医学杂志，2018，50（6）：646-647.

不足，心理上不成熟，自我意识还处在发展初期，容易出现心理问题。①

四、成长环境差异：儿童心理问题成因分析

当今社会儿童心理问题高发的原因颇为复杂，诱发因素也层出不穷，总体而言，儿童心理问题的产生与自身所处环境密不可分，因此可以将儿童心理问题产生的原因分为内部环境因素和外部环境因素，其中内部环境因素包括个体因素、家庭因素，外部环境因素包括学校因素和社会因素。②

（一）个体因素

有些儿童存在先天性的身体缺陷，例如天生畸形、体质虚弱、智力发育缓慢、相貌缺陷等，又或者存在后天形成的如身体过于肥胖等生理缺陷，这些儿童常常因为身体与同龄儿童有别而产生自卑感，害怕受到同龄儿童的取笑，因此不愿意与身边同龄儿童接触，进而使这些儿童产生孤僻、忧郁、沉默、退缩等心理问题，这些个体因素成为诱发儿童心理问题的主要原因之一。

（二）家庭因素

如果儿童长期生活在家庭成员关系不融洽，父母经常吵闹、打架，甚至离异的紧张氛围中，儿童心理就容易受到严重创伤，更可能会在心里留下极具消极影响的深刻烙印。另外，一些父母在对儿童进行教育时，经常采用训斥、打骂等方式，更有甚者还会对儿童进行侮辱，父母错误的教育方式使儿童的自尊心受到严重伤害，可能会使儿童形成孤寂、压抑、忧郁、逆反的心理。而如果父母一味宠爱儿童，对其千依百顺、有求必应，就有很大可能使儿童形成自利、任性、蛮横、懒惰、依赖等不良心理问题。因而家庭对于儿童心理健康成长有着举足轻重的作用。

---

① 章淑伟. 心理门诊中儿童心理问题就诊现状分析 [J]. 中医药管理杂志, 2020, 28 (12): 232-234.

② 张一红. 浅析离异家庭儿童心理问题及教育对策 [J]. 黑河学刊, 2021 (2): 71-73.

（三）学校因素

学校作为培养未来栋梁的花园，当前仍然存在疏于培养儿童心理素质的问题，未能顺利实现由"应试教育"向"素质教育"的转变，通过学生成绩的优劣来评价、衡量学生以及对成绩不好学生产生的心理偏见会对儿童心理健康发展造成一定的负面影响。此外，过重的学习负担也可能会使儿童出现精神压抑、心理不安的问题。同时，有的教师动辄挖苦、讽刺，甚至侮辱儿童，不讲究教育教学的方式方法，严重损害儿童的自尊心，使儿童产生并加深自卑心理，进而阻碍儿童健康心理的形成，难以形成正常的人格，有可能会导致儿童出现一些偏执行为。

（四）社会因素

随着经济社会的飞速发展，一些不良的文化、错误的导向、败坏的道德影响着儿童健康心理的形成，在潜移默化中影响着儿童的心灵，给儿童的心理带来了严重的污染，导致儿童各种心理问题的产生。

五、"四位一体"联动：儿童心理问题预防矫治

在对儿童心理问题成因进行分析的基础上，如何有效预防和矫治儿童心理问题、促进儿童身心健康发展是当下需要进行慎重思考的重要议题，下面从强化个体认同、加强家庭教育、完善学校培育和增强社会关注四个方面来进行讨论。

（一）强化个体认同

强化儿童对自我的积极认识，提升儿童的自信心，慢慢增强儿童的自我认同感，改善儿童内心自我价值感的缺失，在日常生活中给予儿童认可和鼓励，使存在生理缺陷的儿童能够正确认识缺陷问题，进而改变自身的思维方式或思考视角。

（二）加强家庭教育

家庭是儿童的第一所学校，父母是儿童最好的老师，家庭教育是儿童成长经历中非常重要的一部分。父母双方应该不断加强自身道德、文化素养，为儿童树立正确榜样，引领儿童形成正确价值观念。同时应该加强对儿童的学业关怀，以鼓励、表扬等方式替代漠不关心、责备、谩骂等不良行为，帮助儿童建立自信心，协助儿童在学业、兴趣、人际交往等领域克服困难，进而促使儿童身心健康成长。

（三）完善学校培育

将心理健康教育课程纳入教学中，针对各年龄段儿童的心理特点，积极开展绘画游戏、沙盘游戏等有针对性的团体辅导活动。利用身边的专家并充分利用家长会，向监护人普及儿童心理健康知识，指导监护人正确处理好与儿童的亲子关系；利用教师会，向广大教师普及儿童常见心理问题的正确处理方法，让儿童体会到亲情与关爱无处不在，每个人都有人关心，有人疼爱。

（四）增强社会关注

树立良好社会风气，依托法律合法保护儿童的基本权益，保障其基本物质条件、受教育权利和人格尊严，加强对儿童价值观引领，传授优秀传统文化，确保儿童得到充分尊重，促使儿童健康快乐成长。

六、强化多方认识：儿童心理问题未来防治

儿童心理问题的防治已成为一个备受关注的领域，在当下这个重视儿童、重视未来的社会，保护好儿童、保护好祖国未来的希望是每个人，尤其是每个家庭都应做到的事。儿童心理问题的发生并非偶然，教育不当、环境压迫、理论单薄、意识欠缺、防治匮乏等多方面原因都有可能导致儿童心理问题发生，因而对当前儿童教育中的不当与漏洞，以及儿童心理问题预防中的缺失与空白进行反思，对于防治儿童心理问题尤其

重要。只有强化儿童个体的认同，提高父母对于儿童心理的关注，促进学校掌握一定的儿童心理问题理论与纠正措施，强化社会对儿童心理问题的重视，将儿童心理问题纳入未来亟待解决的问题清单，才能够真正为儿童撑起一片自由呼吸、快乐成长的蓝天。

第六节　儿童社会适应

社会适应是衡量个体社会化发展的一个重要指标，指个体在社会环境中对外调节与对内控制的能力与水平。[①] 儿童社会适应是儿童社会化结果的具体体现，不仅包含儿童积极的适应能力，还包括消极的适应能力。[②] 其中，儿童在社会交往过程中表现出的积极主动、敏感合作、受同伴欢迎等属于积极的适应能力，而对外表现的愤怒攻击行为以及对内表现的焦虑退缩等行为则属于消极的适应能力。[③] 儿童社会适应对各个领域发展都有较大影响，社会适应状况好坏不仅关乎儿童学习发展与身心健康状况，还会影响其成年后的工作和生活。[④]

一、期待社会认可：儿童社会适应内涵

《心理学大辞典》提到，社会适应是个体在与社会环境相互作用的过程中，达到与社会环境保持和谐平衡的状态。[⑤] 在这宏观理论的定义下，不同学者对社会适应的内涵理解并不相同，在实际研究中也采用了千差

---

① 戴斌荣，柴江. 大学生社会适应性问卷的初步编制 [J]. 心理与行为研究，2011，9（3）：202-208.

② 夏敏，梁宗保，张光珍，等. 气质与父母养育对儿童社会适应的交互作用：代表性理论及其证据 [J]. 心理科学进展，2017，25（5）：837-845.

③ CHEN X, FRENCH D C. Children's social competence in cultural context [J]. Annual Review of Psychology, 2008, 59（1）: 591-616.

④ OTA M, TAKEDA S, PU S H, et al. The relationship between cognitive distortion, depressive symptoms, and social adaptation: a survey in Japan [J]. Journal of Affective Disorders, 2020, 42（265）: 453-459.

⑤ 林崇德，杨治良，黄希庭. 心理学大辞典 [M]. 上海：上海教育出版社，2003.

万别的测量方法，这在一定程度上也反映了社会适应是多维度、多水平的复杂结构。大量对儿童社会适应的研究结果表明，早期出现的社会适应问题会给个体未来的发展带来许多消极影响。例如，儿童早期出现的社会适应问题可能在一定程度上预测将来出现的学习能力低下、低学业成就等问题①，可能会对个体未来的发展产生严重影响②。另外，有研究者对留守儿童、流动儿童和一般儿童展开调查发现，一般儿童社会适应状况最好，其次是流动儿童，留守儿童相对较差，流动经历对于儿童来说利弊参半，流动儿童在城市中生活的孤独感强，关系网络不容易建立，但与留守儿童相比，流动儿童表现出自尊高、抑郁低的特点。③ 留守儿童、流动儿童、移民群体或留学生等，这些群体都面临着环境的改变与文化的冲突，研究者对其社会适应内涵的界定包含了更多、更复杂的结构。如移民儿童和青少年将受到国际形势、国家政治社会环境、微系统以及个人层面不同层次水平因素的影响。④ 可见，处境不利群体的社会适应任务除了一般的发展任务外，还有其特定的环境适应任务需求，如留守儿童需要适应亲子分离的环境，流动儿童要适应城乡地域文化的差异等。

二、群体特征区别：儿童社会适应测量

根据测量群体的不同特征取向，儿童社会适应的测量可分为三类情况。其一，某一特定年龄阶段群体，如中学生、小学生和幼儿园儿童社会适应的测量。不同的年龄群体采用不同的社会适应测量问卷，这在一

① BULOTSKY-SHWARER R J, FANTUZZO J W. Preschool behavior problems in classroom learning situations and literacy outcomes in kindergarten and first grade [J]. Early Childhood Research Quarterly, 2011, 26 (1): 61-73.

② PONTOPPIDAN M, NISS N K, PEJTERSEN J H, et al. Parent report measures of infant and toddler social-emotional development: a systematic review [J]. Family Practice, 2017, 34 (2): 127-137.

③ 范兴华，方晓义，刘勤学，等. 流动儿童、留守儿童与一般儿童社会适应比较 [J]. 北京师范大学学报（社会科学版），2009 (5)：33-40.

④ SUÁREZ-OROZCO C, MOTTI-STEFANIDI F, MARKS A, et al. An integrative risk and resilience model for understanding the adaptation of immigrant-origin children and youth [J]. American Psychologist, 2018, 73 (6): 781-796.

定程度上可以更好地测得不同年龄段人群社会适应能力的发展状况，但难以对不同年龄人群纵向发展的社会适应能力进行比较。其二，混合性群体的社会适应测量，如青少年社会适应问卷、少年儿童社会适应问卷。这在一定程度上可以进行不同群体社会适应能力的纵向比较，但在一定程度上夸大了问卷的通用性，通常较少考虑施测群体的代表性，如青少年社会适应量表是对初、高中学生群体进行的社会适应测量。其三，特殊性群体社会适应测量，如留守儿童社会适应测量、流动儿童社会适应测量等，但大都采用相应的一般群体社会适应问卷。国外社会适应问卷相对成熟，但由于文化与社会环境适应的特异性，国内社会适应测量问卷的编制，大都是在国外问卷的基础上进行修订编制，也有研究者直接用其他心理问卷进行社会适应性测量。①

三、社会融入受限：儿童社会适应现状

目前我国儿童社会适应能力发展总趋势较好，大多数儿童社会适应能力发展是正常的，家庭、学校及社会对儿童社会适应能力给予了良好的引导与培养，性别对于儿童社会适应能力影响较小，但儿童生活环境的不同、社会对儿童要求的不同使儿童社会适应能力也出现不同。随着我国社会经济的发展，科学文化不断进步，人们的生活水平和文化素质得到了空前发展，家庭结构和经济状况在城市和乡村呈现出明显的不同，经济状况相同的情况下多子女家庭更有利于儿童社会适应能力的发展，而伴随年龄的增长，社会适应能力的性别差异也会愈加明显。

相关研究表明，大部分儿童拥有正确且良好的自我意识，但少部分儿童在学业方面对自己还不太满意；儿童如今的主要人际交往对象多以同龄伙伴为主，但大部分儿童在放学后没有和同龄伙伴玩耍的机会；尽管大部分儿童十分乐意为他人提供帮助，但也有极少数儿童较为自私，不愿意为他人提供帮助；部分儿童在成长过程中没有得到或者感受到来自家庭、学校以及社会对自己的理解和重视；儿童社会参与积极性较高，

---

① 刘文，于增艳，林丹华. 新时代背景下留守儿童社会适应促进：特点、挑战与应对 [J]. 苏州大学学报（教育科学版），2021，9（4）：29-36.

但社区少先队活动的参与度明显不及学校社团和少先队活动，社区缺乏少先队活动，而学业压力和安全问题是影响儿童社会参与的主要原因；玩游戏、欣赏音乐、看电影和聊天成为儿童上网的主要目的；部分家长和老师在教育学生的责任方面各执一词，存在沟通不畅、责任推诿的问题。

专栏 3-8

流动儿童社会适应

国内研究者对流动儿童在社会适应的内隐问题和外显行为问题方面进行了研究，结果发现，流动儿童的社会适应存在一定程度的困难和问题。如王芳等人采用 Achenbach 儿童行为量表（CBCL）和 Piers-Harris 儿童自我概念量表对 267 名在简易小学就读的流动儿童进行了研究，结果发现：流动儿童行为问题的总检出率为 25.5%，其中男生为 28.8%，女生为 21.5%，大大地高于 22 个城市合作组的调查数据。北京教育科学研究院基教所课题组的研究也发现：简易学校中的流动儿童在社交焦虑、孤独、幸福与满足感等方面存在不同程度的问题；在流动儿童中，学习成绩较差者占 20%，而同龄儿童学习成绩较差的只有 3.3%。郭良春等人采用质性的研究方法也发现，虽然公办学校中的流动儿童在家庭、学校和社会三个水平的适应状况基本良好，但随着年龄的增长，对来自社会的排斥有强烈的体验，心理健康受到一定影响。

影响流动儿童社会适应的因素

当前关于流动儿童社会适应影响因素的研究还比较少。比如，王芳等人研究了小学三至六年级流动儿童的人口统计变量对社会适应的影响，结果发现：三、四年级的流动儿童在焦虑、幸福与满足和自我概念方面的总分高于五、六年级，六年级的流动儿童在合群上的得分高于四、五年级；性别差异的显著性检验表明，女生在自我概念的行为因子上的得分高于男生，在外显行为问题方面，女生社交退缩的检出率高于男生，男生在体诉、违纪和攻击性方面的检出率要高于女生。孙晓莉和栾文娣的研究则发现，同伴关系是影响流动儿童社会适应的一个重要因素。

对流动儿童社会适应的干预

虽然已有研究发现流动儿童在社会适应方面存在一定困难，但相应的干预研究并不多。当前，针对流动儿童的社会适应问题，研究者主要采取分领域方式，采用心理咨询的方法和技术来为流动儿童提供情绪情感宣泄渠道，为他们提供心理和社会支持。比如，北京教育科学研究院基教所课题组在一所简易学校对五年级学生进行了为期一年的干预研究。针对流动儿童的内隐问题，该课题组以个体干预和群体干预两种形式进行：在个体干预方面，主要采取了心理周记的形式使流动儿童及时宣泄喜怒哀乐；在群体干预方面，采取讨论、故事、表演、操作等体验方式，主要围绕"正确评价自己的外貌""欢乐可爱的家"和"人际关系你我他"三个主题展开。针对流动儿童在学习适应方面存在的问题，该课题组认为，影响学习问题的因素不是智力问题，而是非智力因素以及学习方法不当。对此，该课题组从培养学习自信心、学习方法、学习动机和学习习惯等方面来干预流动儿童在学习适应方面存在的问题。

资料来源：曾守锤，李其维. 流动儿童社会适应的研究：现状、问题及解决办法 [J]. 心理科学，2007（6）：1426-1428.

四、环境内容变革：儿童社会适应问题分析

（一）儿童社会适应测量指标落后

近20年来，国内外针对儿童社会适应进行了较为丰富的探索，积累了一定的理论基础，这些理论涉及儿童社会适应的内涵、结构、促进或保护因素以及发生与发展过程等不同方面。但目前涉及儿童社会适应结构、测量方法等相关研究未能随时代变迁、研究对象的变化而动态变化，儿童社会适应的测量核心体系未能与当前社会背景相契合。新时代背景下，儿童社会适应的测量体系应融入并重点考察体现幸福、乐观等主观指标，以及个人成长等内在目标以及利他主义、社会正义和社会贡献等指标，但这些指标在当前社会适应测量研究中还未看到。

（二）儿童社会适应内容领域有待更新

随着社会经济的发展和竞争的加剧，以及数字化时代的到来，社会适应的"内容领域"可能也要随之发生一系列变化。"互联网+"作为一种新的社会形态，它在丰富儿童文化娱乐生活的同时也会带来一定的消极影响，如网络成瘾、网络暴力、网络诈骗等网络文化适应问题。因此，考察新时代背景下儿童，尤其是一些如流动儿童、留守儿童等处境不利群体的社会适应内容领域，不仅应包括传统上公认的学业适应、人际适应等发展任务，还应重视心理适应、网络文化适应等，这些内容也应逐渐成为新时代儿童社会适应考核的重要内容。

（三）儿童社会适应干预有限

当前无论是儿童社会适应的测量结构还是干预视角，其相应的理论都未能有效指导实践研究，导致儿童社会适应的促进没有明显成效。从儿童社会适应测量内容的相关理论来看，综合社会适应的"领域-功能"理论模型和移民儿童社会适应的影响因素综合模型，一般儿童社会适应发展任务主要包括学业适应、人际适应、心理适应等，而针对留守儿童、流动儿童等处境不利群体还应考虑该群体特定文化环境适应任务需求，可现有实践研究较少重视该群体社会适应特异性内涵，并对其进行有针对性的干预。从社会适应干预视角的相关理论来看，积极青少年发展理论，如心理弹性理论、关系发展系统理论都强调来自多种情境中的生态资源对个体积极发展的作用。[1] 根据这些理论，无论儿童处于何种状态，通过整合环境资源与个体资源都可以促进儿童社会适应。但当前在具体实践干预研究中，也许是由于人力、财力等多方面限制，更多是基于单一资源进行干预，干预效果相对有限。[2]

---

① THEOKAS C, LERNER R M. Observed ecological assets in families, schools, and neighborhoods: conceptualization, measurement, and relations with positive and negative developmental outcomes [J]. Applied Developmental Science, 2006, 10 (2): 61-74.

② FU Y, LAW Y W. Chinese adolescents' meaning-focused coping with prolonged parent-child separation [J]. Journal of Adolescent Research, 2018, 33 (6): 752-773.

（四）儿童社会适应尚未实现促进预防一体化

目前国内外关于积极社会适应和消极社会适应的相关研究过于泾渭分明，忽视儿童积极社会适应促进与消极社会适应预防一体化理念。学校、家庭和社区教育者的工作重心在于努力预防和减少风险行为与问题的发生，但减少问题与风险行为并不一定会促进儿童的积极适应。因此，在预防或减少儿童风险问题与行为的同时，还要促进他们在学业、人际、能力、品格等方面获得充分的发展和良好的适应。

五、理论现实并进：儿童社会适应促进措施

（一）积极构建儿童社会适应促进理论体系

近年来，我国经济快速发展所带来的家庭、学校、社区以及社会环境的变化，使儿童社会适应促进理论体系的建构具有重要的理论价值和现实意义。不同于基于西方文化背景而提出的社会适应内涵结果和发生过程理论，我国在构建社会适应核心指标体系时应充分考虑具有本土特色的指标，如社会正义、社会贡献等，注重对个体主观指标（如主观幸福感）和未来个人成就目标实现等相关内容的考察，从而体现时代特点。除了中西文化差异性，研究者普遍认识到社会适应还受到年龄阶段和群体类型特点的影响，但以往研究没有足够重视"幼儿期—儿童期—青春期"过程中儿童社会适应的阶段性发展规律、不同阶段儿童社会适应的发展路径以及影响机制的理论模型，这些理论基础对于儿童社会适应的促进都是至关重要的。

（二）建立健全儿童社会适应系统促进方案

加强儿童社会适应促进方案的系统性建设，体现在重视儿童社会适应促进方案中不同促进因素交互干预的模式，同时也要推进儿童积极适应促进和消极适应预防的一体化。在个体资源基础上探索有效的模式和方法，创设多元、"营养丰富"的环境并鼓励儿童充分地参与其中，将极

大地促进他们积极、健康的社会适应和发展，并减少问题与风险行为的发生。随着儿童社会适应促进理论的发展，同时着眼于儿童"发展促进"和"问题减少"两个方面已成为研究者的共识。强调"全人发展"的充分性，体现在社会适应促进方案设计上，要重视积极适应促进与消极适应预防并重的理念，系统全面地促进儿童心理健康发展。

（三）完善特殊群体儿童社会适应促进方案

针对流动儿童、留守儿童等特殊群体的社会适应发展任务要采取易操作和可推广的促进方案。根据心理弹性框架体系，促进留守儿童社会适应的个体资源和环境资源都较为丰富，如个体层面包括人群的气质特征、有效的情绪调节策略、积极的自我观等，环境层面包括家庭、学校、社区以及文化和社会等不同生态系统。[1] 在实践干预中，可以根据相应的理论和实践研究，在不同层面选择相对重要且容易改变的某一资源进行培养干预，如个体层面的改善和培养留守儿童认知情绪调节策略相对容易操作且有效，通过深呼吸、冥想、注意转移、认知重评等认知行为训练可以在一定程度上有效改善留守儿童情绪适应，尤其是积极意义解决策略是目前理论和实证研究较多的一种策略。另外，从家庭角度出发，对家庭环境资源的可操作性干预不仅可以进行积极家庭教育理念的讲授，也可以通过培训母亲等重要监护人自身情绪调节的方式，促进其自身心理健康，从而达到改善家庭环境的目的。

（四）强化儿童社会适应数字化促进

充分利用"互联网+"等数字化手段，建立健全儿童社会和教育保障制度，通过互联网教育共享优质课程资源，利用互联网按照教学进度推送适宜的优质教育资源等形式，促进教育公平均衡发展和儿童学业适应。鼓励教育机构积极开展网络管理与应用课程，帮助所有儿童管理其电子产品屏幕使用时间，充分利用数字技术优势，通过儿童在数字网络中的

---

① 吕梦思，席居哲，罗一睿. 不同心理弹性者的日常情绪特征：结合体验采样研究的证据[J]. 心理学报，2017，49（7）：928-940.

探索来培养他们的科学思维和批判思维，提升其对科学、技术、工程和数学课程学习的兴趣，鼓励他们在数字技术中进行创新、表达和积极参与。①

第七节　儿童健康发展总体评估

儿童健康发展承载着国家和民族的未来，也是家庭的期望所在，社会成员尤其是有关领域的研究者们都应积极关注如何促进所有儿童身心健康发展。非歧视性地保障每个儿童的生存和发展权利是国际社会公认的社会基本原则。我国是人口大国，也是儿童人口大国，目前我国儿童数量已跃居成为世界第二，第七次人口普查结果显示，我国共有 14 岁以下儿童 2.53 亿人，约占总人口的 17.95%。② 通过对儿童健康现状的分析与讨论，可以看出我国儿童健康发展取得了显著成就，但仍然面临诸多挑战。

一、儿童疾病结构变化

2010 年以来，我国婴儿死亡率和 5 岁以下儿童死亡率持续下降，儿童发育状况不断改善，低出生体重发生率、贫血患病率、低体重率、生长迟缓率都有所下降。截至 2023 年年底，婴儿、5 岁以下儿童死亡率分别从 2010 年的 13.1‰、16.4‰下降到 4.5‰、6.2‰。③ 随着儿童医疗保健工作不断完善，儿童疾病种类、结构和特征也随之出现变化，促使儿童疾病谱和疾病状况发生变化。儿童疾病谱的变化表现为不同地区的儿

---

① CHAWAL D S. The need for digital intelligence Nature ［J］. Outlook Science and Technology, 2018, 562 （10）: 15-16.

② 国家统计局，国务院第七次全国人口普查领导小组办公室. 第七次全国人口普查公报第七号 ［EB/OL］. （2021-5-11）. http://www.gov.cn/xinwen/2021-05/11/content_5605791.html.

③ 国际合作司. 关注世界卫生大会｜中国代表团在一般性辩论中发言——为推动全球卫生公平和可及做出实实在在的"中国贡献" ［EB/OL］. ［2024-5-28］. http://www.nhc.gov.cn/gjhzs/s3578/202405/e7aaae7405c647408eb81ba24a15773f.shtml.

童就医模式具有各自区域性特征，不同级别医疗机构的儿童就医疾病谱也存在差异。既往研究显示，除最常见的呼吸系统疾病与消化系统疾病外，三级医疗机构以肿瘤、脑炎、败血症等儿科重症为主，内分泌营养代谢疾病在二级医疗机构中占了一定比例，一级医疗机构中不明原因发热占较大比例。① 儿童疾病状况在不同级别医疗机构的占比也不尽相同，通过对不同级别医疗机构的儿童疾病状况进行分析，能够帮助厘清儿童就医疾病及其就医行为的特征，为合理引导儿童疾病的分级诊疗提供依据，并且在对患儿疾病构成进行分析的基础上，可以明确儿童群体的常见病和多发病，进而促使医疗卫生资源得到合理配置②，为儿童健康发展提供理论和现实依据。

二、儿童智力水平提升

儿童智力障碍发病率在近年来有所降低，儿童智力发育平均水平有所上升，多种意图帮助智力障碍者拥有正常生活和多样康复机会的政策指南不断出台。影响儿童智力发育的因素有很多，但可以通过建立以医院为基础的延续性婴幼儿护理方案体系、提高孕期的积极养护水平与母乳喂养率、注重儿童早期智力开发、改善自然生态环境、提高儿童主要照护者接受高等教育的比例、大力研发儿童智力开发产品与加强儿童体育锻炼等方式来提升儿童智力发育水平。尤其是要注重提高母乳喂养率，研究表明，母乳喂养对儿童来说是最好的喂养方式，母乳喂养对普通婴幼儿、特殊婴幼儿群体的智力发育都有显著促进作用。为婴幼儿提供长期稳定的母乳喂养，科学按时添加对应的辅食，可以较好地促进婴幼儿智力发育。

① 熊卉，张川，张伶俐，等. 中国医疗机构儿童疾病构成的系统评价 [J]. 中国循证医学杂志，2017，17（8）：973-982.

② MURRAY C J, ORTBLAD K F, GUINOVART C, et al. Global, regional, and national incidence and mortality for HIV, tuberculosis, and malaria during 1990—2013: a systematic analysis for the global burden of disease Study 2013 [J]. Lancet, 2014（4）：1005-1070.

三、儿童营养状况改善

合理的营养是保障儿童良好生长发育和身心健康的物质基础。儿童生长发育迅速、代谢速度快、精力旺盛、消耗能量大，需要健康优质的膳食来维持其良好的生长和发育。营养结构合理、膳食优质均衡能够促使儿童得到充足的生长生活能量，提高儿童的免疫力，提升儿童智力发育水平，促进儿童身体健康强壮，改善儿童学习状况，保持儿童合理体重。良好的饮食结构有利于调节儿童的生理机制，甚至会延续影响儿童成年后的发展。家庭照护者及学校需要关注儿童营养状况，满足儿童合理、多样、平衡的营养健康需要，为儿童提供丰富多样的健康选择机会，但同时也需要注意适度性和控制热量，避免儿童肥胖情况的发生。

四、儿童视力听力保护

当前我国儿童近视发病率居世界第一位，儿童视力听力状况亟待改善。因此，要重点保护儿童视力听力，不仅要重视儿童视力保护，最大程度地减少由视觉问题带来的不良后果，从个人、家庭、社会和国家层面设计相关保护机制，为儿童视觉发育创造良好的环境，还要注重保护儿童听力，进行系统筛查，早发现早治疗。总之，儿童视力和听力对于儿童来说有着重要的意义，保护儿童视力和听力是全社会应该关注和督促的事情。为了保护儿童视力与听力，需要儿童个人、家长、学校和社会都高度重视，建立家长主动带儿童检查、学校视力听力筛查的儿童视力听力监测体系，加强健康宣教，共同保护儿童视力听力健康。

五、儿童心理问题重视

从儿童心理健康调查的数据来看，当前儿童心理问题成为影响儿童健康状况的重要因素之一，重视儿童心理问题的预防和矫治，无论是从内部环境因素还是外部环境因素，从个体层面、家庭层面，或学校层面、社会层面，都是促进儿童心理健康的重要措施。作为祖国未来的栋梁之材，重视儿童心理问题，促进儿童心理健康，进而促进儿童健康成长，对祖国发展和民族复兴有着十分积极的意义。

六、儿童社会适应强化

儿童社会适应是儿童社会化结果的具体体现，它不仅与儿童的学习发展和身心健康有关，还会对儿童成人后的工作、生活产生影响，因此强化儿童社会适应能力，是促进儿童健康成长的重要手段。有关研究显示，当前儿童社会适应测量指标落后，内容领域有待更新，适应干预有限，尚未实现促进预防一体化，因此可以从儿童社会适应促进的理论体系、系统方案、特殊方案和数字化等方面加强儿童社会适应能力，以实现儿童健康成长的目的。

当前儿童健康发展仍然面临诸多挑战，环境因素贯穿儿童成长的整个过程，在儿童健康发展的过程中扮演着重要角色，除了会影响个体成年后的机能和状态，还会在儿童与外界互动的过程中影响周边的人与环境，在未来影响后代的生存状况乃至人类社会的发展进程，特别是在世界近一半人口生活在总和生育率低于更替水平的国家、大多数社会无子女人口比例不断增长的当下，儿童能否健康发展将直接关系到许多国家在人口代际更迭受到严重挑战情况下能否实现持续发展的问题。因此要促进儿童健康成长，就要妥善处理内部环境和外部环境给儿童健康带来的消极影响，不断提升积极影响，从个体、家庭、学校和社会等各方面不断提升儿童健康发展的支持体系，保障儿童健康成长。

第四章
儿童健康保障政策、实践与成效

　　儿童健康保障贯穿整个孕育、生育、托育、养育、教育过程，既有持续性，又有多样性。儿童因其具有脆弱性特征，需要家庭、社会对其健康承担照护和发展的主体责任，对儿童开展预防保健工作，为儿童构建医疗保障体系，发展儿童照护服务，维护儿童身心健康，支持儿童健康促进，确保儿童的生存权、健康权、发展权，在儿童健康保障政策框架下，为儿童提供从孕育到教育的全周期健康保障服务，是家庭、国家、国际社会共同关注的议题。在不同的社会环境下，儿童健康保障政策与实践历经不同的发展过程，但其出发点都在于为儿童成长和发展奠定基础，为社会进步和发展储备高素质人力资源。随着人们对儿童健康保障认知水平的提高，在物质与科技的迅速发展下，儿童健康保障的内容越来越丰富、科学，儿童健康水平和健康面貌已发生巨大变化，进一步完善儿童健康保障体系、促进儿童健康公平、实现儿童价值发展是在此基础上的更高要求和追求。

第一节　儿童预防保健发展

儿童早期被称为成长和发展的"机会窗口期"，早期的预防保健为儿童积累的是受益终身的健康资本。儿童预防保健从孕前开始，保健对象是孕产期母亲和她们的胎儿，而针对儿童本身开展的预防保健主要集中在0~6岁，根据不同年龄儿童生理和心理发育特点，提供一系列基本保健服务。[①] 鉴于儿童保健既贯穿孕育、生育、托育、养育、教育整个过程，其内容又在不同阶段有所区分，以下将根据孕产期、婴幼儿期、儿童初期、儿童中期和青少年期成长发育需要，从家庭、社会等角度分析儿童预防保健内容体系及发展，其中，鉴于儿童成长和发展的特性及需要，本节内容重点集中在孕产期到儿童初期。

一、儿童预防保健体系：孕产期—婴幼儿期—儿童初期

党的二十大报告提出要保障妇女和儿童权益，降低生育成本。为保障儿童的健康孕育和生育要关注女性的健康，同时，也要注重提高家庭和社会层面的知识普及、能力培养和资本支持。儿童健康资本积累主要由来自外界、早期的投入和支持构成，因此，孕育和生育阶段的健康投入产出比非常可观，为儿童一生奠定最佳的健康基础，对人口质量、经济生产的改善和提升有积极意义。由于孕育这一过程具有特殊性，且孕产期的妇女和儿童在生理机能上均表现出较强的脆弱性，这就决定了预防保健在儿童孕育、养育过程中的重要地位，家庭和社会要共同给予孕产期妇女和儿童全面的预防保健。

（一）孕产期预防保健

孕产期的预防保健对提高孕产妇及新生儿成活率、避免不良出生结

---

① 高春梅，杜亚平. 流动儿童保健现状及其影响因素研究进展 [J]. 中国全科医学，2013，16（11）：967-970.

局和出生缺陷以及降低不良感染和并发症具有重要意义，全面可及的孕产期预防保健对母亲和儿童均具有保护作用，也为儿童孕育和成长发育做好了最基本的卫生保障。

1. 孕前

在孕前，有必要对备孕夫妇进行孕前的风险评估。研究发现，当孕妇年龄≥35周岁，胎儿易出现染色体异常，患上唐氏综合征，若胎儿父亲年龄≥45周岁，则易导致胎儿出现小脑畸形、肾畸形等；父母的不良生活习惯也会增加胎儿畸形的概率。[1] 因此，开展孕前保健被视为健康孕育的开端，孕前检查包括以下一些常见的内容：病史询问、健康查体、实验室检查，重点了解孕产史、家族史、饮食生活习惯、职业与工作环境，还涉及家庭成员的健康状况。意在通过对备孕夫妇进行健康教育和咨询、健康评估、健康指导，避免高危因素对母婴产生影响，从而达到优生优育的目的。[2]

国家政策、科学规范的妇幼预防保健管理以及备孕夫妇的经济条件和健康意识都会影响孕前保健的发展及实际效果。如大力推行孕前宣教、实行免费孕前检查、科学的管理和技术规范以及建立完整的孕产育保健体系，能够有效降低孕产妇和婴儿死亡率，提高人口出生质量。

2. 产前

产前预防保健的重点在于帮助孕妇及其家庭认识和了解孕期检查的重要性，并适时进行孕期保健指导及宣教。产前的预防保健从孕早期开始，在孕早期孕妇需接受完善的影像学及实验室检查。[3] 妇女在怀孕后身体会有一系列的变化，孕期的定期检查能及时关注、了解到各项具体指标的情况，确保进行及时有效的干预和指导，保证孕程顺利，为后续分娩和婴幼儿养育提供必要的指标参考，最大限度确保孕妇和胎儿的安全、

---

[1] 王菊珍. 孕产期保健在预防出生缺陷中的作用评价 [J]. 深圳中西医结合杂志，2017，27（4）：195-196.

[2] 黄金园，张海燕，何丹，等. 重庆市渝中区4 466例女性免费孕前检查结果分析 [J]. 西南师范大学学报（自然科学版），2018，43（9）：102-105.

[3] 陈蒌. 我国孕产妇与儿童卫生干预措施覆盖率的现状及公平性研究 [D]. 北京：北京协和医学院，2013.

健康。社会应为孕妇进行孕检提供尽可能的便利和帮助，社区应加强知识宣教，基层医疗机构应加强对孕妇这一特殊人群的关注，发挥基层接近群众、信息及时的优势，扮演好健康"守门人"的角色。

3. 分娩期及产褥期

产时预防保健是在科学接生原则的指导下，密切观察产程，发现异常情况及时处理，确保产妇及新生儿生命安全。① 良好的产褥期健康管理能够帮助产妇身心恢复，降低产妇及婴儿在产褥期的并发症发生率，同时提高母乳喂养水平，促进婴儿成长。我国基本公共卫生服务中关于产褥期健康管理的内容主要体现为产后家庭访视和产后 42 天健康检查。

（二）婴幼儿期预防保健

婴幼儿期指从出生到 3 岁的时期，包含新生儿期和幼儿期，在整个婴幼儿期，儿童的预防保健内容涉及母乳喂养与营养指导、新生儿疾病筛查、新生儿家庭访视、健康体检与疫苗接种。

1. 母乳喂养与营养指导

母乳被认为是最符合婴儿健康生长与发育特点和需求的食物，可以为婴儿提供全面、充足和结构适宜的营养素，适应婴儿尚未成熟的消化系统，并促进其器官发育和功能成熟。世界卫生组织建议孕妇分娩后 1 小时内进行母乳喂养，6 月龄内婴儿纯母乳喂养，随后添加辅食并保持母乳喂养至 2 周岁。② 良好的营养、合理的喂养方式能够保障儿童早期健康，降低营养不良的概率，为儿童长远的健康发展构建早期人力资本，这一初始健康投入所带来的优势会随着儿童成长而放大。研究表明，母乳喂养作为早期营养投入的重要手段，对儿童的认知结局有正向影响。③ 幼年营养不足可能对大脑造成直接的结构性损害，限制婴幼儿的运动发

---

① 毛鹏远. 以"一体化"为导向的三级妇幼保健机构卫生服务提供协同模式研究 [D]. 南京：南京中医药大学，2019.

② 宋月萍，赵仪. 儿童早期健康投入与教育表现：以母乳喂养为例 [J]. 人口研究，2021，45 (6)：15.

③ 石永言. 短期母乳喂养对 5 岁时认知结局的影响 [J]. 国际儿科学杂志，2020 (5)：316.

育和探索性行为，从而影响认知能力的发展。[1]

2. 新生儿疾病筛查

出生缺陷是由遗传因素、环境因素或者二者共同作用引发的先天异常或先天畸形。为了降低出生缺陷的发生率，国家实施了孕前—产前—产后的"三级预防"政策，在孕前及孕期已完成前两级预防，新生儿筛查作为"三级预防"的最后一级，具有重要的意义。[2] 在新生儿时期，对一些严重危害新生儿健康的先天性、遗传性疾病进行筛查，及早诊断和治疗，防止不可逆的机体组织器官的损伤，从而降低幼儿的患病风险和残疾概率。[3] 在筛查种类的选择上，世界各国和各地区有所不同，但共同遵循的筛查依据包括有一定发病率、危害严重、有可靠的筛查方法、可治疗、早期缺乏症状等。如今，新生儿疾病筛查和疫苗预防接种一起构成了人类卫生保健的重要内容，为提升人口质量发挥了极为重要的作用。

3. 新生儿家庭访视

新生儿家庭访视是围产保健的重要组成部分，通过家庭访视，能够对新生儿及家长提供其所需要的健康指导和保健服务，能够帮助产妇产后恢复，促进母乳喂养和儿童成长。对儿童出生、疫苗接种、成长环境、身体发育等情况进行了解，并对家长进行保健指导，同时告知未进行疫苗接种和新生儿疾病筛查的新生儿父母，并建议尽快补种补筛，对具有高危因素的新生儿还要适当增加访视次数。

4. 健康体检与预防接种

健康体检主要通过对儿童的身高、体重、头围、胸围、颅缝、牙齿进行检查从而了解儿童的生长发育情况以及疾病状况，预防接种则是帮助儿童建立预防急性疾病、传染性疾病的一道重要屏障。对适龄儿童开展健康体检和预防接种是在儿童快速成长发育期和自身免疫系统尚不健

① BROWN J L, POLLITT E, BROWN L, et al. Malnutrition, poverty and intellectual development [J]. Scientific American, 1996, 274 (2): 38-43.

② 刘莹. 新生儿疾病筛查 [J]. 开卷有益 (求医问药), 2021 (9): 12-13; 吕军, 杨青, 张德英, 等. 我国新生儿疾病筛查可行性评估概述 [J]. 中华医院管理杂志, 2004 (12): 11-14.

③ 袁志芳, 张卫红, 王育舟, 等. 采血部位及血样干燥时间对新生儿疾病筛查结果的影响 [J]. 中华护理杂志, 2000 (4): 32-33.

全时的必要的基础卫生公共服务工作。我国预防接种的服务对象是0~6岁儿童及其他重点人群，鉴于婴幼儿期便开始接受预防接种，故将国家免疫规划疫苗儿童免疫程序表在此列出（见表4-1），后文儿童初期预防保健不再就预防接种的相关内容做重复说明。

（三）儿童初期至青少年期预防保健

儿童初期（3~6岁）预防保健的内容主要涉及成长发育监测与评估、营养膳食、口腔及视力保健等方面，同时也进行预防接种。依托托幼机构、乡镇卫生院、社区卫生服务中心每年为学龄前儿童（4~6岁）提供一次体格检查以及生长发育和心理行为发育评估，并进行免疫接种。进入儿童中期（6~12岁）后，儿童的身体素质和抵御疾病的能力相较前期已普遍得到较大提升，虽然儿童仍是需要社会、家庭重点关注的对象，但预防保健的重点已发生较大变化，儿童中期预防保健的内容主要涉及儿童营养、重大疾病的预防等，青少年期（12~20岁）预防保健的内容主要涉及生长发育等。

二、儿童预防保健政策发展：生存—保护—发展

儿童预防保健既包含预防医学，也涉及临床医学，因此，儿童预防保健政策的发展既与儿童生长发育周期相关，也与医学研究和医疗水平的发展有着紧密联系。儿童预防保健政策在内容上是多学科、多领域交叉的，同时，在政策历程上也经过了从生存到发展的演变。

（一）全球儿童预防保健政策发展

1990年9月30日，《儿童生存、保护和发展世界宣言》于美国纽约签署，这一宣言及《执行90年代儿童生存、保护和发展世界宣言行动计划》极大地推进了儿童健康政策向提高儿童综合健康水平发展，全世界儿童死亡率明显降低，但也存在低收入国家及地区新生儿死亡率仍然较高的问题，因此，国际社会积极倡导和开展训练和配备助产士、改善饮水环境、支持儿童营养等措施来预防新生儿死亡。世界卫生组织2018—

表4-1 国家免疫规划疫苗儿童免疫程序表（2021年版）

可预防疾病	疫苗种类	接种途径	剂量	英文缩写	接种年龄														
					出生时	1月	2月	3月	4月	5月	6月	8月	9月	18月	2岁	3岁	4岁	5岁	6岁
乙型病毒性肝炎	乙肝疫苗	肌内注射	10或20μg	HepB	1	2					3								
结核病[1]	卡介苗	皮内注射	0.1ml	BCG	1														
脊髓灰质炎	脊灰灭活疫苗	肌内注射	0.5ml	IPV			1	2											
	脊灰减毒活疫苗	口服	1粒或2滴	bOPV					3								4		
百日咳、白喉、破伤风	百白破疫苗	肌内注射	0.5ml	DTaP				1	2	3				4					
	白破疫苗	肌内注射	0.5ml	DT															5
麻疹、风疹、流行性腮腺炎	麻腮风疫苗	皮下注射	0.5ml	MMR								1		2					
流行性乙型脑炎[2]	乙脑减毒活疫苗	皮下注射	0.5ml	JE-L								1			2				
	乙脑灭活疫苗	肌内注射	0.5ml	JE-I								1,2			3				4

续表

可预防疾病	疫苗种类	接种途径	剂量	英文缩写	接种年龄														
					出生时	1月	2月	3月	4月	5月	6月	8月	9月	18月	2岁	3岁	4岁	5岁	6岁
流行性脑脊髓膜炎	A群流脑多糖疫苗	皮下注射	0.5ml	MPSV-A							1		2						
	A群C群流脑多糖疫苗	皮下注射	0.5ml	MPSV-AC												3			4
甲型病毒性肝炎[3]	甲肝减毒活疫苗	皮下注射	0.5或1.0ml	HepA-L										1					
	甲肝灭活疫苗	肌内注射	0.5ml	HepA-I										1	2				

注：1. 主要指结核性脑膜炎、粟粒性肺结核等。

2. 选择乙脑减毒活疫苗接种时，采用两剂次接种程序。选择乙脑灭活疫苗接种时，采用四剂次接种程序；乙脑灭活疫苗第1、2剂间隔7~10天。

3. 选择甲肝减毒活疫苗接种时，采用一剂次接种程序。选择甲肝灭活疫苗接种时，采用两剂次接种程序。

资料来源：国家卫生计生委. 国家免疫规划疫苗儿童免疫程序及说明（2021年版）[EB/OL]. https://www. ahhy. gov. cn/group1/M00/1F/C2/wKgQFmQTxsGAHXvUAAQP0vlZrPQ198. pdf.

2019 年的调查发现，全世界绝大多数国家都制定了关于性健康和生殖健康、孕产妇健康以及婴幼儿、儿童和青少年健康的政策。就此项调查所涵盖的包括计划生育/避孕、产前保健、分娩、产妇和新生儿的产后护理、低体重出生儿和早产儿的管理、儿童健康和儿童发育、儿童早期发展、儿童疾病的综合管理、儿童肺炎的管理、儿童腹泻的管理、疟疾的管理及对（生活在疟疾流行国家）儿童的适当建议、儿童急性营养不良的管理等内容在内的 16 项重大政策而言，每个国家平均制定了其中的 13 项。

从国际组织对儿童健康权利的支持、联合国儿童基金会的倡导以及实践来看，从生存到保护再到发展构成了完整的儿童预防保健内容体系，同时也是儿童健康策略演进历程的体现。

（二）我国儿童预防保健政策发展①

降低和控制儿童死亡率，特别是新生儿死亡率，是儿童预防保健工作和政策的切入点，以下内容将以我国儿童预防保健为例，阐述儿童预防保健政策的发展，我国儿童预防保健政策的实施和发展既有国际普遍规律，也有我国的特色经验。

1. 以控制死亡率为代表的儿童生存保障

我国儿童死亡率的降低与科学接生方法的普及有着密切关系，新中国成立初期，医疗资源极度匮乏，为降低婴幼儿死亡率，我国最初的努力便是推广新法接生。通过团结、改造旧产婆，培训新法接生员，降低了产褥热和新生儿破伤风的发病率，婴幼儿死亡率得到了较好的控制。

计划免疫作为另一项控制婴幼儿死亡率的重要工程，为控制传染疾病对儿童生命健康造成的威胁发挥了积极作用。在传染病肆虐的年代，儿童生存受到极大影响，为此，我国针对各类传染病开始大力研究、生产疫苗，并推广疫苗接种，在全国范围内落实计划免疫工作，随着接种率的提升，麻疹、白喉、流行性脑膜炎、流行性乙型脑炎、脊髓灰质炎

---

① 朱宗涵. 我国儿童保健的历程：从儿童生存到儿童发展 [J]. 中国儿童保健杂志, 2014, 22（1）：3.

等致死性传染病在儿童中的流行得到有效控制。

《柳叶刀中国女性生殖、孕产妇、新生儿、儿童和青少年健康特邀重大报告》指出，新中国成立以来，在几代医疗卫生工作者的不懈努力下，中国妇女儿童健康状况发生了翻天覆地的变化，孕产妇死亡率由新中国成立初期的 1 500/10 万下降到 2020 年的 16.9/10 万，婴儿死亡率由 20%下降到 0.54%，人均预期寿命从 35 岁提高到 77.3 岁，提前实现了联合国千年发展目标中的妇幼健康目标。同时，中国通过了世界卫生组织消除新生儿破伤风认证，儿童生长发育水平持续改善，被世界卫生组织评为"妇幼健康高绩效国家"。

2. 以儿童营养和生长发育为代表的儿童保护

在实施计划免疫的同时，我国又相继开展了针对儿童营养不良、佝偻病、贫血肺炎和腹泻的防治工作，近年来，我国持续实施营养改善计划，每年惠及 3 700 多万名学生。同时，围产期和新生儿保健也有所发展，新生儿疾病筛查、出生缺陷预防等工作广泛开展，这些工作进一步降低了我国的儿童死亡率，也显著改善了我国儿童营养健康状况和生长发育水平。

3. 以妇幼发展结合并纳入国家发展规划为代表的儿童发展

20 世纪 90 年代，我国把妇女儿童的健康和发展工作纳入国民经济和社会发展的总体规划之中，明确提出了妇女和儿童发展的策略，在继续实施保障儿童生存策略的同时，重视和实施以提高儿童综合发展水平为目标的促进儿童发展的策略，不仅追求消除疾病和致病因素对儿童发展的伤害，同时追求促进儿童生理、心理和社会能力的全面发展。

随着大量科学研究的推进，儿童预防保健的内容更加细分，越来越多的研究表明，儿童早期发展对儿童成长和社会发展有着极高的投入回报率，因此，国际社会对加强儿童早期发展的策略和重要性达成了共识，即把儿童发展的重点放到 0~6 岁的阶段，并覆盖到胎儿期，因为这是成本效益最高的促进人类发展的措施，已成为影响国家综合实力和未来竞争力的基本国策。

以我国儿童预防保健工作为例，可以窥见儿童预防保健政策在不同阶段的发展方向，从以控制死亡率为代表的儿童生存保障到以儿童营养和生长发育为代表的儿童保护，再到以妇幼发展结合并纳入国家发展规划为代表的儿童发展，任何一类儿童预防保健政策的实施、推进都遵循循序渐进的规律，同时，也保持着儿童预防保健策略的整体性和完整性。

三、儿童预防保健策略路径：妇幼—家庭—社会

（一）基于妇幼结合的儿童预防保健策略

儿童预防保健需要基于妇幼之间的联系，通过加强和优化妇幼保健相结合来促进儿童早期发展投入。提升妇女及儿童的卫生健康水平，对于构建和谐社会，推动国家社会经济可持续发展具有战略性意义，而预防保健则是卫生健康管理的首要环节，妇女和儿童保健的结合是经实践证明的有效路径。在早期，妇女和儿童的预防保健呈分离状态，各自运行，随着人们逐渐重视妇女和儿童健康之间的关系，发现二者结合的效果优于政策分离实施的效果。在各地区的实践中，逐步构建起了以妇幼保健机构为主的三级卫生服务体系，更好地促进了妇女和儿童健康保障，但是以妇幼保健机构为主的预防保健体系也多有弊端，公共卫生和医疗保障要更多地介入儿童预防保健干预，使全面普惠的孕产检查和知识普及进入孕育阶段，加强综合性的妇女儿童预防保健卫生项目建设。时至今日，妇女和儿童健康被越来越多的国家和地区视为人类持续发展的前提和基础，甚至可以用来衡量社会经济发展的程度。在妇女和儿童健康福利备受重视的时代背景下，与健康孕育相关的儿童预防保健政策更具有人文关怀和社会责任的意义，因此，在各类政策向建设儿童友好型社会贴近时，必须考虑到作为孕育生命的母亲的健康和教育，这在某种程度上是将儿童早期投入的资源授予母亲，有利于在孕育和养育过程中促进儿童早期投入。

（二）基于家庭宣教帮扶的儿童预防保健策略

儿童预防保健同时还是家庭的责任，需要引导、培养家庭成员对儿

童预防保健形成正确的认识，并公平地给予家庭可及的预防保健资源。父母是儿童生育、养育过程中最重要的责任人，对父母进行生养教育是社会进步的体现，也是促进优生、优养的重要途径。要强化父母、家庭在法律层面上对儿童各项权利的理解，并在知识储备上提高父母、家庭对生育和养育的全方位认知，从而增强其对儿童预防保健的行动能力。同时，随着家庭结构的变化和社会压力的增大，一方面需要家庭提前了解儿童生育、养育所需要的人力、财力、物力并做准备，另一方面需要社会给予生育、养育儿童的家庭必要、急需的资源和政策支持。以加拿大为例，每一位怀孕的母亲都能够获得详细而健全的保障，包括健康怀孕指南、产前营养计划、母婴健康院福利（怀孕津贴）等。

（三）基于社会持续性支持的儿童预防保健策略

儿童健康素质关系到国家人力资本已成为国际共识，社会对儿童健康的支持必不可少，需要从服务衔接和机构整合两方面优化连续性保健。本质上，妇女及儿童的预防保健属于公共卫生，为降低孕产妇及婴儿死亡率、提高人均预期寿命和出生人口数量及质量，就需要为妇女和儿童提供全面、系统、持续的预防保健服务。2005 年，世界卫生大会提出了保健连续性的概念，倡导医疗卫生机构和社区应该从孕前就开始提供连续性的预防保健服务。① 此外，保健的连续性还指不同层级医疗卫生机构之间的整合，使向上或向下转诊变得通畅，并有利于资源的合理配置。② 因此，健康孕育的改善和支持离不开临床医疗部门与卫生保健部门之间的交流与融合，需要根据服务的人群和对象来优化服务流程，整合服务内容，从而建立能够流畅地覆盖妇女和儿童整个生命周期的医疗和保健服务。

---

① WHO. World Health Report 2005: make every mother and child count [M]. Geneva: World Health Organization, 2005.

② KERBER K J, DE GRAFT-JOHNSON J E, BHUTTA Z A, et al. Continuum of care for maternal, newborn, and child health: from slogan to service delivery [J]. Lancet, 2007, 370 (95): 1358-1369.

第二节　儿童医疗保障发展

医疗保障作为儿童政策的内容之一，是确保儿童生命健康权的重要支持，完善的儿童医疗保障体系至少应包含基本保险、补充保险、附加保险三个层次，具体表现形式可体现为国家法律法规强制下的基本医疗保险、商业补充保险或家庭成员共济账户、地方政策指导下的附加保险。① 同时，对儿童的医疗救助也十分重要，特别是对特殊儿童的医疗救助。以下将对儿童医疗保障体系的构成及发展进行阐述，并从不同视角分析如何促进儿童医疗保障发展。

一、儿童医疗保障体系

（一）儿童医疗保障体系的层次

医疗保障的内容主要是医疗卫生服务，而医疗卫生服务根据满足医疗需求层次及公共性大致分为三个层次：（1）公共卫生服务，包括计划免疫、传染病防治、妇幼保健、职业卫生、环境卫生和健康教育等；（2）基本医疗服务，即基本临床服务；（3）非基本医疗服务，包括特需医疗、美容等。

因此，从医疗卫生服务内容层次的角度，医疗保障和儿童医疗保障的具体内容也相应分为三个层次，分别为公共卫生、基本医疗保障和非基本医疗保障。从这个角度看，儿童医疗保障的内容范围与广义的医疗保障大致是相同的。在上一节儿童预防保健的内容中，已对就儿童所开展的公共卫生服务有所介绍，同时，鉴于非基本医疗保障的内容层次更高且是需要自费的项目，不具有全面性和普惠性，因此，本书不作过多阐述，本节将主要对儿童基本医疗保障的内容进行分析。

---

① 由水. 建立青少年儿童医疗保险制度［J］. 安徽大学学报，1994（4）：65-69.

（二）儿童医疗保障体系的内容

1. 基本医疗保险

基本医疗保险是由政府主导、面向全民的基本医疗保障内容之一，在参保人发生基本医疗服务费用时，为参保人提供一定的经济补偿。作为面向全民的基本医疗保险，参保人具有多样性，婴幼儿、学龄期儿童、青少年、青壮年、中年及老年人都属于可保对象，基本医疗保险区别于商业医疗保险的一点就在于不排除任何个体于保障体系外，缴费即可参保享受待遇，而商业医疗保险往往将高风险人群排除在自身的承保范围外，这是由其营利性质所决定的。

如此看来，儿童作为基本医疗保险中的目标人群，在险种和保障水平上与其他人群并无区别。但是，儿童因其身心具有较强的脆弱性，发生疾病风险的可能性较高，且儿童的疾病治疗方式、用药要求不同于其他人群，因此，儿童在医疗服务提供上具有特殊性，基本医疗保险对儿童的保障也应有针对性，应对儿童的就医成本进行全面研究，例如，儿童常见病种以及治疗费用高、致死率高、积极干预效果好的重大疾病（先天性白血病、心脏病、再生障碍性贫血等），以保障儿童在合理的资源支持下获取充分有效的医疗服务，确保医疗服务的可及性。

2. 商业医疗保险

基本医疗保险追求福利最大化和社会公平，商业医疗保险则以营利为目的，其与基本医疗保险共同构成了医疗服务保障网。商业医疗保险丰富了保障层次，能够满足参保人更高层次、更多样化的保障需求，如果说基本医疗保险的作用是"雪中送炭"，那么商业医疗保险的作用则是"锦上添花"。

与基本医疗保险不同的是，儿童商业医疗保险的投保人与被保险人无法统一，投保人一般是儿童的监护人，往往为被保险人的父母，被保险人才是儿童本体，所以与其他类型医疗保险相比较，儿童商业医疗保险市场需求行为涉及保险公司、投保人以及被保险人三方。①

作为基本医疗保险的衔接和补充，商业医疗保险的参保费用通常较高，因此，家庭经济能力，父母对儿童医疗保障的重视程度、对保险产品的接受程度，商业医疗保险的详细条款直接影响儿童是否参保以及参保水平。参加商业医疗保险，是对儿童健康更充分的保障，在儿童发生较高医疗费用时，在"保基本"的基础上，商业医疗保险能为儿童及其家庭提供一份甚至多份经济补偿，从而减轻家庭经济负担，增强家庭对治疗的信心。商业医疗保险为基本医疗保险分担了一部分压力，两者合理的边界划分能够更好地利用有限的存量资源带来更高效率的健康回报。

3. 医疗救助

儿童作为未成年群体，自我照护的能力不足，尤其在发生重大疾病时，需要家庭和社会的关心和照料，因此，患有重大疾病陷入健康困境的儿童（及其家庭）和孤残儿童需要各种社会救助，尤其是医疗救助。

在儿童医疗救助中，政府和慈善组织发挥了主要作用。政府主要通过《中华人民共和国母婴保健法》《中华人民共和国未成年人保护法》《中华人民共和国残疾人保障法》等法律法规从整体、原则上鼓励发展儿童福利事业，提供基本的医疗救助。慈善组织则利用社会资源缓解政府医疗救助资金的压力，为社会和病患家庭分担疾病风险。慈善组织所提供的医疗救助具有较强的专业性、针对性，但在救助病种方面，慈善组织大都是就某种疾病开展医疗救助，而对手术率高、死亡率高的病种往往缺乏救助，且慈善组织的医疗救助覆盖范围和组织能力有限，与政府医疗救助和其他救助组织之间缺乏信息共享，影响救助效果和救助效率。因此，在儿童医疗救助中，政府与慈善组织以及慈善组织之间的合作十分重要。

---

① 刘镭华. 我国儿童商业医疗保险发展研究 [D]. 成都：西南财经大学，2013.

(三) 儿童医疗保障模式

儿童医疗保障模式受国家医疗保障发展模式的深刻影响。

在全民福利型医疗保障国家，医疗保障制度资金主要来源于税收，由国家财政支付，个人基本不缴纳保险费，典型代表如英国，英国国民卫生服务体系为所有居民（包括儿童）提供全套的公共基金基础之上的医疗服务，儿童除享受免费医疗服务之外，儿童药品目录（包含大部分儿童常用药）内的药品也同样免费。[1]

在社会保险型国家，参保需要个人或雇主缴费，国家财政给予补助，根据参保人（儿童）缴费水平，可以分为完全免费型和部分缴费型，完全免费型的代表如德国，德国《社会法典》中"家庭保险"规定，法定医疗保险遵循"免费联动保险原则"，儿童可根据家庭中任意参加法定医疗保险的一方自动入保，享受免费医保；需要部分缴费的如我国城乡居民基本医疗保险，儿童参保需要缴纳一定比例的费用，同时由政府补贴其余部分。[2]

在商业保险型国家，典型代表如美国，儿童可享受父母所在的公司提供的商业型家庭保险计划，也可享受由父母自费购买的商业型家庭保险计划，无力购买商业健康保险的可参加贫困人口医疗救助计划（Medicaid），低收入家庭儿童可通过此计划获得参保金参加公立医疗保险服务计划，而家庭收入不符合贫困人口医疗救助计划但又无力负担私人商业医疗保险家庭的儿童则可参加国家儿童健康保险计划（State Children's Health Insurance Program，SCHIP），后两个保险计划中，个人无须缴费或者只需要缴纳极少费用，整体上鼓励符合相应条件的儿童加入合适的群体医疗保险或私人商业保险。[3]

在储蓄型保险国家，典型代表如新加坡，其中，保健储蓄计划（Medisave）由雇员、雇主共同缴费，个人自主参保的则自负全部费用，缴费

---

① 张建敏. 我国儿童医疗保障问题研究 [D]. 保定：河北大学，2008.

② 谢小玲. 贵阳市儿童医疗保障问题研究 [D]. 贵阳：贵州大学，2009.

③ 李丽博. 我国城镇儿童医疗保障模式研究 [D]. 北京：首都经济贸易大学，2008.

比例和标准因投保年龄和年龄增长而有所不同并发生变化，即参保人每月部分收入会按不同比例储存起来，用于支付个人及直系亲属的医疗费用，其中，医疗储蓄个人账户可用于家庭内三代成员，对于儿童，政府的门诊费用补偿是最高补贴标准。同时，还有健康双全计划以及保健储蓄基金作为双层保障网，针对重、特、慢疾病以及贫困家庭儿童进行补充保障和兜底保障。

以上几类均未完全单独为儿童建立医疗保障制度，而越南针对儿童单独建立了专项医疗保障制度。在越南，6 岁以下儿童享受免费医疗，6 岁及以上儿童则参加学校医疗保险，该保险由卫生部下属的越南医疗保险公司提供，政府通过财政支持来加强学校医疗服务以及预防性医学发展，从而保障儿童健康，部分地区还划拨财政收入的一定比例来帮助无力负担保费的儿童参加医疗保险。①

二、儿童医疗保障政策发展

（一）儿童基本医疗保险

在新中国成立初期，我国实行计划经济体制，与之相对应的是公费医疗和劳保医疗制度，因此，享受公费医疗和劳保医疗人员（职工）的子女，其就医费用由公费医疗和劳保医疗各承担一半；在农村，实行的是合作医疗制度，农村儿童则是在集体（公社）"大头"出资和个人"小头"出资下享受医疗保障，虽然医疗保障水平较低，但也发挥了一定的儿童健康保障效果。

改革开放后的一段时间，儿童医疗保障整体呈缺失状态。在城镇，由于国有企业经济效益的下滑，职工及其家属的医疗费用难以报销，1998 年建立了城镇职工基本医疗保险制度，其保障对象是城镇职工个人，家属并不在保障范围内，因此，儿童医疗保障是缺位的。在农村也有相似的境况，全国陆续开展以家庭联产承包责任制为核心的农村集体经济

---

① 张建敏. 我国儿童医疗保障问题研究 [D]. 保定：河北大学，2008.

体制改革，人民公社体制逐渐解体，传统农村合作医疗失去了资金筹集的制度基础和制度运行的组织基础，农村居民医疗失去了保障网，儿童面临无医疗保障的情况。这一时期，儿童的医疗费用主要由家庭自行承担。

20世纪90年代，上海市首先开始试点儿童住院医疗互助金制度。随后，北京、河北、成都等省市陆续开展互助金试点，弥补当时社会保障体系中0~18岁人群医疗保障的空白。[1] 2004年，上海市政府制定出台了我国第一个针对儿童群体的正式社会医疗保障制度。之后北京、苏州等也制定了类似制度。这一时期，儿童医疗保障主要以探索实施社会互助金和社会医疗保险为主。

2003年，新型农村合作医疗制度诞生，农村儿童又被重新纳入社会医疗保障网中；2007年，城镇居民基本医疗保险制度建立，将不属于城镇职工基本医疗保险制度覆盖范围的中小学生（包括职业高中、中专、技校学生）、少年儿童纳入保障范围；2016年，随着新型农村合作医疗制度与城镇居民基本医疗保险制度的整合，城乡儿童医疗保障筹资和待遇实现了统一。

此外，从2010年农村地区开始进行提高儿童重大疾病医疗保障水平试点，到2012年国家推行城乡居民大病保险，将儿童重特大疾病纳入国家医疗保障体系，进一步减轻了大病患儿的家庭负担。

（二）儿童医疗救助

2003年，农村医疗救助工作起步。2005年，城市医疗救助试点有计划开展，城乡医疗救助制度逐步纳入国家基本医疗保障体系，城乡医疗救助和居民基本医疗保险在我国的医疗保障体制和医疗卫生服务中发挥了重要作用。儿童作为普通的城乡居民享受居民基本医疗保险和城乡医疗救助制度，但没有作为独立主体享受特殊对待。2010年，国家开始尝试建立专门针对大病儿童的医疗救助制度，卫生部、民政部等部门联合

---

① 张建敏，葛玉霞，贾浩杰. 国外儿童医疗保障模式及对我国的启示 [J]. 改革与开放，2007（10）：15-16.

发文，确立儿童大病救助机制，确定优先救助的儿童重大疾病病种。慈善组织开展了 130 多个儿童大病救助项目，覆盖了 10 多种儿童重大疾病，对数万名患儿实施了救助。

（三）儿童补充医疗保险

在基本医疗保险制度外，各地通过开展儿童补充医疗保险，为儿童提供进一步保障。一是通过个人缴费，由政府建立针对儿童的补充医疗保险；二是个人自愿购买儿童商业医疗保险。近几年，商业健康保险更是飞速发展，儿童商业健康保险的引入，对儿童的医疗保障起到了很好的补充作用。

三、儿童罕见病用药保障

罕见病是一类具有单病种发病率低、发病机制复杂等特点的疾病，其多数为慢性疾病，且很多疾病病情严重，常常危及生命。全球已知罕见病有 7 000 多种，大约有超过 2.5 亿名患者，其中近 50% 是儿童，另有 50% 患者于成年期发病。[①]

用药可及性是罕见病儿童及其家庭面临的突出问题，也就是"有药可用"和"用得起药"，"有药可用"表现为市场上是否有药，"用得起药"则为是否能承担得起药物的价格。罕见病治疗药物也称"孤儿药"，通常价格极高，给患病儿童家庭造成极大的经济负担和精神压力。这是由于罕见病药物研发和生产成本高，用药群体小，药企很难判断能否受益，因此缺乏研发和生产罕见病药物的动力，也往往采用高价来弥补小众市场的缺陷。另外，部分药物还存在政策不明确的问题，是否将某种罕见病药物纳入医保目录也是罕见病药物可及性的重要影响因素，因此，罕见病患儿的用药可及性充满不确定性。

国内外对罕见病药物的保障政策主要体现为制定罕见病药物上市法案、加速罕见病药物的上市评审和审批、对药企进行罕见病药物补偿或

① 王雪，赵聪，许淑红，等. 我国罕见病用药可及性现状分析 [J]. 中国临床药理学杂志，2021，37（8）：1026-1032.

联合采购谈判、定期评估罕见病药物价格等，以鼓励药企研发和生产罕见病药物，降低罕见病药物价格。

我国有 2 000 多万名罕见病患者，为保障罕见病患者用药，国家医保一直秉持着"不落下一个人"的理念，为患病群体创造、争取用药保障，通过加强医保谈判，将罕见病药物纳入医保支付范围。2022 年版的《国家基本医疗保险、工伤保险和生育保险药品目录》纳入 7 种罕见病药物，包括用于治疗脊髓性肌萎缩症的利司扑兰口服溶液用散、治疗多发性硬化的富马酸二甲酯肠溶胶囊和奥法妥木单抗注射液、治疗视神经脊髓炎的伊奈利珠单抗注射液等，进一步减轻患者的负担。2022 年 3 月 5 日，在第十三届全国人民代表大会第五次会议上，国务院总理李克强在政府工作报告中指出，加强罕见病研究和用药保障。罕见病群体用药保障被写入政府工作报告，足以见国家对罕见病群体的重视，罕见病群体用药虽然还有很长的路要走，但对于患病儿童（患病者）及其家庭而言，无疑是一个振奋人心的好消息。

专栏 4-1

政策"牵手"市场，医保谈判再现"灵魂砍价"

脊髓性肌萎缩症（spinal muscular atrophy，SMA）是一种罕见的常染色体隐性遗传性神经肌肉疾病，发病率是 1/6 000~1/10 000，主要表现为逐渐加重的肌肉萎缩、无力。SMA 主要发病于婴幼儿时期，可能表现为头无力，运动发育落后，肢体松软，"蛙腿"样姿势，逐渐加重的呼吸困难，脊柱侧弯或关节挛缩等症状。随着疾病的进展，呼吸及运动功能逐渐减退，可导致患儿反复呼吸道感染或者夭折，SMA 是导致两岁以下婴幼儿死亡的首要遗传病因素。[1] 以下为治疗 SMA 的诺西那生钠注射液被纳入医保支付范围的现场谈判资料，供阅读了解罕见病用药保障。

2021 年 12 月 3 日，一则国家医疗保障局"灵魂砍价"的视频引发热

---

[1] 西安市儿童医院.【医院新闻】首例"灵魂砍价药"治疗脊髓性肌萎缩症，我院神经内科进入神经遗传性疾病修正治疗时代［EB/OL］.（2022-4-7）［2022-4-18］. https://www.cn-health-care.com/articlewm/20220323/content-1329476.html.

议，在长达一个多小时的谈判过程中，国家医疗保障局谈判代表、福建省医疗保障局药械采购监管处处长张劲妮动之以情、晓之以理，一次又一次地请药企谈判组"再商量一下"，药企谈判代表 8 次离席商议定价，最终，用于治疗 SMA 的诺西那生钠注射液 5 毫升 12 微克每支的报价从53 680 元经过九次报价最终降到了 33 000 元，降幅接近 40%，曾经 70 万元一针的诺西那生钠注射液终于进入国家医保目录。

诺西那生钠注射液初进中国时，每一针的定价高达 70 万元，每位患者一年需要注射 6 针，虽然企业有送药政策，即买第一针时送三针，买第二针时再送一针，如此可满足患者一年 6 针的治疗需求，即便如此，第一针的费用也难倒了许多家庭，一年的药物治疗就需要 140 万元，这让许多患者家庭承受了巨大的经济负担，而 SMA 的治疗则需要终身用药，这无疑使患者及其家庭陷入了病痛与经济负担的双重痛苦之中，有治疗的希望和可能，却难以承担高昂的费用……如今，诺西那生钠注射液被纳入国家医保目录，或将从过去的 70 万元一针降至 3 万多元一针，许多患者家属感叹"我们终于盼来了这一天""我们的孩子有希望了"，百万治疗年费用成了过去式，在这一举措下，大部分的患者用得起药了。

资料来源：光明网. 国内"70 万"国外"41 美元"？罕见病药物短缺如何破局. https://m.gmw.cn/baijia/2020-08/05/34060027.html.

四、儿童医疗保障策略路径

（一）推进儿童医疗保障法治化

法律是保障各项政策实施的首要依据，因此，要从法律层面肯定儿童的医疗保障权，形成社会共识。独立的医疗保障法能够系统地确定医疗保障的内容、范围，在医疗保障实践中，能够实现有法可依、有法可循，确保各项保障政策的顺利实施。儿童医疗保障政策背后所体现的核心理念之一是儿童、家庭、国家三者之间的关系问题，在经济发达国家，儿童受到法律政策的高度保护，家庭是儿童照护和发展的主体，负主要责任，国家则通过替代性支持和补充性支持介入儿童保护与发展。① 在全民的医疗保障政策已有基本框架体系的前提下，儿童医疗保障法案及政策要遵循政府主导、多元责任共担的基本原则，同时，也要创新地从法律上确定儿童出生自动参保的机制，以确保儿童医疗保障的全面、有效覆盖。此外，还应在制度安排中加强儿童医疗保障与父母、家庭医疗保障之间的联系，一方面是确保儿童医疗保障不缺位；另一方面是加大儿童医疗保障的力度。通过系统完善、内容完整的医疗保障法案，明确儿童健康的重要地位和突出作用，引导全社会形成对儿童健康及医疗保障权的共识，从一致认知出发，提升儿童医疗保障的领导力、组织力和行动力。

加强儿童医疗保障与其他儿童制度安排的衔接，建立有层次、可衔接的儿童友好型制度体系。儿童医疗保障由基本医疗保险、医疗救助、商业医疗保险构成，单独的社会基本医疗保险并不能充分解决儿童医疗风险等问题，应由医疗救助、商业医疗保险共同分担，满足儿童不同的医疗保障需求，特别是对特殊儿童和贫困儿童所开展的救助和慈善援助，由全社会共同织成儿童健康保障安全网。同时，独立的儿童医疗保障制度也难以凭一己之力解决儿童健康方面的种种问题，因此，要在公共卫生、儿童福利、儿童教育与儿童医疗保障之间形成合力，围绕儿童健康的主旨形成互相包容的政策体系，配套相关行政法规和政策安排，确保政策可实施、可衔接，为保障儿童健康营造友好的环境。

（二）加强儿童医疗保障政策评估

设定独立的儿童医疗保障评估体系，积极开展联合评估。儿童医疗保障评估体系应区别于其他人群的评估体系，一则是为了区别于其他人群，突出对儿童的重视；二则是为了加强对儿童医疗保障评估的针对性和专业性。根据儿童特点和保障需求设置合适的指标、参数，单独设计对参保儿童的调查问卷以及儿童健康质量监测指标体系，从而更真实地

① 杜亮，王伟剑. 家庭、国家与儿童发展：美国、德国和日本儿童政策的比较研究 [J]. 河北师范大学学报（教育科学版），2015，17（1）：56-61.

收集和了解儿童参保、享受保障和实际保障效果等情况。并且，儿童医疗保障评估应由政府主导，联合社会机构或相关专业组织实施，确保儿童医疗保障政策评估的顺利开展和评估结果的专业性、真实性，为儿童医疗保障政策优化提供科学、客观的参考。[①]

配合儿童发展规划和策略，制定长期、可持续的儿童健康评估规划，定期开展针对儿童医疗保障的政策评估。儿童发展已与国家发展的基本国策密切挂钩，儿童发展规划在国家发展规划和策略中也被置于越来越重要的位置，因此，作为优化儿童政策参考的政策评估应是一项长期、动态的工作。首先，儿童医疗保障政策评估要与儿童综合发展规划相结合，对不同发展时期、不同成长周期的儿童医疗保障数据进行尽可能广范围和尽可能详尽的收集，从而开展长期、全面、持续的评估，服务于儿童综合发展规划。其次，儿童医疗保障政策评估也要参考其他与儿童健康相关的数据和资料，充实儿童医疗保障政策评估的资料，形成更具指导价值的评估报告。最后，儿童医疗保障政策评估结果要定期向公众公开并宣传，让社会大众更好地了解儿童医疗保障政策及其成效，广泛地收集社会建议，积极接受社会监督，促进儿童医疗保障政策的优化和实行。[②]

（三）优化儿童医疗保障服务供给

构建完整的儿童医疗卫生服务供给体系，促进儿童医疗卫生服务衔接，科学设计筹资标准和支付方式，高效配置医疗卫生资源。在健康服务体系上，建立包含"预防—治疗—康复"的健康卫生服务体系，重视儿童在其中的独立性和特殊性，做好三类医疗卫生服务在三级医疗机构间的衔接；在筹资标准上，科学设置儿童参保的筹资标准和责任分担比例，合理规定儿童医疗保障的范围，设计适用于儿童治疗标准和治疗方式的支付报销水平；在支付方式上，对常见病、多发病以及严重威胁儿童生命健康、治疗费用高的重大疾病逐步开展付费试点，调动基本医疗

①② 陈静. 美国儿童医疗保障政策研究［D］. 武汉：华中科技大学，2018.

保险、医疗救助、大病补充保险对儿童健康保障的共同支持，探索有效的保障模式和支付方式；在资源配置上，加大儿童初级保健卫生投入，防患于未然，降低儿童患病率、发病率，避免疾病治疗高额支出，提高医疗卫生资源在儿童健康保障各环节的利用率。

根据儿童发展需要，逐步扩大儿童医疗保障服务范围，提高儿童医疗保障服务专业人员职业技能，多元协作提升儿童健康服务水平。在保障范围的制定上，根据社会经济发展和医保治理能力的提升，可适当扩大儿童医疗服务保障范围，将儿童医疗保障范围从疾病治疗扩大到产前基因检测、疫苗接种、体检、疾病筛查等方面，如无创产前基因检测和新生儿遗传性耳聋基因检测、适龄儿童接种 HPV 疫苗、18 周岁及以下儿童定期接受免费体质监测和综合素质测评，以及基础疾病和重点疾病筛查，通过早预防、早筛查和早干预，在儿童期保存健康存量，改善和积累受益终身的健康资本；在儿童医疗保障服务供给体系建设上，加强临床医学、保健医学和康复医学的学科建设和人才建设，提高儿童医疗卫生服务主体的专业素质，探索更优的儿童医疗路径，完善医疗服务价格和医疗人员薪酬激励机制，特别是要激发儿童保健人员和儿童康复人员的服务效能，改善儿童保健和康复在传统医疗模式中的薄弱之处，加强保健宣教和康复培训；在儿童医疗保障服务协作上，加强卫生健康委与医保部门之间的合作，促进儿童健康和医疗保障工作内容和信息的整合，共同做好儿童健康档案，为儿童医疗保障服务供给做好基础工作。

第三节　儿童照护服务发展

儿童照护为儿童早期发展提供了重要的成长环境和条件，有利于促进儿童潜力的开发。目前，世界上许多国家的儿童照护服务均已形成了较为完备的体系，在具体的政策实践中，运用照护服务政策、休假政策与经济支持政策，促进儿童照护政策内容的多样化。儿童照护服务体系建设需要建立健全"五大体系"，即儿童家庭照护支持指导体系、儿童照护服务多元供给体系、儿童照护服务政策支持体系、儿童照护服务质量保障体系、儿童照护服务规范管理体系，从而促进儿童照护服务高质量发展。

一、儿童照护服务体系

儿童照护服务涉及儿童福利、家庭发展、人口素质等多个领域，意指国家、社会、市场主体为儿童的健康成长提供关照保育、养护培养的服务活动。根据服务内容划分，儿童照护服务包括婴幼儿照护服务和特殊儿童照护服务；根据供给主体划分，可分为家庭儿童照护服务、社区儿童照护服务和机构儿童照护服务。

（一）儿童照护服务的内容

1. 婴幼儿照护服务

婴幼儿照护服务的主要内容如下：一是基于年龄差异及特征，为0~1岁、1~2岁、2~3岁的婴幼儿提供差异化的卫生与安全保障、生活照护、习惯养成等服务，保障每个婴幼儿健康成长；二是保教结合，保育是婴幼儿的基本健康需求，但是随着年龄的增长应该适当调整保育和教育的比重，1岁前的婴儿以保育为主，2岁及2岁后的婴幼儿，在保育的基础上增加教育内容，去开拓幼儿思维并增强其学习能力；三是重视婴幼儿的长期发展。婴幼儿时期是个体社会化的起点，是品行塑造和人格养成的关键时期，为婴幼儿营造健康、积极的社会化环境，能够使其获得安全感和幸福感。

2. 特殊儿童照护服务

相对于普通儿童，特殊儿童群体有着更多的照护需求，根据特殊儿童的类型，需要为他们提供基本的生活照料服务以及有针对性的康复服务，如为肢体残疾儿童提供按摩、日常生活作训练等，来帮助肢体残疾儿童康复。除基本的生活保障和医疗康复保障外，还需要特别关注特殊儿童的心理健康问题，照护者应该对其进行心理疏导，给予儿童鼓励与支持，引导儿童对外交流，增强儿童的自信心和社会认同感，促进特殊儿童身心健康成长。

此外，罕见病儿童的健康照护也需要得到重视，基于病症差异，有针对性地对罕见病患儿进行有侧重点的照护服务，如血友病患儿的健康照护要重视预防患儿出血受伤、适宜饮食以及督促患儿进行适当的运动锻炼等。由于罕见病有很高的死亡率和残疾率，除了基本的照护服务，如特殊饮食、家用器具、生活环境等的适病化，医疗器械的清洁保养以及心理健康等，还需要提供临终健康照护服务。

（二）儿童照护服务供给主体

1. 家庭儿童照护服务

家庭儿童照护服务是儿童照护的传统方式和主导方式，具有基础性和主体性地位。"家庭为主"的价值理念要求家庭作为儿童照护服务的起点，优先保障儿童家庭照护，但这种理念并不是将儿童照护的责任推卸给家庭，而是在家庭本位的基础上形成一种家庭照护的支持指导体系。一方面需要健全家庭照护的规范措施和制定家庭照护的行动指南，以保障家庭照护的安全与质量；另一方面需要完善家庭照护的经济支持政策、时间支持政策等，很多国家已经建立了普遍的家庭照护的经济支持制度，如瑞典为有1~3岁儿童的家庭提供每月3 000瑞典克朗的儿童抚养津贴，这些措施对提高家庭儿童照护的供给能力具有重要意义。

2. 社区儿童照护服务

社区是社会的基本单元，是最贴近家庭的服务资源提供单位，从社区入手推进建立高质量、公平的婴幼儿照护服务中心，是保障儿童享受照护服务的重要方式。由于0~3岁婴幼儿活动范围有限，活动地点主要局限于居住地周边区域，可在社区加强儿童照护服务的区域规划，开展包括早期教育在内的托育服务，例如，丹麦等国家依照便民原则，在社区设立托幼服务中心；日本在1990年制定的《幼稚园教育要领》中提出，将幼儿的生活场所由以家庭为主扩大到整个社区，注重将照护机构的生活同家庭、社区生活保持联系。此外，社区可以建立儿童照护服务站，通过指导手册等方式宣传科学育儿理念，向有需求的家庭提供信息咨询，并开展家庭访问活动和社区亲子活动等。

3. 机构儿童照护服务

作为儿童家庭照护的补充，机构托育是指当父母外出工作或无法履行亲职责任时，一些组织或机构通过提供系统化和专业化的照料和看护等保育服务而执行暂时亲职替代。① 由于机构照护服务的高效性和专业化，从语言发展、认知发展、社会情感发展、身体发展和创新表达等方面开设照护项目，在现实中发挥了十分重要的作用。各类儿童照护服务机构根据家庭的实际需求，提供全日托、半日托、计时托、临时托等多样化的照护服务。同时，充分考虑特殊儿童的照护服务需求，如日本在1949年制定《残疾人福利法》，由国家支付残疾人医疗检查、康复治疗、辅助器具等项目费用。因此，在儿童照护服务机构发展过程中，需要加强儿童照护服务的卫生保健工作，为儿童创造良好的生活环境；实行工作人员职业资格准入制度，为儿童提供专业化的照护服务，从而保障儿童的身心健康。

二、儿童照护服务政策实践

（一）儿童照护服务的政策演变

1. 从"主体一元"到"多元协同"

随着世界各国对照护服务重要性认识的不断加深，大多数发达国家经历了从家庭、国家单方供给到社会协同治理的嬗变轨迹，并建立了社会化的托幼公共服务体系。在多个国家与儿童相关的福利制度中，国家承担着主要职责，同时也强调协同多元主体进行责任联动，强化社会、家庭以及社区等多方合作的作用。一些国家还建立了多元化的资金投入模式，积极鼓励企业、民间慈善的捐助，政府财政投入只是其中一部分。在政府兴办的公立托幼机构之外，还鼓励有条件的企事业单位和社会组

---

① 刘中一. 从西方社会机构托育的历史趋势看我国托育机构的未来发展 [J]. 科学发展，2018（3）：42-48.

织设立托幼机构，因而许多企业成立了专项托育基金，还建立了内部婴幼儿照护服务中心。

2. 从"选择补缺"到"适度普惠"

从世界各国的儿童照护服务发展看，儿童照护服务的政策对象从选择补缺型逐渐向普惠型发展，为所有儿童和家庭提供照护支持。儿童照护服务政策最初是建立在家庭照护基础上的，以补缺型为取向。国家提供的公共照护服务是为有照护需要的家庭服务，主要包括贫困家庭的儿童。随着国家少子化危机的加剧，国家开始转变儿童照护政策的思路，将照护对象扩大到所有儿童及儿童家庭。德国在《儿童促进法》中规定，从 2013 年 8 月起，全国所有年满 1 岁的儿童都有法定的权利进入日托机构，儿童入托照护成为儿童的法定权利。我国在 2019 年《关于促进 3 岁以下婴幼儿照护服务发展的指导意见》中明确了"家庭为主，托育补充"的基本原则，并鼓励发展托底、普惠型托育服务，开始迈向适度普惠型的婴幼儿照护服务。

3. 从"无序发展"到"法治保障"

在儿童照护服务发展的早期，有关儿童照护的政策被模糊和零散地提及，并没有形成系统的规范性文件，儿童照护服务的规范性较差。为了建立长期、稳定、规范的照护服务体系，各国政府通过制定法律法规为照护服务体系的完善保驾护航。在综合性立法方面，日本颁布了《儿童福祉法》《儿童福祉设施最低标准》，美国制定了《儿童法》《儿童保育法》，丹麦、芬兰等颁布了《儿童日托法》。在专业性立法上，一些国家围绕补贴与管理机构等进行规范立法，如德国制定了《联邦育儿金法》，日本修订了《育儿、看护休假法》等。通过制定托幼服务综合性法律、专门性法律和实施条例等，为婴幼儿照护服务体系建设提供了有力的法治保障，进一步规范了儿童照护服务的发展。

（二）儿童照护服务的政策内容

1. 服务政策

各国最普遍的服务政策主要指政府大力发展公共托幼服务和儿童照

护设施，为父母提供"照护服务"，从而为儿童的养育构筑一个良好的社会环境。北欧国家在为婴幼儿提供托幼服务方面走在了世界前列，丹麦在 1964 年规定了市政府有提供充足日托机构的责任，把为工人家庭提供的日托服务转变为所有家庭都能享有的普遍服务。瑞典和挪威也规定了政府提供普遍日托服务的责任，日托服务的绝大部分费用由政府承担，建立起了四大类托育机构，包括日间照料中心、幼儿园、开放的学前教育和家庭托儿所。除了北欧国家外，日本也先后推行"天使计划"（Angel Plan）和"新天使计划"（New Angel Plan）。2019 年，我国在《支持社会力量发展普惠托育服务专项行动实施方案（试行）》中明确提出，要扩大普惠性托育服务有效供给，满足家庭多层次、多样化托育服务需求。

大多数国家还关注儿童的早期教育服务，纵观当前世界范围内早期教育的发展进程，各国大体上经历了一个由"保教分离"到"保教结合"，进而趋于"保教一体化"的发展历程。经济合作与发展组织（OECD，简称经合组织）国家强调婴幼儿的生活保育与早期教育的一体化，提供的所有服务都将保育与教育看成不可分割的一体。我国也在 2019 年的《国务院办公厅关于促进 3 岁以下婴幼儿照护服务发展的指导意见》中提出要强化部门协同，加强对婴幼儿照护服务的指导、监督和管理，通过政府机构之间的协同满足儿童接受早期教育和保育服务的要求。因此"保教一体化"已经是世界托育服务的发展潮流。

2. 休假政策

（1）产假制度。产假是生育保护相关假期的最初形态，也是最早产生的时间政策，一直到 20 世纪 70 年代，产假是唯一的亲职假期。产假制度最初是用来鼓励生育和维持人口数量的，而不是以提高儿童照护质量、重视照护价值和保障照护权利为目的。在女性大量进入劳动力市场后，产假又具备了保护女性就业权利、男女性别平等的目的。1878 年，德国最早实行产假制度，开始实行期限为 3 周的无薪产假制度。在德国之后，基于不同立法体制的产假制度在其他国家陆续建立。2000 年国际劳工大会通过的第 183 号公约，将产假时间延长到不低于 14

周，第191号建议书提倡产假时间延长到18周。目前，在全世界范围内，大多数国家普遍承认女性职工拥有产假权利，只有极个别国家的女职工没有这项权利。这项权利在国家立法中被明确规定，在集体协议或仲裁决定中得到体现，适用于主要行业、企业或不同类型的女职工。①

（2）育儿假和陪产假（父母假）。2009年国际劳工大会关于性别平等的决议呼吁，各国政府要制定有效措施来平衡工作和家庭职责，包括鼓励男性休陪产假和育儿假。② 各国在确保产假满足母亲心理和生理恢复以及哺乳需求的基础上，要更多地重视为新生儿父亲设立的陪护假，以及父母任何一方都能利用的育儿假。所以，更多的国家将育儿假视为一种为父亲们提供更多机会参与子女的照护和养育，以及促进工作场所性别平等、在家庭更加平等分担无偿劳动的途径。③ 尽管国际社会对父母假的设立没有明确规定，但是父亲假的设立能够促进父亲更好地参与到儿童照护中来，有助于提高儿童照护质量、促进儿童早期发展，很多国家先后建立起父母假。1974年，瑞典成为最先实行父母假制度的国家，规定双职工父母可以有7个月的父母假来共同照护子女。挪威（1993年）和瑞典（1995年）开始在父母假中为父亲设置了"父亲配额"制度，即父母假中有一部分假期属于父亲专享，父亲不使用就过期失效，母亲不可以替代使用。1996年，欧盟要求在1999年之前，所有国家的所有雇员，不分性别都拥有获得不少于3个月的带薪父母假的权利，这有效促进了父母假制度的实施。父母假的申请具有弹性特征，父母双方可以协商由谁来享有假期和申请工资补助，但是受传统观念的影响，父母假的使用权利更多是由母亲享有，各国父亲的休假比例不高（见表4-2）。

---

①③　ILO. Module 6: Maternity leave and related types of leave ［C］//Maternity Protection Resource Package-From Aspiration to Reality for All. Geneva: ILO, 2012.

②　林燕玲. 国外生育保护假期制度研究 ［J］. 中国劳动关系学院学报，2018，32（6）：10-30.

表4-2 2019年世界上部分国家产假和父母假期情况

国家	产假长度 （工资替代率）	母亲假长度 （工资替代率）	父亲假长度 （工资替代率）
丹麦	18.0周（53%）	50.0周（53%）	2.0周（53.0%）
芬兰	17.5周（74.4%）	161.0周（25.1%）	9.0周（62.9%）
瑞典	12.9周（77.6%）	55.7周（62.1%）	14.3周（75.7%）
冰岛	13.0周（68.2%）	26.0周（68.2%）	13.0周（68.2%）
挪威	13.0周（94.2%）	91.0周（47.3%）	10.0周（94.2%）
英国	39.1周（30.1%）	39.1周（30.1%）	2.0周（19.2%）
法国	16.0周（90.4%）	42.0周（42.9%）	28.0周（19.2%）
德国	14.0周（100%）	58.0周（52.7%）	8.7周（65.0%）
意大利	21.7周（80.0%）	47.7周（52.7%）	0.8周（100%）
比利时	15.0周（63.7%）	32.3周（40.4%）	19.3周（25.7%）
荷兰	16.0周（100%）	16.0周（100%）	0.4周（100%）
澳大利亚	18.0周（42.9%）	18.0周（42.9%）	2.0周（42.9%）
西班牙	16.0周（100%）	16.0周（100%）	4.3周（100%）
葡萄牙	6.0周（100%）	30.1周（67.7%）	22.3周（56.3%）
希腊	43.0周（49.5%）	43.0周（49.5%）	0.4周（100%）
韩国	12.9周（80.2%）	64.9周（38.8%）	52.6周（29.3%）
日本	14.0周（67.1%）	58.0周（62.6%）	52.0周（58.4%）
经合组织国家 平均水平	18.1周（—）	53.9周（—）	8.1周（—）
欧盟国家平均水平	22.1周（—）	65.8周（—）	6.3周（—）

资料来源：杨琳琳. 福利国家儿童照顾政策的发展与镜鉴［J］. 兰州学刊，2021（2）：87-105.

3. 经济政策

（1）儿童津贴制度。儿童津贴制度是指由政府直接向有儿童的家庭提供定期性现金给付的福利制度安排。① 瑞典和英国的儿童津贴制度起步较早，20世纪中期，瑞典建立普遍性质的儿童津贴制度，凡是年龄在16岁以下的儿童或20岁以下的在校学生，无须任何条件，均可领取由政府拨付的儿童津贴。② 德国、法国和比利时等国家的儿童津贴额度会随着家庭儿童数量的增加而增加。③ 不同于以上儿童津贴分类标准，荷兰和日本的儿童津贴额度是根据儿童年龄进行调整的，如在荷兰，发放金额分三个年龄段递增，津贴按季度发放，直到18岁为止。④ 在日本，儿童津贴分两个年龄段进行发放，一直持续到儿童中学毕业。⑤ 不同国家的儿童津贴制度在津贴类型、领取条件、发放标准等方面各具特色，见表4-3。

表4-3　　　2021年部分国家儿童津贴发放标准

国家	津贴类型	领取条件	发放标准
瑞典	儿童津贴	16岁以下的儿童或20岁以下的在读学生	1 050克朗/月
英国	儿童津贴	16岁以下的儿童或20岁以下的在读学生	20.7英镑/周，每多1个孩子可额外领取13.7英镑/周
德国	儿童津贴	18岁以下的儿童或25岁以下的在读学生	第1~2个孩子：219欧元/月；第3个孩子：额外补贴225欧元/月；第4个孩子及以上：额外补贴250欧元/月
法国	家庭津贴	16岁及以下的儿童	第1~2个孩子：131.16欧元/月；第3个孩子：额外补贴299.2欧元/月；第4个孩子及以上：额外补贴467.24欧元/月

① 陈云凡. OECD十国儿童福利财政支出制度安排比较分析 [J]. 欧洲研究，2008 (5)：95-108.

② 郭馨冉. 瑞典家庭政策的经验与启示 [J]. 社会福利 (理论版)，2019 (10)：38-43.

③ 曹信邦，童星. 儿童养育成本社会化的理论逻辑与实现路径 [J]. 南京社会科学，2021 (10)：75-82，135.

④ 刘璐瑶. 日本儿童福利制度对我国的启示 [J]. 青少年研究与实践，2018 (3)：100-106.

⑤ 何文炯，王中汉，施依莹. 儿童津贴制度：政策反思、制度设计与成本分析 [J]. 社会保障研究，2021 (1)：62-73.

续表

国家	津贴类型	领取条件	发放标准
比利时	抚养金	25 岁及以下的儿童	第 1 个孩子：193.8 欧元/月；第 2 个孩子：额外补贴 222.4 欧元/月；第 3 个孩子及以上：额外补贴 265.2 欧元/月
荷兰	儿女金	18 岁以下的儿童	0~5 岁每位孩子：223.37 欧元/季度；6~11 岁每位孩子：271.24 欧元/季度；12~17 岁每位孩子：319.10 欧元/季度
日本	儿童津贴	18 岁及以下的儿童	每生育 1 个孩子：一次性生育补贴 42 万日元；0~3 岁每位孩子：1.5 万日元/月；3~18 岁每位孩子：1 万日元/月

　　资料来源：何文炯，王中汉，施依莹. 儿童津贴制度：政策反思、制度设计与成本分析［J］. 社会保障研究，2021（1）：62-73.

　　（2）家庭津贴制度。家庭津贴政策的主要目的是降低儿童养育成本，防止家庭因为养育儿童陷入"经济不安全"状态。[①] 第二次世界大战之前，只有德国、意大利和新西兰等少数几个工业化国家实行了家庭津贴制度，且家庭津贴是在对受益家庭资格审查的基础上进行选择性地发放，主要针对人口众多的大家庭且与就业状况相关联。第二次世界大战后，西方国家在经济恢复和国家重建过程中开始重视国民福利的普惠程度，几乎所有工业化国家都积极参与到强化和扩展对家庭的福利支持计划中，一方面对有子女的家庭实行不同类型的税收减免，另一方面对所有家庭发放津贴。到 1971 年，所有工业化国家均制定和实施了家庭津贴制度。[②] 1997 年，挪威规定拥有 3 岁以下且未接受公共托育服务的儿童的家庭可以得到一部分现金津贴作为补偿，实行现金方式的儿童家庭照护津贴补

　　① 刘中一. 儿童家庭照顾津贴制度：西方国家的探索与实践［J］. 社会福利（理论版），2020（10）：15-21.
　　② 吕亚军. 欧盟层面家庭政策研究［M］. 北京：经济科学出版社，2009：60-61.

助方案。德国曾在 1985 年出台过专门的儿童看护津贴制度，并在 2007 年修改成联邦父母津贴制度，从 2014 年 8 月起，其享受的儿童家庭照护津贴就可以从每月 100 欧元直接提高到每月 150 欧元。[①] 2022 年，我国在《政府工作报告》中提出，将 3 岁以下婴幼儿照护费用纳入个人所得税专项附加扣除，减轻了家庭养育负担。

三、儿童照护服务策略路径

（一）健全儿童家庭照护支持指导体系

在家庭照护网络弱化的制约下，家庭育儿发展面临巨大的现实困境，加强对儿童家庭照护的支持与指导是实现幼有所育的关键。拓宽家庭获取育儿信息的渠道，加强对家庭儿童照护的支持和指导。一是借助网络、电视等媒体资源，加大对科学育儿知识的宣传力度，帮助家庭照护者树立正确的、科学的育儿观念。二是加强对儿童家庭照护的专业指导，鼓励托幼机构、早教机构等专业照护机构以及高校进社区、进家庭，为父母和家庭提供科学养育指导，如围绕儿童营养需求，指导家庭照护者设计不同年龄段需要的食谱，确保儿童得到科学喂养，以及开展家庭育儿教育与家庭育儿咨询等活动，帮助父母和家庭发现并改善照护儿童过程中的问题，为家庭提供专业的儿童照护知识，从而保障和促进儿童健康成长。

（二）健全儿童照护服务多元供给体系

儿童养育不是家庭的专职，而应是家庭、政府、市场、社会等多元主体的共同责任，儿童养育不仅需要家庭提供的非正式照护，还需要政府、市场和社会等提供的正式照护予以足够的补充。所以，需要构建一个国家、家庭、市场、社会多元主体共同参与的照护服务体系。一是国家作为照护服务体系的"主心骨"，需要完善照护服务的顶层设计，建立

---

① 刘中一. 儿童家庭照顾津贴制度：西方国家的探索与实践 [J]. 社会福利（理论版），2020（10）：15-21.

政策保障机制，如政府加大对照护服务的财政投入，通过租金减免、免费场地和共享设施提供等方式支持市场照护服务，发展社区照护服务。二是社区根据自身优势，加大对儿童社区照护服务设施的建设与改造，推进婴幼儿照护服务优质资源下沉社区，积极探索多样化的照护服务，满足不同家庭对儿童照护的需求。三是市场作为儿童照护的重要载体之一，也要围绕儿童家庭的实际需求，完善照护服务模式，为儿童家庭提供助餐、助浴、助洁、助医等支持，丰富儿童照护服务的类型，最大限度满足家庭、社会的儿童照护服务需求，提供优质的照护服务。

（三）完善儿童照护服务政策支持体系

政策支持是儿童照护服务发展的有力保障，儿童照护服务政策主要集中在时间政策、经济支持政策和服务支持政策，通过完善政策内容，促进儿童照护服务高质量发展。一是完善时间政策，通过合理设置父亲假与延长男性陪产假，平等地分配夫妻的照护时间，调整儿童照护时间在性别分担上的不平等；通过设置"先照顾、后工作"弹性延迟退休时间制度，促进延迟退休政策与儿童照护政策的有效衔接①，从而保障父母有更多的照护时间，解决儿童照护时间在代与代之间不平衡的状态。二是完善经济支持政策，完善现有的儿童照护津贴、家庭津贴以及家庭税收减免制度等，分担儿童照护的成本。三是完善服务支持政策，儿童照护服务包括生活保育和早期教育两个部分，因此在儿童照护服务体系建设中需要兼顾儿童保育和儿童教育，整合儿童照护服务体系建设，实行"保教一体化"。

（四）完善儿童照护服务质量保障体系

从业人员的身份、职责与要求是行业专业化的一个重要衡量标准，

---

① 杨琳琳. 从家庭照顾迈向社会照顾：德国和日本儿童照顾政策及其启示 [J]. 理论月刊，2022（3）：86-96.

对于规范行业发展，提高行业服务水平、保障行业服务质量具有关键意义。① 因此，照护人员的伦理操守准则和专业素质十分重要。一是贯通职前职后培养。高校应开设儿童发展与健康管理专业，补充照护行业急需人才，应指导设有学前教育等相关专业的高职院校开设相关照顾和护理服务课程。社会培训机构、高校、职业教育机构与开放大学系统等形成合作，建立照护从业人员实训中心，为照护从业人员提供职前职后的专业培训，课程内容包括职业规范、职业道德、安全防范、职业技能、心理健康等，着力培养出一批业务能力强、富有爱心的照护师资队伍。二是保障人员专业发展。目前，育婴员、保育员等技能培训项目已被列入职业技能培训补贴目录，后续还需要依规开展托育服务人员职业资格评价，推进职业技能等级认定工作。将照护服务机构从业人员依法纳入社会保障体系，提高工资待遇、理顺晋升通道，确保儿童照护服务人才队伍的稳定。

（五）完善儿童照护服务规范管理体系

有法可依是儿童照护服务得以良好开展的根本保障，相对完善的法律体系为儿童照护服务体系建设发挥保驾护航的作用。政府应结合当地的实际情况制定出具体的儿童照护服务行业准入标准，完善儿童照护服务机构设立的相关政策措施。通过完善的法治手段净化托育服务行业的市场环境，确保儿童照护服务健康有序发展。一是出台有关儿童养育的专门法律法规，全面落实《中华人民共和国母婴保健法》等一系列有关儿童生存、保护和发展的法律。二是明确照护机构的准入退出标准以及机构管理规范，从而确保照护服务机构提供健康安全、高质量的照护服务。三是严把从业人员职业资格准入关口，从业人员应当取得保育员或育婴员等职业资格（职业技能等级）证书，所有人员均持证上岗，建立相应的从业人员资格审查核查机制和过程考核机制。

① 郭绒，左志宏. 发展婴幼儿照护服务政策措施研究——基于18省（区、市）"婴幼儿照护服务的实施意见"的分析［J］. 湖南社会科学，2021（4）：139-145.

第四节　儿童身心健康发展

儿童的身心健康发展是关系国家和民族未来的重要公共卫生问题。随着健康事业发展和体育强国建设的不断推进，促进儿童身心健康发展成为实施"健康中国""体育强国"战略的重要举措。本节首先阐释儿童身心健康的基本内涵，通过梳理国内外儿童身心健康政策的演变历程和阶段性特征，从健康服务、健康保障、健康环境和健康教育四个维度提出了新时代促进儿童身心健康发展的策略路径。

一、儿童身心健康体系

健康的儿童，应该是身体与心理都处于健康状态之中的。儿童身体健康指的是儿童身体各个器官组织的构造正常，各个生理系统能良好地发挥作用，有效抵御各种疾病。儿童身体健康要关注儿童的体质健康、疾病防治、营养保障以及近视预防等。儿童阶段人体生长发育速度较快，正是人体形成良好体质的关键时期。加强儿童体育锻炼，增强儿童身体素质，预防肥胖和营养不良是促进儿童身体健康发育的重要举措。儿童心理健康是指儿童的认知、情感和行为符合一般发育规律，具备持续学习并解决遇到的问题的能力。随着我国的儿童医疗保健服务能力全面提升，出生缺陷防治取得明显成效，儿童死亡率持续下降，儿童健康水平明显提升。但同时儿童心理健康问题逐渐成为影响儿童身心健康发展的主要障碍。儿童期和青少年期都是个体身心发展的关键阶段，当下竞争激烈的教育体制、父母对子女的高期望以及快速变化的社会经济环境等都给儿童和青少年带来了压力，导致儿童和青少年的心理健康问题频发。因此，加强儿童认知塑造、儿童情绪调适、儿童行为养成是促进儿童心理健康发育的关键。

二、儿童身心健康政策演进

（一）国外政策实践

1. 美国：政府主导型的政策演进模式

美国自建国以来就重视儿童的身心健康发展，无论是邦联时期各州政府高度自治下对儿童健康问题的小规模关注，还是联邦政府成立后中央政府对儿童身心发展的注意力聚焦，都体现出政府主导下的政策制定风格。美国于 1921 年出台了《母婴法案》，向联邦政府授予监督权和经费管理权，致力于在各州宣传母婴健康知识。该法案是美国首部关注儿童身心健康发展的法律。随后，为了维护儿童的生存发展权益，美国在 20 世纪 30 年代中期又相继出台了限制童工、促进母婴健康、日间照料等相关法律。其中，对儿童身心健康发展影响较大的是 1935 年出台的《社会保障法》，该法案明确联邦政府要提供配套经费支持各州儿童福利机构资助 16 岁以下的残疾或者单亲家庭儿童，通过经济补贴为贫困儿童家庭提供必要的收入保障，以降低潜在的"不良儿童"的风险。第二次世界大战后，美国经济迅速繁荣，联邦政府对儿童身心健康政策给予更多关注。1946 年颁布的《全国学校午餐法》是专门针对儿童营养改善的法案，据美国农业部统计，该法案使超过 2 000 万的儿童享受到了免费午餐或者廉价午餐。1964 年颁布的《经济机会法案》是联邦政府维护弱势儿童教育公平的重要举措，通过设立社区健康中心，以社区为单元为儿童提供全方位健康保护。1966 年出台的《儿童营养法案》，规定为低收入家庭儿童提供早餐援助，为儿童身体健康发育提供营养保障。20 世纪 70 年代后，美国将儿童福利救助、儿童营养保障、儿童心理促进结合起来，为儿童日益增长的身心健康需求提供丰富的知识、技能和经验。美国儿童身心健康政策梳理见表 4-4。

2. 日本：家校协同型的政策演进模式

日本社会的生活模式属于东亚传统的大家庭式生活模式，政府以学校为基础推进儿童身心健康发展。第二次世界大战后，日本高度重视儿

表 4-4　　　　　　　　美国儿童身心健康政策梳理

政策名称	颁布年份
《母婴法案》	1921 年
《社会保障法》	1935 年
《全国学校午餐法》	1946 年
《经济机会法案》	1964 年
《社会保障法修订案》	1965 年
《儿童营养法案》	1966 年
《家庭和医疗休假法案》	1993 年
《患者保护与平价医疗法》	2010 年

资料来源：作者自制。

童发展，日本政府制定了一系列政策致力于改善儿童的身心状况。日本政府全面恢复了第二次世界大战期间中断的"全国学校午餐计划"，提供日本儿童青少年成长所必需的各种营养物质，使日本儿童青少年能够健康地快速成长。步入 20 世纪 90 年代后，日本儿童面临着超重、肥胖率上升、体能水平下降的困境，日本政府加强对儿童青少年体质健康的监控，针对性地颁布了《促进国民健康的指针》《增进健康的运动指针》《增进健康的休息指针》《年龄对象别身体活动指针》等政策。此外，日本政府于 2000 年推出《体育振兴基本计划》，大力发展体育锻炼场所，并借助社区、学校便利条件，提倡儿童青少年参与到体育锻炼中。除了加强儿童营养和体质监控外，日本政府自 20 世纪 60 年代开始在中小学普及心理健康教育。1995 年，日本开始实施心理咨询师派遣制度，政府直接派遣专业的心理咨询师驻校承担心理健康教育工作，在不增加其他教师工作量的同时，促进了中小学心理咨询与教育的专业化发展。在这些政策、措施的推动下，日本儿童的身心健康状况得到明显改善。日本儿童身心健康政策梳理见表 4-5。

表 4-5 日本儿童身心健康政策梳理

政策名称	颁布年份
《学校保健法》	1947 年
《促进国民健康的指针》	1990 年
《社区卫生保健法》	1994 年
《体育振兴基本计划》	2000 年

资料来源：作者自制。

3. 英国：目标导向型的政策演进模式

作为全民保健的示范国家，英国的儿童身心健康政策强调政策的连续性，正如政策专家们所认为的那样，"最好的政策是能持续发挥作用的政策"。英国儿童身心健康政策围绕儿童身心发展的几大重要目标展开，制定了一系列与儿童体质健康和心理健康相关的政策，在促进儿童身心健康发展方面发挥着引导规范作用。1944 年的《教育法》使校餐成功实现了福利化。该法第 49 条规定，地方教育当局从此"有责任"向学校儿童"提供牛奶、餐饭和其他便餐"。2007 年，新组建的英国儿童、学校与家庭部公布了英国教育与儿童事业发展的十年规划《儿童计划——创造更美好的未来》，确定了儿童发展的六大战略目标以及实现目标的战略措施，其中六大战略目标包括：（1）保证儿童健康与幸福；（2）确保儿童安全；（3）达到世界一流的教育水平；（4）缩小弱势家庭儿童的学业成绩差距；（5）确保 18 岁以下儿童能充分地发挥其潜能；（6）引导儿童走向成功。在心理健康促进理念的指导下，英国政府于 2018 年颁布指导性文件《共同保护儿童——多部门保障和促进儿童福祉的工作指南》，将儿童的心理健康促进总结为四个方面：一是保护儿童免受虐待；二是预防儿童健康或发育可能遭受的损害；三是确保儿童在安全、有效的照料下成长；四是采取行动，使所有儿童都获得最佳结果。英国儿童身心健康政策梳理见表 4-6。

表 4-6　　　　　　　英国儿童身心健康政策梳理

政策名称	颁布年份
《教育法》	1944 年
《国民健康服务法》	1948 年
《国民健康服务体系重组法》	1973 年
《社区卫生保健法》	1994 年
《儿童计划——创造更美好的未来》	2007 年
《共同保护儿童——多部门保障和促进儿童福祉的工作指南》	2018 年

资料来源：作者自制。

（二）国内政策实践

我国的儿童健康政策最早可追溯到 1992 年国务院印发的《九十年代中国儿童发展规划纲要》，提出要发展社区教育，建立学校（托幼园所）教育、社会教育、家庭教育相结合的育人机制，创造有利于儿童身心健康、和谐发展的社会和家庭环境。自此，儿童身心发展政策开始步入正轨。我国儿童身心健康政策的重点如下：一是关注儿童体质健康与营养保障；二是加强对儿童传染病的防治力度；三是重视儿童心理健康教育与服务。我国儿童身心健康政策梳理见表 4-7。

表 4-7　　　　　　　我国儿童身心健康政策梳理

印发时间	印发单位	文件名称
1994 年	全国人大常委会	《中华人民共和国母婴保健法》
1992 年	国务院	《九十年代中国儿童发展规划纲要》
2001 年	国务院	《中国儿童发展纲要（2001—2010 年）》
2006 年	全国人大常委会	《中华人民共和国义务教育法》（修订）
2011 年	国务院	《中国儿童发展纲要（2011—2020 年）》

续表

印发时间	印发单位	文件名称
2016 年	国家卫生计生委、国家发展改革委、教育部、财政部、人力资源社会保障部、国家中医药管理局	《关于加强儿童医疗卫生服务改革与发展的意见》
2016 年	中共中央、国务院	《"健康中国 2030"规划纲要》
2018 年	国家卫生健康委	《母婴安全行动计划（2018—2020 年）》
2018 年	国家卫生健康委	《健康儿童行动计划（2018—2020 年）》
2019 年	国务院办公厅	《关于促进 3 岁以下婴幼儿照护服务发展的指导意见》
2019 年	国务院	《关于实施健康中国行动的意见》
2019 年	国家卫生健康委等 12 部门	《健康中国行动——儿童青少年心理健康行动方案（2019-2022 年）》
2021 年	国家卫生健康委办公厅	《推进妇幼健康文化建设工作方案（2021—2025 年）》
2021 年	国务院	《中国儿童发展纲要（2021—2030 年）》
2021 年	国家卫生健康委	《健康儿童行动提升计划（2021—2025 年）》

资料来源：作者自制。

三、儿童身心健康策略路径

促进儿童身心健康发展的策略路径要以健康服务为核心，以健康保障为基础，以健康环境为支撑，以健康教育为动力。完善儿童健康服务体系，构建由中央到地方层层贯通的儿童医疗健康服务网络，建立完善家庭、学校、社区、社会共同合作的基层儿童健康服务体系。健全儿童健康保障体系，建立儿童保险、儿童福利、儿童救助三位一体的全面普惠型儿童保障制度体系，加快推进儿童保障立法。构建儿童健康环境支撑，从家庭环境、学校环境、社会环境、网络环境营造有助于儿童身心健康发展的外部环境。加强儿童健康教育普及，构建以家庭、学校、社区、专业机构为主体，以身体健康教育和心理健康教育为核心的儿童身心健康教育体系。

（一）完善儿童健康服务体系

儿童健康服务体系是儿童健康服务的供给载体，是促进儿童身心健康发展的基础。从服务主体来看，妇幼健康机构是提供多样化儿童健康服务的关键主体，承担着维护和促进儿童身心健康的重要职责。妇幼健康服务的质量关系着儿童抵御健康风险的能力，高水平的妇幼健康服务对于降低儿童患病率与死亡率，提高儿童早期的健康资本存量具有重要意义。目前，我国已逐渐形成以省、市、县三级妇幼保健机构为核心、基层医疗卫生机构为基础、大中型综合医疗机构及相关科研教学机构为技术支撑的妇幼健康服务网络，为儿童的身心健康发展提供覆盖全生命周期、全方位的医疗保健服务。① 儿童健康服务体系的构建，首先，需要多元主体的广泛参与，逐步建立由中央到地方层层贯通的儿童医疗健康服务网络，进一步完善家庭、学校、社区、社会共同合作的基层儿童健康服务体系。其次，儿童健康服务的有效供给依赖医院、社区、家庭三种转化路径，覆盖了基层、社区、疾控、医院、护理等医疗核心机构，在儿童身心健康成长过程中发挥重要作用。最后，注重发挥儿童保健服务对疾病预防的前置作用，加强对学校、幼儿园、托育机构卫生保健和疾病预防保健业务指导，完善儿童医疗卫生服务体系，强化基层儿童保健服务网络。

（二）健全儿童健康保障体系

儿童健康保障是儿童抵御健康风险、提升福利水平的重要制度。健

---

① 王芳. 促进儿童健康成长　推动社会可持续发展　《中国儿童发展纲要（2021—2030 年）》之"儿童与健康"解读 [J]. 中国妇幼卫生杂志，2021，12（6）：1-4.

全全面普惠的儿童健康保障体系需要强化政府责任、拓宽筹资渠道、调整报销范围以及强化转诊制度。政府是儿童健康保障的责任主体，儿童健康保障体系的建立与完善离不开与儿童健康保障相关的法律法规，推进构建儿童健康保障体系亟须加快儿童健康保障专项政策出台。相关部门要将均等受益理念融入儿童健康政策全过程，以实现制度公平性与合理性，推动建立面向全体儿童的健康保障体系。多元合理的筹资机制是保障儿童健康保障体系持续性的关键。拓宽筹资渠道，要在筹资结构方面发挥市场机制的作用，充分调动社会各界组织的力量，提高其出资积极性，促进医疗保险稳定发展。在筹资方式方面借鉴家庭联动参保模式，有效降低儿童参保成本，使儿童以更低的费用享受更高的待遇，提高参保意愿。在筹资标准方面，建立与医疗服务费用相适应的缴费动态机制，通过分档设立缴费标准，实现儿童健康保障受益的公平性。医保报销范围直接关系儿童群体的受益范围，将儿童预防保健纳入医保报销范围，应着重强调报销标准和报销范围的调整。在报销标准方面，合理调整儿童的起付线、报销比例、支付上限等内容，体现对儿童群体的政策倾斜。适当扩大报销范围，将预防保健中的有偿项目纳入医保报销，以解决儿童处于特殊年龄段下健康检查需求明显多于其他普通群体的问题。此外，要更好地发挥基层医疗卫生服务在儿童健康保障中的作用。通过加大全科医生的培训力度，注重对儿科的技术、人员支持，增加必要的儿科医疗设施配备，设置儿童保健服务相关科室，增加医护人员数量，强化医护人员专业素质等方式，提高社区医疗卫生机构水平。[①]

健全儿童健康保障体系，需要建立儿童保险、儿童福利、儿童救助三位一体的全面普惠型儿童保障制度体系，加快推进儿童保障立法。政府应从社会治理现代化的高度出发，健全儿童健康保障制度和托育体制，理顺儿童发展工作的管理体制，畅通卫健、教育、民政、人社、财政、医保等部门的合作关系及中央、省、市各级的管理隶属关系，避免因管理体制不畅导致儿童健康保障工作的责任交叉和推诿扯皮。

① 庄琦，庄丽，彭云直，等. 健康均等受益视角下儿童健康保障体系完善路径研究——以北京市为例 [J]. 兵团医学，2021, 19 (3)：8—11.

（三）构建儿童健康环境支撑

家庭、学校、社区是儿童身心成长的主要环境场域，良好的环境对儿童的身心健康发展至关重要。构建全方位一体化的儿童健康环境，需要家庭、学校、社区的协同配合，构筑整体性的身心健康支持环境。家庭是儿童早期健康习惯养成和健康资本积累的起始环境，家长在家庭环境中扮演着儿童身心健康发展引导者的角色。家长对儿童身心健康知识的普及、身心健康活动的支持和身心健康质量的监测可以在早期提高儿童身心健康素养。学校要构建完备的课程支持环境，依据学生兴趣爱好和个性特长，提供多样化的课程内容，提高儿童健康教育课程的质量。此外，随着城市化进程的加快，社区逐渐成为儿童日常生活的重要环境。因此必须要加强对社区健康环境的支持与建设，做好儿童青少年运动场所的开放管理、秩序维持、保养维护和卫生保洁，营造安全的儿童活动空间。举办联合家庭、社区共同参与的身心健康促进活动，将儿童身心健康知识整合到家庭、学校和社区的日常生活中。

构建儿童健康环境支撑，还必须重视健康网络环境对儿童的影响。随着互联网的快速发展，网络已成为儿童成长过程中接触最多的"第四类环境"。然而，网络在为儿童生活带来便利的同时，也对儿童的身心发展造成了一定的不良影响。构建儿童健康网络环境，需要坚决防止儿童过度使用、沉迷网络游戏，加强儿童网络素养教育，引导儿童形成健康的网络安全意识和网络使用习惯，为儿童提供绿色、安全、健康的网络环境。

（四）加强儿童健康教育普及

儿童健康教育的目标应直接指向儿童的身心健康素养。明确儿童群体健康教育的内容，是构建中小学健康教育内容体系的前提条件。儿童健康教育内容是一个综合性的体系，包含生理、心理及道德养成等方面。健康教育作为德智体美劳全面发展教育体系的重要组成部分，是促进儿童青少年终身可持续发展和全面实施素质教育的基本保障，是实现立德树人根本任务的基础工程。儿童青少年通过科学合理的健康教育获得系统的健康知识，形成正确的健康观念和行为技能，对整个社会能够起到移风易俗的作用，为提高全民健康水平奠定基础。①

加强儿童健康教育普及，要构建以家庭、学校、社区、专业机构为主体，以身体健康教育和心理健康教育为核心的儿童身心健康教育体系。学校层面，要充分调动全体教职工参与儿童健康教育工作的积极性，特别是加强心理健康专任教师、心理健康教育工作者等队伍的建设，努力建设一支素质优良的儿童健康教育师资队伍。家庭层面，要充分利用新媒体搭建家校沟通的桥梁，引导家长树立正确的教育观念，以健康的家庭氛围影响儿童，形成家校育人合力。社会层面，要依托工、青、团、妇等群众组织，文、教、体、卫等部门加大对儿童健康知识的社会宣传和对特殊群体的心理帮扶，并鼓励家长带领儿童参加志愿服务以增强社会责任感。

第五节　儿童健康促进发展

儿童健康促进实质上是为了改善儿童健康所开展的主动参与型社会行动。随着全球性儿童健康促进活动的开展，儿童健康目标从保障儿童生存到促进儿童发展，从保障基本生存安全到注重提升生命质量，儿童健康维度从传统一维医学模式转向生理、心理、社会适应三维模式，儿童健康模式从治疗服务向预防服务和健康促进转变，儿童健康工作从关注疾病状态下的介入向全生命周期健康维护拓展。

一、儿童健康促进体系

儿童健康促进通过倡导、赋权和协调，将儿童健康保健、儿童卫生服务、儿童体育和身体锻炼、儿童营养与食品卫生、儿童精神卫生和心

① 吴艳玲，陈云龙. 加强健康教育，促进儿童青少年"五育"全面协调发展 [J]. 基础教育课程，2021（23）：4-9.

理健康、儿童生活习惯与健康行为等多层面行动都纳入健康促进的视野之中，推进有益于儿童健康的社会环境的建设。

（一）儿童健康保健

随着疾病预防和治疗手段的进步，儿童健康的关注范围逐渐扩大。1977 年第 30 届世界卫生大会提出"2000 年人人享有卫生保健"的全球战略目标后，儿童卫生服务的范围从应对特定疾病治疗扩展到了关注卫生保健服务等健康影响因素。儿童保健最初的内容是以保障儿童生存为主的初级卫生保健，作为儿童保健持续进程的起始一级，在消除疾病和致病因素对儿童危害的基础上实现生长发育和卫生保健。伴随着新的健康问题逐步成为儿童保健的关注内容，儿童保健的重点调整为综合性儿童保健，以提高儿童综合发展水平为目标，涵盖生理、心理和社会能力的全面发展，强调开展全过程、高质量的儿童保健综合服务与管理。保健事业的重要进展表现为从维持儿童生存到促进儿童发展，从初级阶段单一的儿童保健服务转向全方位、多层次的保健服务，集福利性的基本保健服务与综合保健服务于一体，构建完整的儿童保健网络。

（二）儿童卫生服务

现代儿童卫生服务是涵盖预防、治疗和康复的全体系健康服务，包括以公共卫生为代表的儿童疾病预防、以临床医学为代表的儿童疾病治疗以及以康复医学为代表的儿童功能改善。

首先，在疾病预防方面，儿童卫生服务多以采取综合干预措施为重点，通过疫苗接种、及时就医、合理用药以改善儿童的健康水平，推广儿童疾病防治适宜技术，建立早期筛查、诊断和干预服务机制，加强儿童重点疾病防控和罕见病管理，实现从偏重传染病控制到强化各类疾病的全面防治，从被动消除疾病危害转向主动预防全生命周期的健康风险。其次，在疾病治疗方面，随着儿童的健康水平显著提高，儿童的疾病负担已经从治疗高发病率、高致死率的恶性传染性疾病转变为治疗非传染特征的慢性疾病和常见病。最后，在康复改善方面，针对特殊儿童的多重障碍构建涵盖障碍补偿、康复训练、医学教育、重点保障、开发潜能的综合康复体系。

（三）儿童体育和身体锻炼

儿童体育健康追求的价值逐步从防病、强身发展演变为全要素健康发展，儿童体育健康促进经历了"自然体育观—人文体育观—社会体育观"的变化。

在健康促进的初始阶段，与生物疾病观相对应的是以自然体育观为指导的体质健康思想，体育锻炼主要以防病为目的，致力于促进儿童生理健康，以单一的生理指标和锻炼运动项目来衡量儿童健康，对体育健康的认识较为狭隘。

在人文体育观的影响下，儿童体育健康的内涵逐渐演化为以增强体质为导向，以促进肌肉力量、骨骼健康、正常发育、内脏器官健全等生理机制的有序和全面为目标。

随着致病因素逐渐多元化，大体育观逐渐发展确立，儿童体育健康的外延也随之不断扩展，脱离传统"跑、跳"的局限思维，从多维角度挖掘体育的健康促进功能，以运动技能、科学健身、安全运动的培养为保障，以体育锻炼结合健康素养的提升为关键，强调提高对人体的认识和保护能力，更加关注构建儿童体育与健康学科核心素养相结合的知识体系，注重塑造健康行为和树立体育品德，将体育健康融入儿童的日常生活与学习中。儿童体育健康促进的实施阵地也从以学校为场域，延伸到涵盖家庭、社区的社会广泛空间。

（四）儿童营养与食品卫生

在儿童健康促进的目标下，儿童营养与食品卫生工作强调开展儿童营养健康教育，例如，加强儿童营养喂养咨询，改善营养膳食搭配，建立完善的青少年营养干预机制，对城乡青少年及其家庭加强营养指导，建立营养状况监测机制，构建从婴儿期到学龄期连续完整的儿童营养改善项目支持体系，开展食品卫生专项监督检查等，旨在为儿童提供营养丰富、安全、可负担且可持续的膳食环境，形成健康饮食新风尚，预防和减少儿童超重和肥胖。

（五）儿童精神卫生和心理健康

早期心理健康促进主要针对行为障碍、智力障碍、双相障碍、孤独症、精神分裂症和多种人格障碍等持续性、异常性的心理精神障碍进行治疗。但随着儿童一般性心理健康问题日益加重，并愈发呈负面的发展趋势（据联合国儿童基金会估算，2020 年，在 10~19 岁的青少年中，有超过13%的青少年患有精神疾病，其中焦虑和抑郁约占确诊精神疾病的40%①），儿童心理健康促进也在向预防一般心理问题拓展，以发展健康的心态、健全的人格、恰当的情绪为目标，帮助儿童提高心理适应能力。

（六）儿童生活方式和健康行为

儿童健康还包括行为和社会层面的含义。不健康的生活方式和行为习惯，如久坐、过度吸烟、酗酒、偏食、不合理用眼、缺乏锻炼等被认为是现代社会影响儿童健康的主要原因，对健康有着累积性的负面效应。因此，健康行为教育逐渐成为儿童健康促进的重要组成部分。传播健康知识，倡导健康理念，掌握健康技能，提高健康素养，养成健康的行为习惯和健康生活方式。在生理、生活层面，包括营养膳食、足量饮水、适量运动、作息规律、心理调适、及时就医、科学用药、不滥食野生动物和保持良好的个人卫生，以及拒绝烟草、酒精和毒品，形成绿色低碳、勤俭节约的生活习惯；在心理和社会层面，包括适应良好的家庭关系、工作关系、社会关系，通过社会活动适应社会发展环境、遵守社会规范，实现自我需要与外在社会的协调一致和动态平衡等。

（七）多层面健康促进

《渥太华宣言》提出的健康促进五大可持续发展方向为"健康的公共

---

① On my mind-promoting, protecting and caring for children's mental health ［EB/OL］. https://www.unicef.cn/reports/sowc-2021-executive-summary.

卫生政策、创造支持性环境、强化社区参与、发展个人技能、调整卫生服务方向"，正如这五个发展方向，最初的健康教育已经逐渐扩展为健康促进。儿童健康不仅受自身因素影响，也会受到共同生存环境的影响，可以肯定的是全社会面临着一些共同的儿童健康风险。因此，随着对儿童健康影响因素和机制研究的深入，在儿童健康促进的内涵中，社会化程度越来越高，要求政府、学校、医疗卫生机构、社区和家庭的合力参与。自20世纪80年代以来，世界卫生组织在全球倡导开展了健康城市、健康社区、健康促进学校、健康促进医院等多种类型的场所健康促进活动。儿童健康促进将个人的自我保健行为与健康教育、政府政策等支持性健康促进行为有机结合，提高社会对儿童健康的责任感，把健康融入所有政策，将儿童健康理念落实到政治、经济、社会等广泛领域，以维护和促进儿童的健康。

二、儿童健康促进政策发展

回顾健康促进政策文件，健康教育在健康促进中起主导作用，健康教育是健康促进的基础和核心，融合在健康促进的各个环节之中。健康促进是健康教育发展的结果，没有健康教育就没有健康促进。儿童健康促进政策发展经历了"医学模式—行为模式—社会模式"三个发展阶段，实现从"卫生教育—健康教育—健康促进"的发展。

（一）儿童健康促进政策发展阶段

1. 医学模式下的儿童健康促进

医学模式下的儿童健康促进是一种以疾病诊疗为中心，以卫生教育为方式，以解决儿童卫生问题为目标的生物医学模式。关注身体功能和生理结构，以疾病治疗为主，以宣传卫生知识、改善卫生状况为辅。

卫生教育作为健康促进的初始，最初主要集中在卫生知识宣传、改善卫生状况方面。发达国家的卫生教育起步较早，18世纪欧洲资本主义国家的卫生运动是健康教育思想的初步启蒙，1792年德国首创在学校开设卫生课。19世纪早期，儿童健康促进是控制疾病，进而提高生产效率的衍生物。1848 年，英国出台《公共卫生法案》，成为英国公共卫生史的开端。受 18 世纪欧洲资本主义国家卫生运动启蒙的影响，美国在 19 世纪初把卫生教育作为公立学校体育课的组成部分。

这一阶段的健康干预手段蕴含着保护儿童健康的基本思想，是一种生物医学模式，把卫生教育列为儿童健康保障的重要战略措施，主要集中在卫生宣传等方面，尚未形成完整的健康促进思想。但卫生宣传和教育不是健康促进的核心要义和全部内容，仅仅作为初级手段，局限于强调身体功能的正常运转和身体机制的有序协调，忽视了个体在健康干预中的主体性作用，尚未触及儿童生存发展的主要内容，难以达到实现促进健康行为、健康生活方式的理想目标。因此，这一时期的健康措施还未突破健康教育的范畴，处于初步萌芽阶段。

2. 行为模式下的儿童健康促进

行为模式下的健康促进将儿童健康议题进一步升级，以重视个人卫生行为、干预个人健康为主的健康教育将健康促进发展到了一个新的水平，扩充了改善卫生行为、培养卫生习惯等内容，健康促进工作逐渐从以疾病为中心转变为以人的行为为中心，从生物医学模式演化为行为模式，通过充分发挥个体能动性以调适个体行为、纠正不良习惯。

1978 年在阿拉木图召开的国际初级卫生保健会议提出"初级卫生保健是实现'2000 年人人享有卫生保健'这一战略目标的基本途径和策略"，引领了全球健康事业的发展潮流，儿童健康促进则被视为实现该目标的战略举措。会议通过《阿拉木图宣言》，该宣言对健康的定义进行重申，"健康是身体的、精神的健康和社会幸福的完美状态"，将儿童健康保障纳入初级卫生保健，突破了无病即健康的传统局限观念，实现对健康认识从生物层面到社会层面的转变。[①] 社会对健康与疾病认识的提高，使得健康政策的制定更加趋向于统一、全面的健康观。

3. 社会模式下的儿童健康促进

社会模式下的儿童健康促进认为，儿童健康促进是一种社会行动和

---

① 刘华，傅华. 健康教育与健康促进的进展 [J]. 中国全科医学，2001（10）：757-759.

社会战略，强调运用行政和组织手段，推动全社会承担健康促进系统工程，增加了社区、组织、社会市场、管理学、社会科学的相关理论。到了 20 世纪 80 年代，社会广泛认识到个人的行为方式受到社会健康环境的影响和制约，实现儿童健康需要将儿童健康教育与社会环境、医疗保健、社会规范等充分结合起来，综合考虑经济、文化、体育等方面，推动有益于儿童健康的社会行动的实施。

在世界卫生组织的推动下，以社会模式为主要特征的健康促进在全世界范围内得到了广泛传播。1986 年，第一届国际健康促进大会通过《渥太华宣言》，举起了"健康促进"的旗帜，成为日后健康促进实践的基本框架，是健康促进发展史上的一个里程碑。1988 年，第二届国际健康促进大会主要探讨健康的公共政策，强调政府对健康负有责任，应把健康促进同经济、社会政策相协调确定为重要目标，肯定了妇女儿童是初级卫生保健的促进者。1989 年，联合国大会通过《儿童权利公约》，承认儿童在社会、经济、政治、公民和文化领域的作用，全面设立了保护儿童权利的最低标准。1991 年，第三届国际健康促进大会发布的《松兹瓦尔宣言》以"建立有利于健康的支持性环境"为主题，强调了"可持续发展"的理念，针对公众对于全球环境恶化的关注表示回应关切，号召国际社会建立关于健康和生态的新机制。1995 年，世界卫生组织西太区制定了地区性的政策——《健康新地平线》，强调以人类健康为中心，从出生到青春期是生命的准备期，实现生理和社会健康的和谐统一，把健康促进和健康保护作为未来卫生政策的抓手。2000 年，《墨西哥部长宣言》提出建立公平的桥梁这一要义，关注儿童这一弱势群体的健康问题，强调儿童健康促进是全社会的共同行动，打破了儿童健康促进的"小卫生"局面。2005 年，在泰国曼谷召开的第六届全球健康促进大会上通过的旨在促进人类健康的《曼谷宪章》，以全球化世界中的健康促进为主旨，关注增加健康促进方面的投资，建立政府、私人和非政府组织间的健康伙伴关系。2009 年，第七届全球健康促进大会提出"缩小健康促进实施中的差距"。2013 年的《赫尔辛基宣言》，围绕"将健康融入所有政策"的主题以实现有效的健康治理，呼吁重视健康的广泛影响因素①，为儿童健康政策提供组织和技术保障。历届健康促进大会都将健康促进作为实现儿童健康的重要策略和理想目标，儿童健康促进这一议题的内容框架和脉络路径逐渐成熟。

（二）儿童健康促进的政策实践

从 20 世纪 70 年代起，儿童健康教育开始受到国际社会的高度重视，各国相继开展了多样化的理论研究与实践探索，积累了丰富的经验，取得了令人瞩目的成就，为促进全球儿童健康做出了重要贡献。

1. 健康行为改变：芬兰北卡项目

芬兰于 1962 年成立健康促进中心，将健康的环境、健康的生活方式、优质的卫生服务作为构成健康促进的三要素。面对心脑血管疾病引发的健康危机，1972 年实施北卡健康促进项目，引导建立健康适宜的生活方式，提出"芬兰行为改变模式"，以青少年为重点对象，干预吸烟行为，是第一个以社区为基础，通过干预生活方式，预防慢性疾病的成功范例，成为世界健康教育与健康促进历史上的经典样本模式，其经验被推广到全球。

2. 综合健康：美国的学校健康教育体系

1974 年，美国健康教育总统委员会提议设立健康教育局，负责总揽指导全国的健康教育工作。1987 年，美国提出"综合性学校健康教育"，教育对象是从幼儿园到高中的学生，秉持综合性、实践性、发展性原则，将学科课程和活动课程相结合，形成综合性的全面健康教育体系，包括学校健康服务、学校健康教育和学校健康环境；② 将学校健康服务机构划分为"以学校为基础"和"以学校为连接"两类，构建涵盖学校、社区、家庭等为主体的协调教育模式。综合性学校健康教育在提高学生健康水平、减少危害行为、掌握健康技能方面成效显著，并在国际范围内

---

① 王虎峰. 全球健康促进 30 年的共识与经验——基于全球健康促进大会宣言的文本分析 [J]. 中国行政管理，2019（12）：133-139.

② 张莹，王建平. 美国综合性学校健康教育：密歇根课程模式研究 [J]. 外国教育研究，2006（2）：70-75.

得到了广泛的认同与推广，其中，密歇根课程模式最具代表性。

3. 健康共赢：欧洲健康促进的学校网络

1992 年，欧洲共同体、欧洲委员会和世界卫生组织欧洲地区办事处 3 个国际机构建立欧洲健康促进学校网络（European Network of Health Promoting School），基于合作共赢理念创建促进儿童健康的学校支持环境。健康促进学校作为儿童健康促进的新模式，让儿童有机会在学校中接受教育，健康促进学校的建立涉及学校全体人员，通过发挥学校的组织潜力，制定健康服务方案并在全校推广，为学生提供全面的健康服务。2021 年世界卫生组织发布《将每所学校建成健康促进学校的全球标准和指标》，将健康促进学校的实施划分为咨询、分析、选择、执行、检测 5 个周期，并明晰了健康促进学校的 13 个具体领域①：

（1）加强跨部门政府以及多方利益相关者的协调；

（2）制定或更新政策；

（3）加强学校领导和治理实践；

（4）分配资源；

（5）使用基于证据的惯例；

（6）加强和社区伙伴的关系；

（7）投资学校基础设施；

（8）开发课程和相关资源；

（9）确保获得教师培训和专业培训学习；

（10）确保获得全面的学校卫生服务；

（11）组织学生；

（12）组织父母、照护者和当地社区；

（13）监测和评估。

---

① Making every school a health-promoting school-implementation guidance ［EB/OL］. https://www.who.int/publications/i/item/9789240025073.

三、儿童健康促进策略路径

（一）推动落实"将儿童健康融入所有政策"

推进将儿童健康理念融入公共政策，坚持儿童优先发展，把保障儿童健康作为经济社会政策的重要目标。健全儿童政策体系，构建共建共治共享的儿童健康治理观，融入卫生、住房、城乡、交通、教育、环境等不同领域的政策，建立统筹的领导和组织机构，形成健康促进的长效工作机制，建立健康影响评价评估制度和健康论证制度，系统评估影响儿童健康的相关因素，关注儿童生命的全周期、儿童健康的全过程以及儿童服务的全方位管理，满足儿童不断增长和发展的健康需求，提供高水平、多层次的儿童健康服务，形成共享健康、崇尚健康、促进健康的社会氛围。

（二）提高儿童健康素养

儿童健康素养包括树立健康观念、传授健康知识，具有判断自身健康状况、获取有效健康信息、使用健康产品、合理利用健康服务的能力等内容。儿童健康素养行动旨在帮助儿童掌握健康管理和健康促进的技能，帮助儿童作出科学合理的健康决策、养成健康生活习惯、保持适宜的健康行为和减少健康风险。通过对家庭、社区和儿童个体进行健康指导及干预，提升综合健康能力。党的二十大报告指出，要健全学校、社会育人机制。开展学校健康教育，丰富和提高儿童的健康知识和技能，以中小学为重点，把健康教育作为全教学阶段的基本要求和重要内容，建立多样化的学校健康教育模式，实现学科教学与健康教育相契合、课堂教育与课外实践相连接、经常性教育与集中式教育相融合，形成全面促进、共享健康的健康文明校园氛围。开展儿童健康文化建设，通过专项科普行动，广泛传播健康知识和技能，规范建设各类健康栏目和专题节目，利用新媒体拓展健康教育，推广优秀科普作品，编撰出版有关健康教育的读物，发挥全媒体健康知识传播机制在儿童健康素养促进中的示范和引领作用，增强社会公众对儿童健康促进的认识，充分调动社会参与儿童健康促进与教育事业的责任心和创造性，使儿童健康促进发展为社会共识和自觉行动，营造多元参与、关注健康的健康文化格局。

（三）塑造自主自律的儿童健康行为

儿童健康促进需要加强饮食教育，保障儿童食品营养健康。营养均衡、膳食多样、烹饪健康是健康饮食的内在要求。开展儿童健康营养计划，如"儿童生命早期 1 000 天营养健康行动"，增强营养供给能力，在学校原料供给、供餐模式、食品安全、监管检查等环节下功夫，加强对学校、家庭、儿童的营养健康指导，建立健全儿童营养评价、食品监测、膳食指导等营养干预体系，采取"运动+营养"的健康管理策略，逐步解决儿童营养不足与过剩并存问题，改善儿童超重和肥胖状况。开展控烟限酒，帮助儿童正确认识烟草危害，加强烟酒危害宣传教育，牢固树立"自己是健康第一责任人"的健康责任观念，加强无烟环境建设，创建无烟学校、无烟家庭，规范电子烟危害宣传和监管。与此同时，强化公共场所控烟监督执法和有害使用酒精监测，卫生保健和康复部门积极加强合作，提供烟草酒精依赖诊断、咨询、预防和戒烟戒酒服务，提高干预能力和干预力度，营造控烟限酒的良好社会环境。促进儿童心理健康培养，通过开展生命教育、挫折教育和健康教育，引导儿童树立健康理念，掌握心理健康知识，培育积极向上的心理素质。帮助儿童识别心理危机的信号，掌握应对不良情绪的方法和技能，培养自我认知、自我调节和心理适应的能力，从而有效预防心理危机。

（四）创造儿童健康支持性环境

建设儿童健康社会，需要把健康区域建设作为重要抓手，以人为本，全面推进卫生城市/社区、健康城市/社区的建设，把儿童健康融入城乡社会规划、管理、发展的各方面，建设政策、服务、权利、空间、文化友好的城市和社区，将儿童健康列为社会治理的重要目标，在城乡综合治理中探索健康治理模式。以各类健康场所为具体抓手，建立健全以政府为引导、家庭为基础、学校为核心、医院为兜底、企业为补充、专业机构为指导的儿童健康教育与健康促进工作网络。优化儿童健康成长的自然环境和人居环境，加强影响健康的环境问题治理，重视环境风险对儿童群体的脆弱性影响（空气污染、噪声污染、道路交通事故和灾害风险），遵循绿色发展理念，健全健康环境监测评估制度，重点抓好空气污染、土壤污染、水污染等环境污染和重金属污染的综合防治，解决影响儿童健康的关键环境问题，开展垃圾处理、污水治理、公共厕所建设、绿地优化、卫生设施的整治工作，健全公共卫生安全体系，维护道路交通安全，创造健康安全的环境。

（五）完善智慧儿童健康服务

推行"互联网+儿童健康"服务模式，建立以互联网、信息化、大数据、云计算、5G 技术、物联网、智联网、人工智能、移动客户端、可穿戴设备、区块链等数字技术为基础，以数字医疗服务、数字医药保障、数字医疗保险、数字公共卫生和数字儿童健康产业为表征的完整的儿童数字健康体系，实现跨部门联动、跨区域整合、跨领域交汇的儿童健康协同治理，提供健康教育、疾病预防咨询、远程会诊、线上转诊、诊间结算、移动支付、智慧监控、评估指导、结果查询和康复护理等多形式的智慧儿童健康服务。建设儿童健康信息化服务体系，通过数字化平台的信息交流进行健康信息发布和舆情引导，完善儿童健康大数据，实现儿童健康信息标准化和规范化、健康管理动态化、智能化，健康服务信息化、便利化，整合协同诊疗、药品价格、医保结算和健康服务等信息，建立健全统一的儿童健康信息服务平台，建设权威的儿童健康科普平台，提高儿童健康治理的效率和质量。加强儿童健康领域科研创新，依托数字技术实现疾病防控、生物治疗、新型疫苗、智慧医疗等关键技术突破，鼓励和支持儿童药品、适宜剂型和医疗器械的研发，推动高质量科技成果在儿童健康领域的转化和应用，推广儿童医疗保健适宜技术和用品，推动儿童健康科技创新。

第五章
儿童健康保障责任

　　儿童健康问题已经从传统的家庭领域问题变为社会关注的热点，并被纳入国家发展议程，因此需要构建政府、家庭、机构、社会和学校多元协同的责任保障体系。政府通过制度确立维护儿童健康的价值理念，承担保障儿童健康的公共责任，家庭是保障儿童健康的核心主体，通过科学育儿确保儿童健康成长，其他市场主体和社会组织补充国家与家庭在保障儿童健康过程中的不足，从而形成儿童健康保障的多元协同责任体系和网络。在多元主体保障体系中，各主体根据自身特点承担不同的责任，在儿童保育、养育、教育等方面发挥积极作用，全方位保障儿童健康福利，提升儿童健康水平。

第一节　政府保育

　　政府保育问题的影响面广泛，为儿童提供综合性社会服务，为家庭养育提供制度化的国家支持，维护儿童身心健康成长，以上都是政府保育的重要内容。从历史上看，政府保育经历了从"个人事务"到"国家议题"，从"最低救助"到"全面保育"的发展演进。从实践来讲，政府应积极承担起保障儿童健康的公共责任，使用综合性的政策工具，从经济支持、服务供给、制度保障、公平促进方面履行保育责任。

一、政府保育的发展演变

（一）从"个人事务"到"国家议题"

在传统农业社会中，政府在家庭失灵的情况下对儿童提供最低限度的干预和帮助。传统社会盛行养儿防老、传宗接代的生育文化，传统家庭的养育模式基于家庭主义和性别分工，主要由以母亲为主的女性家庭成员无偿承担儿童的日常照护和健康保障，形成了传统社会下生育、养育、教育一体化的自发机制，在家庭中形成养育儿童的内部联络网。彼时，家庭作为社会的基本单位，儿童健康被视为家庭和个人事务，国家的政策实施着力点也往往集中于家庭层面，儿童健康尚未独立成为社会议题，致使国家在儿童健康话题中处于缺位状态。

儿童健康议题是工业革命下城市化与现代化进程的附属品，儿童健康越来越被认为是影响国家人力资源的重要因素，儿童健康发展逐步进入了公共事务的范畴。工业革命之后，西方国家开始系统关注并促进儿童健康发展，与儿童相关的公共卫生问题呈现出政治化特征，儿童与国家发展之间的联系开始紧密起来。而在当今社会，随着气候、生态环境的恶化，加之社会发展节奏的加快，儿童面临着更广泛、更复杂的健康风险，同时儿童收益社会化与儿童养育成本私人化之间的脱节，导致家庭负担日益沉重。在人口结构、家庭结构、社会结构均已发生变化的多重影响下，健康作为儿童的一项基本权利，已推动儿童健康成为公共性问题和政治性目标，强调政府在儿童保育中的参与和投入，要求政府共担育儿成本和风险以支持家庭功能的重要性不言而喻。

（二）从"最低救助"到"全面保育"

纵观政府责任在儿童健康领域的演变过程，不难发现，儿童健康的最初内容是保障儿童生存。这一方面体现在当时政府保障儿童健康的战略重点是初级卫生保健和疾病预防治疗，旨在消除疾病危害、降低死亡率，实现儿童良好生长发育和卫生保健。另一方面，早期儿童健康政策主要面向低收入家庭的困境儿童等群体，旨在通过事后救济、补助等措施提供以身体保护和生活照料为主的服务内容，体现出社会救助的特征。一旦家庭无力或不愿承担照管子女的义务时，或当儿童面临虐待时，国家运用公权力强制介入，直接干预以履行保障儿童健康的责任。

随着全球性儿童健康活动的开展，儿童健康目标从保障儿童生存转变为促进儿童发展，从保障基本生存安全到注重提升生命质量，儿童健康维度从传统一维医学模式转向生理、心理、社会适应三维模式，儿童健康模式从治疗服务向预防服务和健康促进转变，儿童健康工作从关注疾病发生后的介入到全生命周期健康维护，儿童健康观念的转变促使政府保育的内涵和范畴得到丰富拓展，更加注重向儿童提供综合性社会服务，为家庭养育提供制度化的国家支持。政府的公共职能定位越来越强调充分利用有限的健康资源，关注保护儿童权利，坚持儿童优先和儿童利益最大化原则，制定儿童健康政策、营造儿童健康环境、提供儿童健康服务以实现儿童身、心、社会适应各方面的健康成长，构建公平可及的儿童健康服务体系，消除和控制健康危机，促进儿童健康发展和健康保障。近年来，儿童健康发展政策体系日益完善，儿童健康保健、儿童卫生服务、儿童体育和身体锻炼、儿童营养与食品卫生、儿童精神卫生和心理健康、儿童生活习惯与健康行为等方面得到了更全面的保障。基于儿童健康的伦理价值和现实意义，实现儿童养育成本社会化和儿童财富收益社会化之间的动态发展和持续循环，切实回应父母养育儿童的需求和儿童健康发展的需求，实现儿童健康成本和责任的社会化、多元化，成为诸多国家的关键性政策议题。

二、政府保育的责任

(一) 经济支持

儿童健康事业具有极强的外部经济性，因此落实政府筹资责任与投入责任至关重要。政府投入适当额度的公共资金，明确政府间财政事权和支出责任，健全利益补偿机制，是强化家庭功能、实现儿童健康成长的前提，是政府保育的首要责任。经合组织国家家庭数据显示，成员国儿童家庭公共支出占国内生产总值的比重在 2001—2015 年从 2.14% 上升到 2.58%，对于儿童健康保障的支持力度不断加大。①

政府降低家庭养育经济成本、调动家庭养育动力的方式较为多样。通常，政府采取的是补贴、津贴、奖励、公共补助金、抵用券、政府购买、税收优惠等手段相结合的经济组合激励政策。例如，我国实施 3 岁以下婴幼儿照护专项附加扣除以助力降低养育成本，并对扣除标准、方式、时限及相关事项进行规定；在日本实行的是"幼保无偿化"政策，减免幼儿园和儿童机构照护费用，推行《儿童抚养津贴法》和《特别儿童抚养津贴法》。此外，针对困境家庭提供基于资产调查的专项补助，是对困境儿童提供健康保障的有力举措。2009 年，我国规定社会散居孤儿最低养育标准为每人 600 元/月，福利机构儿童最低养育标准为每人 1 000 元/月，并对费用涵盖范围进行规定。2014 年《国家贫困地区儿童发展规划（2014—2020 年）》提出为 0~6 岁残疾儿童提供康复补贴，并为特殊困难儿童发放基本生活费。

政府还通过加强对儿童健康保障体系的财政支持来增加对儿童健康的资源供给。为了推动儿童保育事业稳定发展，将儿童保育资金单列纳入社会保障预算，完善儿童健康事业财政预算和财政转移支付，保障儿童专业机构和健康保育工作的人员经费、发展建设和业务经费是基本要求。除了提供直接财政补助外，政府购买也是一种行之有效的方式，如

---

① 杨琳琳. 福利国家儿童照顾政策的发展与镜鉴 [J]. 兰州学刊，2021 (2)：87-105.

芬兰设置了由政府出资的家庭日托班，保障有育儿经验的母亲经政府审查后可以在家中开设托儿班。在资金来源上，市场运作、家庭出资、社会组织募集等都是不可或缺的渠道。面对儿童健康高质量发展的现实需要，加强政府与社会、企业合作从而形成多元、持续的经费筹措和投入机制至关重要。

（二）服务供给

政府不断扩大儿童保育范围，丰富儿童健康内容要素，提供多样、普遍的儿童健康服务。为了整合健康资源，建立一套普惠性的儿童公共健康服务体系，许多国家都强调完善与健康相关的公共设施，健全服务功能，增强服务能力，开设儿童卫生服务项目，拓展儿童健康福利保障范围，构建全面覆盖的儿童健康服务体系。

在健康成长方面，以儿童五官保健服务为重点，开展健康口腔、健康骨骼、健康眼睛、健康智力等健康服务行动，提供全方位、多流程、个性化的儿童健康服务。除此以外，加强对学校、幼儿园、托育机构卫生保健和疾病预防等健康工作的指导也是政府服务的重点方面。例如，芬兰在社区对学龄前（7周岁之前）儿童进行生理、心理和社会适应状况评估，对父母提供安全、照护和家庭关系的咨询教育和支持并开展学校卫生服务。[①]

在健康生活方面，公共托育服务是政府保育的主要方式。政府鼓励、引导、扶持托育服务事业和服务机构的发展，广泛提供儿童托育设施和服务，充分发挥社会的力量维护儿童健康权利，构建包括公立托幼、公益托幼、市场托幼在内的全面托幼服务体系。具体实践中，英国通过提供托儿所、儿童看护中心、游戏小组、接待班等形式开辟儿童活动和服务场所；美国设置幼儿中心和福利中心以满足儿童健康需要；新西兰的儿童服务大致可分为兼职和全职两类，涵盖教育、护理和正式家庭服务，其中兼职性服务包括游乐场义务教育和提供远程服务，还会在学前阶段

[①] 杨杪，吴向泳，高解春，等. 芬兰儿童全程医疗保健服务管理经验和启示 [J]. 上海预防医学，2021，33（1）：79-83.

设立以社区为基础的幼儿园。2017 年，丹麦 6~11 岁儿童在一周内正常使用校外护理服务的比例高达 68%，捷克儿童校外护理服务的参与率达到了 58%，挪威则达到 36%。[①]

（三）制度保障

政府根据实际发展状况制定并完善保育政策，优化政府介入儿童健康的制度设计和功能定位，合理划分责任，营造有利于儿童健康的制度条件，部署儿童健康工作，推动各项政策落实。

政府主导和统筹儿童健康保育的社会化过程已经得到了社会的广泛关注和认同。一方面，各国通过立法的形式保障国内儿童健康权利，无论是宪法还是卫生保健法都注重对儿童健康的保护。另一方面，儿童健康权利的国际标准不断完善，1989 年联合国通过的《儿童权利公约》作为儿童权利史的里程碑，阐明了政府保障儿童权利的责任，规定了政府要为儿童提供社会服务和经济扶助。1990 年，世界儿童问题首脑会议通过《儿童生存、保护和发展世界宣言》，认为儿童幸福需要最高一级的政治行动，将改善儿童健康状况和营养作为政府的第一项责任。2000 年世界教育论坛通过《达喀尔行动纲领》，提出各国政府有义务对幼儿保育进行全面改善，体现了国际社会关注儿童健康的决心。简而言之，各种权利宣言都表达了公共部门通过实施制度政策和建立社会条件来保障儿童健康的重要性、紧迫性和必然性。

首先，政府把儿童健康工作纳入国家发展规划中，将儿童健康纳入政府责任考核中，设立专门机构落实儿童健康保障责任。早在 1912 年，美国设立儿童保护服务局（Child Protective Service，CPS）作为专门处理儿童问题的核心政府部门，为儿童权益的保障发挥了重要作用。澳大利亚设立儿童保教质量局，颁布《国家早期保育与教育战略计划》《国家保

---

① OECD Family Database. Out-of-school-hours care services ［DB/OL］. https://www.oecd.org/els/family/PF4-3-Out-of-school-hours-care.

教服务法》，明确儿童早期保育服务的规范路径。① 在 19 世纪 70 年代早期儿童教育和保育并重的模式基础之上，1973 年芬兰颁布了《儿童保育法案》；1997 年日本对《儿童福利法》进行重要修改，成为普惠式儿童福利制度变革的开端；自 2001 年开始，韩国开展"儿童保育促进计划"，于 2014 年设立了早期教育与保育整合办公室，将儿童健康作为经济社会政策的重要目标。

其次，政府坚持儿童优先发展，将儿童健康理念融入公共政策，对社会、经济、环境、生产生活方式等儿童健康影响因素进行充分关注、系统评估和有效应对，在统筹安排、科学规划的基础上，完善儿童保育建设标准、工作制度和管理规范，巩固儿童健康的政策投入保障、组织管理保障和体系建设保障。

最后，政府运用政策工具提供父母养育儿童的时间支持、精力支持和经济支持，帮助平衡家庭和工作冲突，兼顾就业和育儿需求，具体表现为实施带薪产假、育儿假和儿童生病护理假政策，分担育儿成本的生育保险和儿童健康保险政策，保障儿童健康的儿童预防免疫政策和医疗保障政策，同时有效衔接就业政策、教育政策、社会保障政策等。尤其是在儿童健康保障领域，明确儿童健康保险的保障对象、适用范围、费用征集和服务提供等环节，对儿童参加社会健康保险提供专门的优惠政策。例如，德国遵循"免费联动保险原则"实施儿童健康保险，实行家庭参保即儿童跟随父母享受医保；② 瑞典则在世界上首次为父亲设置育儿假，育儿家庭可享受共计 480 天父母共享、灵活支配的带薪育儿假。

（四）公平促进

政府保育的重要职责就是矫正市场失灵和家庭失灵，并对父母亲权进行国家监督，进而保障儿童健康公平。政府在儿童健康领域的使命是

---

① 张泽东，任晓玲. 澳大利亚联邦政府早期保育与教育改革的政策及实践 [J]. 首都师范大学学报（社会科学版），2021（2）：172-181.

② 浦雪，耿书培，柴培培，等. 儿童健康保险政策的国际经验及启示 [J]. 卫生经济研究，2018（1）：43-46.

合理配置资源，推动所有儿童都达到或趋向身体、心理、社会适应三位一体健康的理想状态，为儿童提供广泛的公共健康支持，公平地分配健康服务，消除社会经济等因素对健康的不利影响，减少健康不平等，保证儿童的健康机会均等化和资源共享，保证把健康服务贯彻落实到每一个儿童及其整个生命历程中。尤其是要规范体弱儿、高危儿健康服务，加强孤儿、流动儿童、留守儿童和困境儿童等重点人群的健康管理。除此之外，公平促进涵盖了有效发挥监督管理职能的基本含义，需要政府基于政策和指标体系，实施统筹权责一体、高效透明的健康服务监管机制，确定科学合理严密的监管体系，明确服务对象、统领服务标准、规范技术标准、落实服务责任、干预服务价格、细化资金利用、监督建筑安全、保障人才培养。同时，要强化对儿童健康保障执行的监督和管理，进行动态调适、提高效能，确保健康公平可及，并加强督促指导和监测评估。

通过相对完善的法律法规政策体系，发达国家积极保障儿童健康权利不受侵犯。为防止虐待儿童，英国 1889 年颁布实施了《儿童法案》，首次明确赋予国家剥夺父母监护权、介入保护儿童的权力，国家在儿童监管方面的职责逐步显现。20 世纪下半叶，美国陆续颁布《特别未成年儿童援助法案》《儿童虐待预防及处理法案》《收养救助与儿童福利法案》。同时，政府通过缩小儿童健康在城乡、区域和群体之间的差距，消除对儿童的歧视，矫正信息不对称，改善低效的资源配置，减少儿童贫困，实现儿童人力资本投入积累的最大化。例如，1988 年，美国在推出《平等开端计划》后进一步落实《不让一个儿童落后法》，为困境家庭和儿童提供生活帮扶、养育指导等关爱服务。

第二节　家庭养育

正如《儿童权利公约》中所规定的，父母是儿童养育的主要责任人。家庭承担着养育儿童的主要功能，家庭养育经历了从"亲情联结"到

"规范养育"、从"家庭本位"到"社会分担"、从"粗放育儿"到"精细养育"的发展演进。迄今，家庭仍是儿童养育的主要单位和儿童健康成长过程中最基本的支持系统。家庭养育的责任主要体现在日常照料、情感维系和物质保障三个方面。

一、家庭养育的发展演变

(一) 从"亲情联结"到"规范养育"

家庭是以血缘关系为纽带联结而成的，是最基本的社会细胞和生活单位。儿童养育是家庭的主要功能和现实目标，传统的家庭养育是基于情感关系的非正式活动，强调通过家庭功能满足儿童健康需求。儿童养育的家庭供给高度依托家庭内部的道德和伦理联结，并且家庭养育在很大程度上受家庭成员年龄、文化程度、职业类别、养育角色、家庭形态、子女排行以及育儿观念的影响。因此，儿童健康保障主要基于家庭的自觉意识、责任观念和亲属情感维系，是基于亲情和基因关系产生的伦理责任和自发行为，没有统一的标准规范和严格的规则约束。

伴随着经济发展、社会变迁和科学养育观念的树立，家庭养育的责任逐步被法律所确认并强化，家庭养育的内容和方法逐渐规范化、科学化，即在强化父母或其他监护人是儿童健康"第一责任人"意识的过程中，依托家庭实现科学育儿和健康养育。与以往所不同的是，现代家庭育儿强调关注儿童道德品质、身体素质、生活技能、文化修养、行为习惯、社会活动等多方面，在医学发展和知识普及的影响下，家庭养育应遵循儿童成长的正常发展规律已成为普遍共识，社会文明和心理学的进步，也使得家庭养育是在主要家庭成员间以平等的合作伙伴关系开展，强调父母一致参与，协同养育。因此，在人口结构变化和劳动参与率上升的影响下，家庭养育责任的合理分担十分必要，能使家庭成员间达成工作与生活、养育与养老的平衡，这尤其表现在家庭成员代际抚养的趋势愈发明显。值得注意的是，代际抚养要特别关注"一老一小"的健康问题，避免因精力不足、身体不适造成"一老一小"的健康受损，还应注重通过积极有效的代际交流形成科学、一致的养育观念，促进家庭稳定与和谐，提高家庭的整体功能，维系家庭养育的良性发展。

（二）从"家庭本位"到"社会分担"

在传统亲权视角下，家庭养育是实现儿童健康的最直接和最基础模式，人们认为家庭承担着儿童养育的无限责任。家庭贯穿儿童成长的全过程和各方面，需要承担的职能包括保护儿童权益和限制危害因素，对儿童的人身、财产及其他合法权益实行监督和保护。传统的家庭养育观认为，即使父母无力养育或不愿养育，儿童养育的责任也应由其他家族成员承接。可见，家长在儿童健康中有决定权和自由裁量权，家庭提供的内部资源是儿童成长发展的前提，而家庭外部提供有限配合或低度援助。在家庭养育模式下，儿童是父母的私有财产，养育儿童的收益也基本直接由家庭享受。

时至今日，家庭依旧作为儿童养育和儿童健康成本的主要承担单位。家庭作为儿童健康成长的基本支持系统，无法被置换或替代。但随着家庭结构松散、家庭功能弱化、家庭关系淡漠、家庭规模缩小，核心家庭已作为最普遍的家庭模式代替了传统的大家族，家庭形态也发生了巨大变化，出现了空巢家庭、留守家庭、流动家庭、离异家庭、重组家庭等。基于劳动力市场的竞争压力，家庭代际互助和隔代养育成为珍贵的养育资源，但这一养育路径也受到了现实挑战。随着现代养育内容精细化、养育投入扩大化，在"高成本-低意愿"的约束下，家庭所承担的儿童养育成本非常大。但由于儿童健康的正外部性日益增强，儿童发展愈来愈被视为必要的社会投资，家庭养育逐渐具有公共服务性质①，因而，家庭养育成本的社会化分担日益成为国家治理的重点。在当今社会，构建儿童健康保障责任风险共担、效益共享的格局，需要政府、市场、社会、学校等主体对家庭在儿童养育中的难点和短板进行"补位"。

① 曹信邦，童星. 儿童养育成本社会化的理论逻辑与实现路径 [J]. 南京社会科学，2021（10）：75-82，135.

（三）从"粗放育儿"到"精细养育"

传统社会中，低收入、多子化是家庭的主要特征，家庭主要采取粗放型的养育方式，形成了儿童养育成本低、时间短、资源少的特点，家庭养育以提供儿童基础生活需要和维持家庭的持久存续为目标。现代家庭则往往是在儿童养育"成本-收益"比较的基础上作出经济选择，对儿童健康的投入从保障基本需求到满足更高需求，最后到提高儿童发展福祉，家庭有意愿选择更多样、更优质的资源支持儿童成长。为了儿童全面发展，家庭在教育、医疗、住房、社会保障等方面为儿童健康争取更丰富的物质支持，包括获取清洁的水源、健康的食物，补充平衡多样的营养，居住在儿童友好的社区，出行在安全便利的街道，接受优质高层次的教育，缓解心理压力和精神负担，购买医疗保险提高健康资本存量，降低健康风险的冲击，以及提高家庭经济水平从而享受优越的生活条件和成长环境，多方面夯实"幼有所育"的家庭基础，增强家庭养育的资源和能力。这体现出养育方式从"粗放育儿"逐渐转向"精细养育"，养育观念从注重子女数量转为养育质量提升。

二、家庭养育的责任

（一）日常照料

家庭养育被广泛视为儿童健康成长的最佳养育安排，其中的一个重要原因是父母在对儿童提供日常照料方面具有无可比拟的优势。据统计，平均88%的0~5岁儿童与父母一起生活，而75%的12~17岁的儿童与父母同住。① 家庭提供的日常养育、照料服务是儿童成长生活的重要组成部分，基于父母亲属权、情感、血缘关系，父母是照料儿童的最佳人选。由于密切的生命联系和生活接触，家庭养育的内容非常广泛。第一，通过进行婚前、孕期保健和分娩后的健康监测可以强化新生儿生命早期基

---

① OECD Family Database. Living arrangements children ［DB/OL］. https://www.oecd.org/els/soc/SF_1_3_Living-arrangements-children.

本保健，事关儿童健康基础及发育潜能。第二，父母可以在儿童疾病过程中提供判断和监测，并在后期提供康复照料，尤其是预防和矫治视力不良、龋齿、肥胖、贫血、手足口病等儿童常见疾病和慢性病，以及胃炎、过劳、脊柱弯曲、神经衰弱、性早熟等儿童成长过程中显现出的新问题。第三，通过家庭食育能够保持膳食营养摄入和营养合理配比，有利于儿童健康管理，促进儿童全面生长发育。第四，日常照料在防范儿童沉迷网络、熬夜、运动不足、饮酒、吸烟等危害健康的行为和生活方式中发挥重要作用，并且也能帮助儿童养成良好的生活习惯，掌握自理能力和健康技能，树立自我保护意识和安全防护意识。值得一提的是，家庭日常照料的重要内容还包括家庭教育。党的二十大报告提出，要健全家庭育人机制，加强家庭家教家风建设，加强和改进未成年人思想道德建设。家庭教育的本质就是生活教育，它具有渗透性、基础性、持久性的特点。家庭教育的主要内容是培育儿童的思想品德、文化修养、行为习惯、生命安全和社会交往等，涵盖了与儿童成长相关的领域，无论是在儿童成长的哪个阶段都能为儿童心理健康及生理健康提供有力支持。

（二）情感维系

父母养育是一种基于情感的关系伦理和道德实践，家庭作为儿童重要的精神依托，实质上是由家庭成员的相互支持和联结互助凝集而成的情感共同体。情感支持是家庭和睦的前提，家庭环境深刻影响着儿童的成长，父母是儿童模仿、学习以及调节的主要对象。当儿童在家庭中受到鼓励、关注、尊重、理解，就能够产生情感满足，获得更为直接、温情的亲子互动体验，缔结亲密和睦的亲属关系网络。因此，家庭情感就是儿童自我价值实现的重要组成部分。现代家庭养育要求家庭成员强化主体责任意识，树立正确的观念，坚持科学的方式，运用温和的手段，借鉴育儿策略指导，提升家庭养育质量，形成良好的家庭秩序，减少儿童异常行为发生的概率，避免儿童精神空虚、行为过激。同时，现代社会的父母养育注重家庭建设，在维系家庭完整性、合法履行养育子女权利的基础上，通过培育文明积极的家庭文化和温暖的情感氛围，关注儿童的情感心理状态，重视儿童的情感需求，减少来自家庭内部的敌意、指责和虐待，避免让儿童承接父母压力，最终构建亲子伦理新体系，为儿童提供感情上的归属感、安全感，实现在儿童人格培养、价值塑造、道德教化方面的家庭引导作用。

（三）物质保障

儿童健康与否有赖于包括经济资源、人力资源、时间资源和社会资源等在内的养育资源。[①] 家庭通过有效投入养育资源，为满足儿童生理、心理、社会等方面的健康需要提供物质条件，提高儿童生活质量和健康水平，进而增进家庭整体福利。家庭儿童养育的责任集中表现在儿童养育的成本上，这可以被划分为直接成本和间接成本两大类，直接成本体现为教育、医疗、衣食住行等生活费用的直接支出总和，间接成本包括家庭养育者的时间成本、家庭收入差距等机会成本，具体涵盖了养育孩子带来的工作中断、职位晋升受阻、休闲时间减少、家庭纠纷等。即便父母婚姻关系破裂，一般也仍然需要向子女提供必要合理的生活资助。例如，在墨西哥、希腊、波兰等国，子女抚养费支付期限为子女完成教育为止，而不是年满18周岁。[②]

第三节　机构托育

机构托育是近现代社会发展进步的产物，也是现代儿童照护的重要形式。机构托育是指一些组织或机构在父母无法履行照护儿童责任时，为儿童提供系统化和专业化的照料和看护等保育服务。托育机构的蓬勃发展和机构托育服务的大量提供，可以有效缓解职业妇女由于子女无人

---

① 吴帆，李建民. 家庭发展能力建设的政策路径分析 [J]. 人口研究，2012，36（4）：37-44.

② OECD Family Database. Childcare support [DB/OL]. https://www.oecd.org/els/soc/PF3_4_Childcare_support.

照料而不打算生育或再生育的后顾之忧，从而提升社会的生育意愿和生育水平。① 基于世界各国托育机构的建设实践，可以总结出拉丁-欧洲模式、斯堪的纳维亚模式、社会主义国家模式和盎格鲁-撒克逊模式四种管理模式。虽然托育机构在儿童保育和早期教育方面普遍具有专业优势，但托育机构还应进行职能的转型升级，以便更好满足后疫情时代儿童健康发展的需要。

一、机构托育的发展演变

(一) 从日间照料到整合性服务

从国内外托育服务的发展看，早期托育机构的主要职能仅限于健康与安全照料，且大多数托育机构带有慈善和宗教色彩。如最早的托儿场所是18世纪一位意大利神父创立的"教徒家庭儿童集中看护所"②，这个看护所主要招收教区内贫苦家庭的幼儿。20世纪60年代以来，托育机构的性质发生变化，机构普遍经历了职能整合化过程，从单纯日间照料到引入教育培训再演化至整合性服务。这种整合性服务将保育与教育功能集为一体，有利于促进儿童身心各方面的健康发展。如美国早期教育协会（NAEYC）颁布了一个关于高质量的托育机构教育的认证标准，将托育机构的目标定位为向家庭和儿童提供高质量的教育。法国的"母育学校"，从以照料贫穷家庭子女的健康与安全为主要职能转变为兼具社会性、教育性与补偿性三种功能的机构。③ 英国政府实施的"幼儿稳健起步计划"，创建了更完善的婴幼儿看护、儿童早期教育及家庭健康体系，目前已建立了3 000多所幼儿整合性服务中心。这种整合性服务方式也受到国际社会的普遍认可。联合国教科文组织指出早期儿童教育及照护制度范式已走向整合或协调，并主张基于儿童早期教育与照护的政策需要，

---

①② 刘中一. 从西方社会机构托育的历史趋势看我国托育机构的未来发展 [J]. 科学发展，2018 (3)：42-48.

③ 李严昌. 0~3 岁托幼服务体系建设：国外经验与启示 [J]. 行政与法，2020 (1)：1-9.

将儿童教育及照护服务整合成单一行政系统或创立相应的合作机制。① 经合组织也认为，国家层面针对儿童早期发展的政策，必须整体性考虑儿童照护与早期教育，将儿童照护与早期教育相衔接，尊重儿童的健康成长规律。

（二）从单一化到灵活化

为满足每个家庭对于托育服务的需求，在正规形式的托育机构的基础上，出现了各种类型的非正规形式的托育机构。如基于儿童生理、心理及年龄的特点，为一般儿童设立了托育机构，为照护、教育和治疗残疾儿童开办了"残疾儿童中心"，为聋哑儿童或智力障碍儿童设立特殊的幼儿园等正规机构，还出现了如家庭日托、游戏小组、"小小俱乐部"、儿童保育学校、母子俱乐部、玩具图书馆、儿童护理中心、流动教学车等非正规形式的托育机构。除建立正规形式和非正规形式的托育机构外，世界上很多国家开始将"家庭视角"引入托育服务的发展中，秉持"儿童教育的主体是家庭"的理念，认为家庭是教养儿童的合适场所，设立了家庭式托育机构，为儿童营造一种温馨的家庭氛围。例如，瑞士等北欧国家，普遍建立起名为"日间妈妈"的家庭式微型托育机构；新西兰的家庭日托中心，在家庭场所中对婴幼儿进行保育和教育，入托条件宽松，入园前、离园后的婴幼儿或父母临时有事的幼儿都可入托。同时各国也十分注重从社区入手推进建立高质量且公平的儿童早期教育服务中心，如丹麦等国家在居民区内建立了微型家庭幼儿园。无论采取何种形式举办，托育机构在提供服务上往往比以前更为灵活方便，儿童既可全托，也可半托，少量无人照护的学龄幼儿也可入托。按照对托管时长的不同需求，形成了寄宿制、全日制、半日制、计时制、季节性以及临时看管性等类型的托育机构。这些非正式的托育机构，在满足不同家庭的差异化、个性化需要的同时，也为政府的公共托育服务提供了有益补充。

---

① 杨启光. 儿童早期发展多元化政策目标整合的国际经验 [J]. 学前教育研究，2015（4）：21-26.

二、托育机构的基本类型

（一）正规形式的托育机构

1837 年，福禄贝尔（Fröbel）创设了德国第一所收托 1~7 岁儿童的正规教育机构——幼儿园，这也是世界上第一所正规托育机构。随后，以幼儿园为托育机构的形式广为流传。至今，托育机构的主要形式仍为托儿所、幼儿园等，但由于历史文化传统和社会需求的不同，各国托育机构在名称、职能及服务领域等方面有所不同。英国著名学前教育家南希·M. 罗宾逊（Nancy M Robison）将世界各国托育机构的管理模式分为四种类型。

1. 拉丁-欧洲模式

拉丁-欧洲模式的代表国家有日本、法国、比利时、意大利、瑞士等，这种模式根据年龄将学前教育分为两个阶段，由健康、社会或福利部门负责 3 岁以前的学前教育；由教育部门或文化部门负责 3 岁起到义务教育前的学前教育。例如，日本的健康和福利部门负责 3 岁之前的托育机构，强调儿童生理层面的照顾、健康、保护、清洁；3 岁以上的托育机构由教育部门（文部省）负责，关注的是如何促进儿童认知和社会性的发展。

2. 斯堪的纳维亚模式

斯堪的纳维亚模式的代表国家有荷兰、瑞典、德国、挪威等，该模式的特点为同一部门负责儿童从出生到入小学前的照护和教育，一般情况下，这个部门主要是健康和社会福利部门。如在德国，托育机构（幼儿园、学前班等）为学前儿童提供半天或全天、以补充家庭教育为目的的学前教育，这些机构不纳入国家教育规划，由政府健康部门统一管理。

3. 社会主义国家模式

社会主义国家模式的代表国家有苏联、波兰、匈牙利等。这种模式与拉丁-欧洲模式类似，也是通过年龄将学前教育分为两个阶段，由两个不同部门管辖。但相比于拉丁-欧洲模式，此模式拥有高度中央集权的行政体系，即中央下达，地方负责执行。如苏联对学前教育事业实行统一领导，由国家教育行政机关领导各学前教育机构。教育局管辖的幼儿园及企事业单位的托育机构，其领导（园长）及各级行政干部，由企事业单位的行政部门确定后，报教育局批准。园长有对本幼儿园的教养员、管理员和服务员的人事权。

4. 盎格鲁-撒克逊模式

盎格鲁-撒克逊模式的代表国家及地区有英国、美国、加拿大、以色列和我国台湾地区等。此模式的特点为儿童从出生至入学前的照护和教育，有两种或两种以上的平行体系，一个体系强调照护的功能，相关机构由健康、社会或福利部门负责；另一个体系强调教育的功能，相关机构归教育部门管辖。例如，英国和美国的托育机构，均同时服务于学前年龄儿童。但美国的日托中心和部分保育学校，英国的学前游戏小组和托儿所，由社会福利部门管辖；美国的幼儿园和部分保育学校，英国的保育班和保育学校，属于教育系统的机构。

（二）非正规形式的托育机构

不管是发达国家还是发展中国家，正式的托育机构仅能满足少数一部分家庭的需要，而大多数幼儿及其家庭的需要得不到满足。因此，各种类型的非正式托育机构发展起来，如家庭幼儿园、家庭日托中心、游戏小组、母子俱乐部、玩具图书馆等遍布世界各地，推动了普惠性儿童照护服务的发展。应用范围比较广泛的非正式托育机构，一是家庭幼儿园，它设立在居民区内，有儿童就近入园、类似于自己的家庭环境、幼儿容易适应以及师生比例小等优点；二是游戏小组，主要向儿童提供丰富的、有促进作用的游戏活动，从而使儿童得到健康发展，同时鼓励父母积极地参加活动，协助他们了解学前儿童的需求。

三、托育机构的服务内容

托育机构的服务内容可以总结为保育和早期教育两个方面，既要重视儿童身体健康、营养卫生、疾病预防等方面的日常生活照料，也要重视动作、认知、语言、社会性等领域的潜能开发，保育和教育是相互融合、相互作用的。

（一）保育服务

儿童保育服务包括卫生保健、生活照料、安全防护三项关键指标。在卫生保健方面，儿童在进入托育机构时要进行健康检查并记录在案，托育员要准确掌握每个儿童平时的健康及发育状况，发现异常后，要快速作出适当处理，以维持和提升儿童的健康水平。在日常生活照料方面，依据年龄对儿童进行喂养照料、睡眠照料、排泄照料以及清洁照料等，保育人员要帮助儿童逐渐养成吃饭、睡眠、排泄、洗澡等基本生活习惯。在安全防护方面，托育机构要严格遵守规章制度，为儿童提供清洁、安全、舒适并适合其年龄段发展需要的生活环境，预防事故发生，满足儿童的生理需求。通过这些方面，能够综合性地促进托育机构加强膳食营养、疾病预防、健康检查等工作，建立合理的生活常规，强化医护保健人员配备、安全保障和制度落实，确保儿童生命安全和身心健康。

（二）早期教育服务

托育机构要为适龄儿童提供早期教育服务，教育活动开展的内容一般根据《托育机构保育指导大纲》的相关要求，具体从认知、动作、语言、社会交往、审美教育等方面出发，结合儿童的兴趣特点，以儿童后续的学习和生活衔接为目标，致力于为儿童创造理想的未来。在自我认知方面，儿童时期是人形成自我认知的关键时期，自我认知是儿童对自己实际行动能力的评价和对自我内在状态的认识，在这一时期通过被照护的体验来形成，对于儿童的心理活动和行为起着调节作用。在肢体动作方面，儿童动作的发展，既是肌肉和骨骼活动的发展，也对儿童其他方面发展有相当重要的影响，托育机构为儿童提供画图、折纸、搭积木等运动技能学习活动机会，促进儿童运动能力发展。在语言发展方面，托育机构为儿童提供良好的语言环境，通过广播、录音等发音正确、用词恰当、表达清楚的外界语言刺激，给儿童树立语言模仿的典范，促进儿童语言能力的正常发展。在社会交往方面，儿童时期是个体社会交往能力发展的关键期，若此阶段缺乏与同龄人交往的机会，往往会导致儿童形成胆怯、孤僻、娇气、依赖性强等不良性格特征。而托育机构提供适合儿童的集体环境，让儿童自然而然地与其他儿童互动，并提高解决问题的能力。在审美教育方面，托育机构开展的音乐和美术的审美教育对于儿童来说是与外界进行交流的重要手段和工具，有助于陶冶儿童的性情，开发智力、培养意志，进而促进儿童审美能力的发展。

四、机构托育发展的新模式

无论是在发达国家还是发展中国家，现有的托育机构都只能满足一部分家庭的需要。[①] 一个理想的机构托育服务发展思路理应让每个家庭都有充分的选择权与自主性，各种不同机构托育模式不仅应做到自身健全，而且各个模式间可以充满弹性地转换变通，走多元化、一体化的机构托育发展道路。

（一）"互联网+"托育

新冠肺炎疫情打破了托育机构原本的建设步伐，在后疫情时代，托育机构面临生存和发展的双重挑战，需要实现发展模式的转型升级。实践中，"互联网+"托育、线上与线下教育相结合的新举措，为后疫情时代托育服务的发展提供了新思路，可以更好地满足托育服务需求。

儿童托育服务作为终身教育的一环，也不能将网络建设排除在外。尽管托育服务的核心是线下的儿童照护和教育，将托育服务转移到线上看似是不可能的，而事实上，这并不影响"互联网+"托育的实现。托育机构管理者可以提前部署发展策略，开发可为儿童家长提供专业育儿方面指导、加强育儿理论传播的线上托育产品，拓展线下托育机构服务的外延，更好地促进家园合作机制的实现。虽然因其教育对象的特殊性，线上托育无法完全取代线下托育，但线下与线上托育相结合的模式将会

---

① 殷文. 德国托儿所学位供给缺口达 22.8 万 [J]. 世界教育信息，2017（6）：77-78.

是未来托育机构的有效发展模式。

（二）医托一体化

托育机构在不断探索满足儿童健康发展需求的实践过程中，通过大胆创新，打造了"医育结合"的托育模式。医托一体化就是使医疗服务资源参与到儿童托育服务中，通过在医院内部开设托育服务机构，以医护人员为服务主体，整合医疗、保育、早教资源，实现儿童照护和育儿健康指导一体化、托育服务人员和医疗服务人员一体化，托育服务机构相当于一个科室直接进入医院管理体系，从而实现医疗服务和托育服务的互通互融互用。这种医托一体化促进了资源整合，有利于实现医疗资源和托育资源的有效配置，打破新生儿出生服务与儿童托育服务之间的体系割裂，便利了健康照护服务向生活照料服务的延伸，服务过程更连贯，服务效益更高。同时，二者的紧密结合也为机构儿童及时、便捷就医提供了方便，在儿童健康成长指导方面具有明显优势。

第四节　社会助育

福利多元主义思想主张福利供给的多元化，认为国家、社会及家庭等都是社会福利的提供者。基于此，社会力量参与儿童健康事业是福利多元主义的重要内涵和基本主张，儿童健康问题的解决不仅需要家庭和国家的投入，也需要全社会的支持。为推动儿童健康事业高质量发展，营造有利于儿童发展的良好环境是应有之义，其实践形式包括了建设儿童友好型社区、儿童友好型企业、儿童友好型医院、儿童友好型公园等场所，以保障儿童的身心健康。

一、社会参与儿童健康的价值意蕴

福利多元主义理论对包含社会组织在内的多元责任主体的强调，为社会力量参与儿童健康保障提供了理论合理性。从全球社会福利的发展过程来看，为应对经济危机给福利国家带来的困境，从 20 世纪 70 年代开始，西方学者在检视"国家福利模式"失效的基础上，开始关注家庭、市场、社会等非政府部门在福利提供中的角色，提出了福利多元主义思想。福利多元主义认为福利是全社会的产物，主张福利来源的多元化，即福利责任不仅由国家或市场来承担，其他主体如个人、家庭和志愿组织、民间机构等都是福利的提供者，都应承担相应的责任。由此，福利多元主义为社会力量参与儿童健康保障工作提供了重要的理论依据。在福利多元主义理论的分析框架下，社会作为福利供给的主体之一，承担着不可替代的责任，社会应该成为保障儿童健康福利的重要责任主体。

社会力量主动参与儿童健康工作，其本身还具有制度保障。制度合法性来源于国家对于儿童保障与儿童福利的制度安排，从各国对于儿童健康保障的系列政策中可以看出，儿童健康保障工作越来越强调社会力量发挥的积极作用。例如，我国 2014 年印发《关于进一步开展适度普惠型儿童福利制度建设试点工作的通知》，提出广泛动员专业化的社会服务组织参与，为有需求的儿童及其家庭提供教育辅导、心理疏导、监护指导能力培训等服务；2019 年印发《支持社会力量发展普惠托育服务专项行动实施方案（试行）》，提出要坚持社会化发展托育服务，围绕"政府引导、多方参与、社会运营、普惠可及"，深入开展城企合作。这些政策的出台为社会力量参与儿童健康保障工作提供了制度保障。

二、社会助育的实践形式

（一）儿童友好型社区

社区是儿童日常生活的重要载体，很大程度上对儿童的健康成长产生影响，友好的社区空间环境有利于儿童的身心健康成长。因此，营造满足儿童需求的健康社区是确保儿童身心健康的重要手段，儿童能够在幸福、温暖、融洽、和谐、友好的社区环境中，充分发展个性及健康快乐地成长。随着"儿童友好型社区"理念的提出，儿童的权益开始受到社会各界的关注并被逐渐重视起来。从国内外的实践看，儿童友好型社区主要有以下特点：它基于对儿童健康需求的精准把握，充分考虑儿童阶段的生理和心理特征，在空间方面，创造儿童安全行走和玩耍的空间，提供干净的饮水和卫生环境；在服务方面，提供恰当的教育、医疗、照护和娱乐服务；在文化方面，营造良好的邻里氛围和环境，使儿童有权利参与到社区建设。

自 1996 年联合国儿童基金会提出"儿童友好型城市"以来，诸多国家围绕联合国《儿童权利公约》，充分考虑到儿童生存、发展的权利，创建了超过 3 000 个儿童友好型城市社区。例如，伦敦于 2012 年发布了修订后的补充规划指南"塑造社区：游戏和非正式休闲"，建议为 20 个或更多单元的开发项目提供每个儿童至少 10 平方米的游戏空间；德国的儿童友好型城市与社区协会根据每个申报城市的具体情况，因地制宜制定城市社区的发展规划并推进实施。对于国内来说，儿童友好型社区还是一个新概念，2019 年民政部提出将"儿童友好"纳入各级政府社区发展规划，此后深圳、上海、南京等地开始探索构建儿童友好型社区。如南京市的泥塘社区投入 102 万元用于建设贴合儿童需求的友好空间，包括儿童健身器材、儿童户外游乐场、儿童洗手池、儿童分类垃圾桶以及妇女儿童之家、母婴室、儿童心理调适室、儿童图书阅览室等公共服务设施①，为儿童身心健康发展提供了优质的活动空间和服务。

总之，儿童友好型社区的核心是从儿童出发，让儿童发声、倾听儿童诉求，满足全年龄段儿童的健康成长需求，实现儿童的身体健康、心理健康和社会适应。后疫情时期，儿童友好型社区除了日常生活服务外，还需要关注疫情时期的防控治理，为儿童营造全方位、全时期安全健康的社区环境。此外，需要积极引入社会力量参与儿童友好型社区的建设，倡导构建将家庭、学校和社区相融合的服务体系，培育和发展健全健康的儿童。

① 中国社区志愿服务网. 南京探索打造儿童友好社区增进社区凝聚力 ［EB/OL］. （2019-04-07）［2022-4-23］. http://cncv.org.cn/content/2019-04/1554699942166690.html.

（二）儿童友好型企业

企业是促进儿童健康发展的重要主体之一，鼓励和引导广大企业参与儿童健康保障工作，是推进落实相关儿童发展政策的重要举措。起初，企业参与儿童健康发展更多停留在对外资助上，主要体现在参与慈善捐赠、慰问病患贫困儿童、宣传儿童健康、爱心义诊、研学实践等公益服务项目。近年来，企业参与儿童健康保障工作更多关注将儿童健康权利的理念与措施融入内部运营与规划，主要表现为确立儿童友好理念，履行尊重儿童权利的责任，将保障儿童生存权、发展权、受保护权、参与权作为企业文化建设的重要内容；落实儿童关爱举措，主动关心员工子女成长，解决员工子女养育实际困难，对孕产期的女职工提供孕期关爱保护措施；打造儿童活动空间，以企业文化空间为基础，联动企业员工建设儿童友好文化共同体，开展"儿童友好企业开放日"活动等。通过实际行动促进儿童健康，主动创建儿童友好型企业，不仅能够实施对内的有效激励，还能塑造良好的社会形象，实现企业收益和社会效益的协同提升。

有条件的企业还可以直接采取企业托育模式，这一模式是指在工作场所中，由单位直接或间接提供的为员工解决其托育问题的各种措施。企业托育作为一项员工福利，进一步拉近父母与子女的关系、员工与企业的关系。在国外，企业托育现象非常普遍，20世纪80年代，提供企业托育业务的幼教机构出现。美国有公司曾拿出2 200万美元用于托育事业，并建立了儿童托育资源发展基金。在国内，2015年年底，经妇联牵头，某公司创办"妇女儿童之家——亲子园"幼儿托管业务，主要面向1~3岁幼儿；2017年4月，某集团在其总部开办幼儿园，员工子女可享受免费入学待遇，而且幼儿园提供专业的护理设施和教师，4~24个月的婴幼儿也可入园，员工可以带着婴幼儿一起上下班，彻底解决员工接送孩子的问题。2017年7月，某公司女性联盟联合行政部开办了员工托儿所，4~12岁的员工子女可以享受，通过聘请专业的幼儿园教师在暑假期间陪伴员工子女，解决暑假期间的儿童监护问题。

企业托育模式由于契合社会发展需求而得到了众多双薪家庭的认可，对于企业自身而言，这种模式虽然会对企业造成一定的经济负担与管理影响，但其积极因素也是显而易见的，不仅能减轻员工育儿负担，增加员工的归属感，还有助于吸引和留住优秀人才，促进企业的长远发展。

（三）儿童友好型医院

儿童健康问题已经成为当今社会的重要问题，而医院作为保障儿童健康的重要阵地，自然需要强化自身责任，切实尊重和保障儿童生命健康，更加注重以儿童为本，从儿童的需求出发提供人性化的医疗服务和更多的人文关怀，打造儿童友好型医院。

在各国的实践中，对儿童友好型医院的探索主要表现在以下四个方面。第一，营造儿童友好的医院环境。采用符合儿童心理需要的空间装饰、符合儿童生理特征的"一米世界"、儿童游乐场所的设置以及符合儿童安全需要的装饰材料和空间布置，为儿童提供舒适的公共环境。第二，提供高质量、儿童友好的健康服务。打造兼具多功能的综合性儿科医疗服务基地，为儿童提供全面、安全、有效的医疗服务。例如，医生使用印有儿童喜欢的卡通图案的听诊器来分散儿童的注意力，各科室建立家长互助病友俱乐部，有针对性地开展健康教育工作，提供适合儿童且有温度的医疗服务；通过医疗慈善救治、筛查家暴患儿以及精神慰藉等方式，重点关注大重病患儿和困难儿童。第三，尊重患儿娱乐和受教育权。医院社工部可以通过对院区周边教育资源的整合和联系，发挥专业志愿者的能力，让患病儿童与同龄儿童一样，享有接受教育、学习知识以及娱乐放松的机会，为患病儿童顺利出院回归学校和社会做好准备。第四，发挥儿童健康教育宣传阵地的作用。儿童友好型医院应开展儿童疾病防治和科学育儿的知识技能普及，为家长提供专业指导，引导新手父母树立科学孕育观和育儿观。

以儿童的视角规划和建设儿童医院，需要考虑儿童群体的特殊性，尊重和满足儿童的权利与需求，从儿童角度出发考虑医院的环境设计、诊疗中以及诊疗外的健康服务。在提升医院整体医疗服务水平的同时，保障患儿身心健康，为他们的健康成长保驾护航。

（四）儿童友好型公园

公园作为儿童重要的户外活动空间，是促进儿童身心健康成长的重要场所，具有助力科普教育、促进儿童交流交往的功能，有助于儿童形成积极开朗的性格，对儿童的健康成长起到重要作用。[1] 而以往的公园缺乏对儿童的考虑，使得儿童很难得到适合的体育锻炼机会，减少了玩耍中与同龄人获得互动的机会，这不利于儿童的健康成长和人际交往。联合国人居署（UN-HABITAT）提出了打造儿童友好型公共空间的计划，自开展以来，全世界超过2万个城市以不同的形式参与其中，对儿童友好型公共空间作出重要贡献。儿童友好型公园正是遵循儿童友好型公共空间的计划建设的。与儿童专类公园不同，儿童友好型公园所服务的对象不是孤立的儿童客体，而是从"儿童视角"出发，在建设中充分考虑儿童的心理和生理特征，满足儿童对娱乐的复杂需求，促进儿童身心健康发展。

在国外，已经有不少立足于"儿童视角"的友好型公园，如美国的多洛瑞斯公园，这座公园的儿童活动区是一个半下沉的空间，由于存在高度差，就通过设置滑梯的方式来满足儿童冒险的需求，而下沉空间的一侧被制作成船的甲板，既能发挥儿童的想象力又能提供休息场所。此外还有被美国景观设计师协会（ASLA）认为属于包容性公园的马丁公园，残疾儿童在其中也能享受游戏的快乐。在国内，有个别城市也打造了独具特色的儿童友好型公园，但总体来说，儿童友好型公园建设仍处于初期阶段。

纵观这些儿童友好型公园，主要有以下两方面共同特征。一是在儿童生理健康方面，结合场地现状和特点条件，对场地的可达性、安全性、功能性、尺度感等方面进行严格设计把控，依据不同阶段儿童的生长发育特点及其在体力、智力、心理与生理等各方面的差异，对儿童户外活

---

[1] 李爽. 浅谈儿童友好型公园的规划设计 [J]. 中国园林，2021, 37 (S1)：80-84.

动的时间、内容、场地设施进行全面设计，为儿童提供足够丰富的活动类型，从而促进儿童多种能力发育。二是在儿童心理健康方面，依据不同年龄段儿童需要，设置各种游乐设施和空间，基于儿童求知欲旺盛、精力充沛以及渴望探索周边环境等特征，注重用丰富的色彩激发儿童玩耍兴趣，培养儿童的认知能力；让儿童通过感官充分接触大自然，满足儿童亲近自然的天性；打造开放、半开放、封闭等游戏交流空间、观赏空间、休息空间等，满足儿童游戏、餐饮、休憩和独处等身心需求，促进不同儿童之间、儿童与照护人之间、照护人群之间的沟通交流，推动在更广泛的层面上形成更加和谐的社会交往关系。

总之，无论是儿童友好型社区、儿童友好型企业、儿童友好型医院还是儿童友好型公园，它们都以"儿童优先"为理念，充分考虑了儿童的心理和生理特征，从儿童出行、儿童教育、儿童活动场地、儿童友好环境到儿童社会参与等诸多领域着手，通过较强的互动性、安全性和趣味性设计，营造了有利于儿童健康成长的社会环境。

三、发展社会助育的主要途径

（一）公益慈善助推儿童发展事业

公益捐赠是社会主体参与儿童健康领域的重要途径之一，它体现了社会主体的责任感和使命感，也使更多儿童享受到社会发展与进步的红利。

近年来，儿童健康领域获得的公益支持愈来愈多。根据中国儿童少年基金会年度报告，2021 年，中国儿童少年基金会全年实现慈善收入4.15 亿元，完成公益支出 4.35 亿元；2022 年全年公益总收入 4.22 亿元、公益总支出 3.72 亿元；2023 年全年公益总收入稳中有进，达 4.34 亿元，公益总支出 3.73 亿元，受益儿童 600 余万人次。其中"儿童健康"类项目资助款物超过 6 000 万元，占捐赠支出总额的 15%。在具体儿童健康项目方面，安利公益基金会、中国发展研究基金会、中国儿童少年基金会和中国营养学会共同发起"为 5 加油——学前儿童营养改善计划"，帮助

3~5 岁学前困境儿童获得必要的营养补充与健康教育，使受助儿童在成长关键期得到必需的健康保障；中国人寿慈善基金会发起"安康计划——佑未来，护成长"儿童健康关爱行动，开展儿童大病防治、儿童健康等方面的知识科普活动，资助困难白血病患儿家庭。实践中，以基金会为代表的公益慈善组织在儿童健康发展方面发挥着越来越重要的作用，推动着儿童健康事业持续进步。

（二）社会资本投资儿童服务领域

尽管社会资本对儿童领域的捐赠往往是一次性的、短期的，但现阶段越来越多的社会资本对投资建设儿童服务设施给予了极大的关注，尤其是对社区内图书馆、少年宫、儿童运动场所等设施的投资。如中国儿童少年基金会在内蒙古和林格尔县建成了全国首个安全教育主题少年宫；截至 2023 年 12 月底，中华少年儿童慈善救助基金会的"益童成长中心"在全国各地建立了 130 多所益童书屋，捐赠图书 100 万余册，受益师生万余人；① 肯德基小候鸟专项基金自 2016 年成立以来，在留守、流动儿童集中地区设立"爱心图书角"，改善和丰富他们的课外阅读条件，助力提升他们的教育和成长环境质量。

建设儿童友好型社会是一项复杂的系统工程，仅仅依靠政府的财政支出、银行贷款等渠道远不能满足实际需求，社会资本的参与有利于形成政府与社会的合力，创新资金支持方式，充实儿童健康发展的物质保障。

（三）构建儿童服务体系，满足服务需求

儿童的成长发展涉及生理学、社会学、心理学等多个学科，因此提供面向儿童的健康服务是一项需要掌握多个学科知识的专业性工作。在儿童健康服务中，以社会组织为代表的社会力量因其灵活性和专业性，可以提供更加多元化、针对性的健康服务，这既是社会组织的显著优势，

---

① 益童教育年终总结，https://mp.weixin.qq.com/s/kK8luEj4mL-6FkZs4E4Ehg.

也是社会组织参与儿童健康保障并得以发挥作用的重要机制。

社会组织往往因关注的社会问题与对象不同，会招募不同领域的专业人员来开展服务工作，根据自身专业特质在所擅长的领域内回应儿童及其家庭的需求，通过对儿童健康需求进行评估，并瞄准这些需求，及时、灵活地提供专业化、多元化和有针对性的服务，具体内容包括残障儿童照料与康复服务、资助贫困儿童就学、提供托育服务、提供罕见病儿童的医疗救助、开展儿童的心理辅导以及提供家庭教育指导和家庭关系调适服务等。随着社会组织的不断发展，儿童健康服务逐渐精细化和专业化，形成了一套完整有序的专业服务机制，通过完善的服务计划来帮助激发儿童自我发展、自我成长的潜能，以促进儿童全面健康发展。

第五节 学校教育

学校作为儿童健康保障的另一主阵地，具有时间持续、教学系统、影响全面、效果显著的特点。党的二十大报告提出要完善学校管理和教育评价体系，健全学校育人机制。学校健康教育经历了从"卫生改善"到"健康教育"、从"健康知识"到"健康能力"的发展演变，其现实责任主要体现在儿童思想建设和心理健康教育、体育锻炼和劳动实践开展、健康行为和生活方式养成、知识技能和社会能力培养、环境卫生管理等方面。

一、学校教育的发展演变

（一）从"卫生改善"到"健康教育"

在儿童健康领域，学校教育最初主要集中在卫生知识宣传和改善学校卫生状况等方面。发达国家的卫生教育起步较早，对儿童健康的关注是以防治传染病、应对卫生危机为初衷的。伴随着健康概念的修正和健康教育理念的提出，初期的学校卫生知识教育逐渐被以改善个人卫生行为、干预个人健康为导向的健康教育所取代。儿童健康教育的范畴不断拓宽，将关注个人行为和生活方式作为健康促进工作的起点，强调儿童对自身健康的重视。学校教育不仅针对疾病的危险因素，还涵盖了儿童生活的各方面和全周期，儿童健康的价值超越了生理的基础框架，在综合社会、生理、心理的生命意义上进行探讨，从被动抵御疾病和进行初级治疗的卫生改善，转变为主动预防、积极参与。除了教授儿童健康保健、儿童疾病预防、儿童体育锻炼、儿童精神卫生和心理健康、儿童生活方式和健康行为、儿童环境卫生管理等多层面健康的知识和技能，还增加了劳动教育、中医教育、网络教育、生命教育等新内容，为解决儿童健康问题提供了重要途径。

（二）从"健康知识"到"健康能力"

学校教育最初通过固定的空间、系统的课程、专业的教师进行知识单向传授和讲解，从而帮助儿童树立健康观念，构建健康知识体系。随着学校教育体系的扩展，现代健康教育不仅包含丰富的知识传授，更以儿童健康能力培养为关键、儿童健康素养为抓手、儿童健康发展为目标。这体现在学校教育不仅配合推进各类儿童健康行动，而且注重开发多类型的儿童健康教育教学资源，应用"IOT+云计算""AI+大数据""5G+全息技术"等智能化的教学资源，拓展多种健康教育渠道，统筹多元课程体系，创新知识传授、实践课程、网络课程、专家讲座、能力训练、情境体验等教学形式。这种健康教育新样态有利于提升儿童健康素养，培养儿童获取有效健康信息、使用健康产品及合理利用健康服务的能力，保持健康行为，养成健康生活习惯，使其具有判断自身健康和身体运行状况、掌握健康管理和健康促进的技能，引导儿童作出科学合理的健康决策，自主降低健康风险。

二、学校教育的现实责任

（一）思想建设和心理健康教育

党的二十大报告提出要重视心理健康和精神卫生。学校是儿童心理教育的重要承担者，也是形成健康思想的重要场所。在儿童教育早期，学习优良的文化和知识，抵御不正之风，形成正确的理念与价值观，是儿童健康的首要之义，也是学校的必然责任。青少年是"三观"形成的关键时期，师生关系、同学关系等都会影响到正确的"三观"构建。学生在校园实践活动中，形成了特定的对于现实世界的看法观点。学生在和同学、老师互动的过程中，也是对人生目的、意义凝结价值的过程，直接影响到儿童自身的道德品质和人生态度。在当今的学校教育中，存在着教育模式偏向于机械操练、千篇一律的规模化培养，学生的人格被压制、特点被割裂、个性被忽视等问题，从而直接影响到了学生的能力发挥和人格健康。现代教育制度，其结构由工业化思维所决定，是一种工业化教育制度。因此，儿童健康教育，应当是儿童的全面发展和促进，首要就是思想建设。学校教育应当使学生理解基本的社会规范和道德规范，树立规则意识、法治观念，培养学生公民意识。学校针对儿童心理健康应该从治疗精神疾病、心理精神障碍康复转变到以预防一般心理问题，发展健康的心态、健全的人格、恰当的情绪为目标，提高儿童心理适应能力，实现自我心理效能，促进儿童心理正常和谐发展。锻炼观察力、理解力、注意力、意志力等心理健康素质，调节控制焦虑、恐惧、退缩等不良情绪，开展与年龄相适应的预防、治疗和康复工作，促进、保护和关爱儿童的心理健康。提高精神卫生知晓率，早期发现和及时干预学生精神问题，关注儿童的心理发展需要，重视重大疫情、重大灾害、多发风险等特殊时期心理危机干预以及网络成瘾、睡眠困难、饮食障碍等影响生活健康的新问题。

（二）体育锻炼和劳动实践开展

古代中国培养学生曾提出过非常科学的教育标准，"礼、乐、射、御、书、数"，其中"射"是射箭，"御"是骑马，都是强身健体的有效途径，而伟大的教育学家孔子，首创儒家思想"私学"，也重视对于身体技能的锻炼，体育在学校教育内容中占据了重要地位。作为学生健康活动的重要场所，学校教育需要注重对学生运动健康的教育和引导，综合提升学生的健康素养。近年来，学校儿童体育健康教育强调以增强体质为导向，以增强肌肉力量、促进骨骼健康为要求，以实现身体发展的有序性和全面性为目标，从多维健康观来挖掘体育的多元功能，以运动技能、科学健身、安全运动为载体有效强化儿童对自身身体的认识和保护，提高儿童身体活动水平。科学的体育锻炼不仅可以塑造健康行为和培育体育品德，还能将体育健康融入儿童的日常生活，实现儿童体育健康促进的全方面发展和全时空覆盖，保障社会体育观下儿童内外合一的可持续发展，推动儿童健身和儿童健康的深度融合。

劳动创造人。[①] 劳动是人类实践活动的重要形式，是推动实现生产力与生产关系辩证统一的中介机制，也是促进社会进步的动力源泉。劳动教育是马克思主义劳动观的内在要求，在我国被长期认为是现代教育体系的重要一环。早在1958年，《关于教育工作的指示》提出"教育必须同生产劳动相结合"，但这一时期"工具属性"的劳动教育仅局限在满足个体职业和基础生存需求层面。新时代劳动教育以丰富人的自我属性和社会属性、实现个人价值和全面发展为目标。随着劳动要件趋于复杂，脑力劳动、数字劳动等新形态劳动表现趋于多样，因此新时代的劳动教育不再简单泛化为体力劳动教育，而是涵盖了正确劳动观念、劳动知识、劳动习惯、劳动技能、劳动精神等全面内容，贯通在学习教育、综合实践、健康生活、职业发展等多环节，致力于实现劳动教育与闲暇教育、消费教育的深度结合。通过树立科学完整的劳动教育观念，推动劳动教

---

① 马克思恩格斯全集（第34卷）[M]．北京：人民出版社，1972：164.

育内涵扩容、过程赋能、结果增效，将劳动教育落到实处，是实现儿童"德智体美劳"全面发展所必不可少的关键部分。

（三）健康行为和生活方式养成

学校可以使学生在正式组织氛围中接受熏陶，潜移默化地养成良好的习惯，形成健康行为和健康生活方式。学校在教育中最大的优势就是，有经过严格选拔和训练的教育工作者。合格的教师学识渊博，不仅明晰教育规律，掌握科学的教育方法，更重要的是自身品德高尚，能够深刻地给予学生积极影响。而同辈教育也是儿童获取健康教育的一个重要渠道，班集体作为班级成员形成的共同意识和组织规范的集中体现，其拥有的良好风气能使学生在集体活动中形成良好的学习习惯和生活习惯。通过上述途径，学校健康教育传播健康知识、倡导健康理念、培育健康技能，帮助儿童提高健康素养，推动儿童主动养成健康的行为习惯和健康的生活方式，包括营养膳食、足量饮水、适量运动、作息规律、调适心理、及时就医、科学用药、不滥食野生动物、注意个人卫生、拒绝烟草酒精和毒品，以及坚持绿色低碳、勤俭节约的生活习惯，有效实践健康行为以促进自身健康，减少健康风险。

（四）知识技能和社会能力培养

健康领域的传统理论方法以医学、教育学、心理学、传播学为基础，集中于公共卫生学科，主要通过单向传授进行简单式教学。随着健康促进的兴起与发展，生物医学模式演化为社会医学模式，人类学、社会学、行为科学逐渐进入健康教育的范畴，在关注个体行为的同时，侧重研究社区与组织理论以及管理学、社会学等理论，成为更具综合性和应用性的科学。因此学校健康教育可以凭借其专业优势，充分运用多学科理论、多部门运作、多手段方式，明确儿童健康教育内容，制定科学合理的健康课程，丰富健康教育的课程体系和教学结构，落实健康教育课程课时要求，开发儿童健康教育教学资源，拓展健康教育渠道，创新健康教育形式，引导学生主动掌握儿童健康保健、儿童疾病预防、儿童体育和身体锻炼、儿童营养与食品卫生、儿童精神卫生和心理健康、儿童生活方式和健康行为、儿童环境卫生管理等多层面的健康知识和技能。此外，还应纳入预防毒品、预防艾滋病、应急避险、青春期教育等健康教育新课程。

中医药作为中华民族哲学智慧的典型代表，凝结着中华民族几千年历史所积淀的防疫御病、养生保健理念及医药实践经验，对儿童健康成长发挥着无可替代的作用。2016 年《中医药发展战略规划纲要（2016—2030 年）》提出要"推动中医药进校园""将中医药基础知识纳入中小学传统文化、生理卫生课程"，由此中医药教育开始成为学校健康教育的正式构成。为深化中医药儿童教育，需要继续推动中医药走进小学、中学，增设中医药相关课程，整合中医药课程内容，调控医学教育规模和结构，并将中医药编写进教材，优化中医药类专业培养方案，创新医学人才培养模式，充实开展中医药儿童教育的人才储备。通过设计中医药健康知识宣传单、手册、健康处方等多种资料，设置中医药知识宣传栏，开展中医药知识讲座，组织义诊、咨询活动以强化儿童中医药思维培养和兴趣激发，推动儿童了解中医药、体验中医药、信任中医药。

除此之外，学校培养学生的社会能力对儿童健康也大有裨益。20 世纪 70 年代之后，社会能力的培养逐渐得到教育学领域的重视，并在发达国家形成了囊括特殊儿童和常规课堂培养的社会能力教育模式，为发展中国家提供了有益的实践经验。传统意义上狭窄的技能培养，已然无法满足现代社会儿童健康促进的需求，综合化的社会技能培养才是未来的健康发展道路。为此，学校教育在教授智力技能、健康技能的同时，需要承担培养学生社会行为技能的任务，包括解决矛盾、管理人群、社会适应和情境构建等。

（五）环境卫生管理

鉴于健康社会影响因素的广泛性，学校环境对儿童健康的影响成为新世纪儿童健康促进的重要议题。随着时代的发展，社会逐步形成共识，认为儿童健康状况是遗传机制和环境机制、个人行为和社会环境共同作用的结果，儿童保健、行为生活等在一定范围内受到社会与自然环境因素的影响，个体健康依托于群体健康，依赖于健康生活环境，因此学校中的公共健康环境要素尤为重要。实践中，学校教育也增加了对校园环境的干预和调节，强调主动消除学校不健康因素，通过良好的自然生活环境提高儿童生命质量。

健康校园环境可以分为校园自然环境和校园人文环境。自然环境建设注重优化儿童健康成长的自然环境和人居环境，做好学校卫生管理工作，减少学校环境污染对儿童健康的伤害，主要包括空气、水源、卫生条件等，具体体现在加强控烟宣传和无烟环境创建，改善学校基础设施的采光、通风、取暖、绿化等方面，美化校园环境，推进校园无障碍设施改造，避免校园空气、土壤等环境污染，加强校园水源保护和水质监测，对生态系统进行管理和保护，营造绿色安全的健康环境，改善学校卫生环境和教学卫生条件，加强对学生常见病的预防和治疗。校园人文环境建设注重推动建立良好人际关系，开展文明校园创建，推进以良好精神风貌、文明生活为主要特征的健康文化导向建设，形成尊重、爱护儿童的校园氛围，培养自主自律的儿童健康行为，实现校园环境建设与儿童健康协调发展。

第六节 儿童健康保障责任的多元协同

儿童健康保障的理想模式是政府、市场、社会组织、社区、家庭等主体构成的"多元协同保障体系"。在多元协同保障体系中，需要明确各个主体在保障儿童健康发展过程中的角色定位，清晰界定责任划分，并且推动主体间进行良好的协调与合作，最大限度发挥协同功效，从而保障儿童健康成长，推动儿童健康事业可持续发展。

一、儿童健康保障责任主体的角色定位

（一）政府：主导性保障

政府作为社会资源的分配者，在儿童健康发展的福利供给中始终处于主导地位，这主要表现在以下三个方面。第一，制度供给。儿童健康保障多元主体协同供给是一个复杂的系统，想要从无序走向有序要依靠制度的支持。政府不仅要制定宏观层面的儿童发展思路、目标、规划、法律法规等，而且要在微观层面制定政策法律以规范市场和社会的具体行动。第二，引导协调。政府是多元合作系统中的协调者，通过财政支持、优惠政策等手段鼓励各主体积极参与儿童健康保障实践，认真听取各主体的意见建议。当主体间发生利益冲突和矛盾纠纷时，政府可以起到协调作用，推动利益关系的调整和重塑。第三，法律监督。社会上的儿童健康保障机构质量参差不齐，这就需要政府充分发挥监管作用，严格行业规范管理，取缔非法经营企业，促进良性市场供给秩序形成，推动市场为儿童提供更加透明适宜的服务。

（二）市场：改善性保障

市场机制介入儿童健康保障，依托竞争机制提高了服务的效率，优化了资源配置，拓宽了资金渠道，也丰富了投资和服务供给形式。利益获取动机是市场主要的内部动力，市场行为也因此不可避免地存在一定的自发性、盲目性与滞后性。把市场在儿童健康发展中的角色定位为"改善性保障"，这主要体现在以下两个方面。第一，专业性强。市场中的各类儿童健康服务机构旨在提供多元化、专业化的服务。例如，在婴幼儿照护服务中，经过专业培训的照护者具有专业的护理知识，掌握婴幼儿照护的方式方法，了解婴幼儿的发展特点，能够采用科学的照护方法保障服务对象的健康生长。第二，服务个性化。市场作为儿童健康服务的重要供给方之一，为了留住消费者并获得长远利益，会努力提高自己的服务质量，并根据不同人群的需求提供不同水平的差异性服务。目

前，市场上有针对高薪家庭儿童的高品质服务机构，也有设立在小区附近的质优价廉的机构，不同的儿童服务机构有自己的理念和运作方式，可以满足家庭个性化的儿童健康发展需求。

（三）社会组织：补充性保障

社会组织是以满足公众不同需求为目标、由公众自主成立并参加、不以营利为目的、主动自愿承担社会公共福利事业的机构，能够为儿童健康提供公益性、互益性的服务，营造更加适宜儿童健康发展的社会氛围。由于社会组织在日常工作中自主性和灵活性比较高，具有较强的宣传力和感召力，它能够组织更多专业人士参与儿童健康事业。更重要的是，社会组织的发展成熟打破了传统儿童健康保障供给中市场和政府并存的二元格局，弥补了市场失灵和政府失灵，是儿童健康保障过程中不可或缺的支持力量。把社会组织的角色定位于"补充性保障"主要体现在以下两个方面。一是针对性。这一领域中大多数社会组织是为了维护和满足特定儿童群体的需求和利益而建立的，尤其注重通过多种渠道向困难儿童提供社会支持，在吸纳社会资金以提供给特定对象一定物质帮助的同时，能让越来越多的人关注儿童健康脆弱问题。二是公益性。一般来说，社会组织提供的儿童服务通常是免费或低偿的，注重通过捐赠和志愿服务来体现自身所倡导的"奉献、友爱、互助、进步"的志愿服务精神和社会责任，不会在利益的驱动下影响服务的质量，能够弥补市场供给公共性缺失的不足。

（四）社区：基础性保障

社区是儿童优先发展的依托，能够基于邻里互助优势在儿童健康服务中发挥基础性作用。实践中，社区居委会是重要的组织形式之一，其成员大多数来源于社区居民，他们对本社区的基本情况比较了解，更容易获得社区其他居民的信任，所以他们也能更深入地了解社区儿童的实际生活情况。总的来说，社区为儿童健康发展提供了基础性保障，其开展的具体工作可以分为以下三个方面。一是建立社区儿童档案，记录社区儿童的基本情况，不断根据实际情况更新档案，保持档案的有效性，并及时将有困难的儿童家庭上报给上级部门，以便上级部门及时提供相应的补助帮扶。二是丰富儿童在社区中的生活，推动完善社区内医院、图书馆、少年宫、公园等公共基础设施的建设，动员社区邻里之间互帮互助，培育适宜儿童健康成长的友爱互助的社区大环境。三是深化社区内部的联系，通过社区工作人员定期上门沟通交流，了解儿童健康情况，同时充分发挥社区资源作用，由有家政、医疗、教育等特长或经验的社区居民组成专业咨询服务小组，为社区内儿童家庭提供专业指导。

（五）家庭：主体性保障

家庭指在血缘关系、婚姻关系或收养关系基础上产生的，以情感为连接桥梁和纽带，亲属之间所构成的最基本的社会生活单位。正如《儿童权利公约》所规定的，父母是养育孩子的主要责任人，显而易见，家庭成员是最主要的儿童照护主体，也是保障儿童健康最核心的主体。因此，家庭在保障儿童健康发展中的角色为"主体性保障"，这主要体现在以下两个方面。一是具有血缘性。父母与孩子有着天生的血缘关系，这是其他儿童健康支持主体所不具备的。血缘性使家长对儿童健康发展投入了深厚的感情，这种感情能够使家长倾尽全力照护自己的孩子。二是具有连续性。父母是婴幼儿在认识世界时最先接触的人，家庭也是儿童养育和教育的最初单元，是儿童成长的第一场所，儿童与家长有着天然的纽带，其健康状况与潜能始终都直接或间接地受家庭的教育和影响。

总之，家庭是儿童健康保障服务合作供给中最基本的组成单位，也是极具灵活性和自主性的参与主体，家长的利益诉求是政府优化供给服务体系的方向。同时，政府要加强对家庭参与儿童健康保障服务的引导，鼓励支持家庭养育，给家庭提供必要的专业教育和培训，提升家庭保障儿童健康的能力。

二、儿童健康保障责任主体间的相互关系

在多元主体参与的儿童健康保障体系中，明晰界定分工和职责才能

避免管理混乱、角色错位、效率低下等问题。各保障主体不仅要各司其职，更要协调合作，这样才能推动儿童健康事业的可持续发展。儿童健康保障责任主体之间的相互关系如图5-1所示。

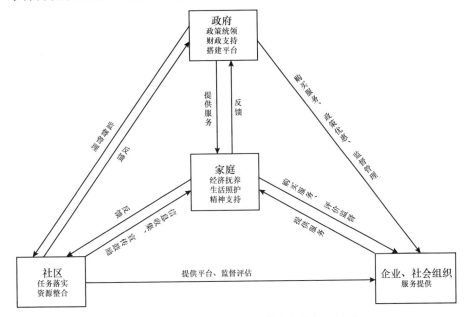

图5-1 儿童健康保障责任主体之间的相互关系

资料来源：作者自制。

第一，政府在儿童健康保障中发挥着主导作用。首先，政府出台政策和法律来规范整个儿童健康保障体系的运行，这些政策和法律对其他保障主体都有着强制约束力。其次，政府要对主要提供儿童健康保障服务的市场和社会组织及落实儿童健康保障服务工作的社区进行监督管理。最后，政府要通过政策优惠等手段来引导和鼓励更多的企业和社会组织参与到儿童健康保障的工作中。

第二，在儿童健康保障服务中，尽管企业和社会组织具有不同的性质和目标，但二者都是服务的提供方。企业具有营利性，虽然能获得一定的政策优惠，但运营资金主要还是来自其盈利收入；社会组织具有公益性，其资金大都来源于政府和社会捐助；无论以何种角色参与其中，两者都需要依据儿童的需求设计儿童健康保障服务内容，并不断提升服务品质。

第三，社区作为儿童健康服务的依托，首先，为企业和社会组织等保障主体提供了开展儿童健康服务工作的平台。同时，社区中的街道办事处和社区居委会作为城市基层政权的重要依靠力量，直接监督企业和社会组织的儿童健康服务活动。其次，社区具有资源整合优势，能够调动社区内的各类资源，大力宣传鼓励儿童健康发展的重要性并直接参与到儿童健康理念与行为的塑造中。最后，社区在空间上贴近儿童生活，在掌握儿童需求以及家庭对于儿童健康服务的意见方面具有天然优势，能够通过与其他主体的深入合作协同推动儿童健康保障体系不断完善。

第四，家庭既是儿童健康保障服务的提供者也是直接受益者，既可享受政府和社会组织提供的无偿服务，也可付费享受来自企业和部分社会组织提供的有偿服务，在享受来自家庭以外的儿童照护、教育、卫生保健等服务后，有权对服务质量作出评价，为其他主体优化服务效能建言献策。

总之，儿童健康保障体系是一个有机整体，无法依靠任何一个主体单独发挥作用来实现其目标。因此，在这个体系中，各个主体除了落实本职工作外，更应该形成一种相互合作、相互制约、相互促进的伙伴关系，这样才能实现儿童健康发展多元主体之间真正的责任分担和收益共享，以更合理的资源配置和更高的行动效率为儿童提供优质的健康保障服务。

第六章
儿童健康发展趋势

儿童时期是生命周期的早期阶段，儿童健康是全民健康的重要基础。展望未来，需要立足全周期的儿童健康发展视野，着眼全方位的儿童健康福利，动员多主体参与健康协同行动，通过数字赋能儿童健康发展，完善普惠均等的儿童健康福利，实现儿童享有更加均等和更加可及的基本健康服务，通过将儿童健康优先的理念融入所有政策，建设现代化的健康国家。

第一节　走向全方位和全周期的儿童健康福利

随着儿童健康在经济社会发展中的基础性地位日渐显现，构建全方位、全周期的儿童健康福利体系成为全社会的共同期盼。我国提出要在2035年建成能够服务于社会主义现代化建设的儿童健康福利体系，这需要不断完善儿童健康福利政策制度，逐渐扩大儿童健康福利范围，逐步促进城乡间、区域间儿童健康福利的均衡，不断提高儿童健康福利参与主体的主动性与积极性，使儿童健康发育和成长环境更加友好，切实增进儿童获得感、幸福感和安全感，促进儿童健康发展更加全面。

一、健康优先：儿童健康发展的规划纲要和政策趋势

儿童健康是全世界共同的重要议题。联合国在 1989 年通过的《儿童权利公约》中明确规定儿童享有生存权、发展权、参与权和受保护权，而健康则是儿童生存和发展的重要基础和条件。近年来，国际组织和世界大部分国家（地区）日益关心儿童健康发展，通过政策倡议等逐步完善儿童健康发展框架体系。

从国际组织的政策性文件（见表 6-1）中不难看出，儿童早期发展、身心健康、常见疾病和意外伤害防治等儿童健康的工作重点日益明晰。同时，儿童健康发展"关口前移"，从以治疗为中心转向以预防为中心，从保障儿童健康生存到促进儿童健康发展，从重视医疗能力转向重视儿童健康素养。除了世界卫生组织、联合国儿童基金会等国际组织外，各国还成立了针对儿童健康的部门，如美国的儿童事务局（Children's Bureau）、英国的儿童福利局（Child Support Agency）和我国民政部下设的儿童福利司等。它们不仅是国际组织和政府组织政策下沉的关键节点，也是国家层面儿童健康行动的领导核心。

表 6-1　部分国际组织与儿童健康有关的政策文件

时间	出台组织	文件名称	相关内容简介
2015 年	联合国	《2030 年可持续发展目标》	结束一切形式的营养不良，包括 5 岁以下的儿童、处于哺乳期的妇女和老年人。到 2030 年，采取措施结束艾滋病、结核病、疟疾、肝炎、水源性疾病和其他传染病的蔓延和扩张

续表

时间	出台组织	文件名称	相关内容简介
2018 年	世界卫生组织	"妊娠和分娩综合管理"系列文件	包括怀孕、分娩、产后和新生儿护理基本练习指南、妊娠和分娩并发症的处理、助产士和医生指南、新生儿管理问题等
2018 年	世界卫生组织、联合国儿童基金会	《儿童早期发展养育照护框架》	确保 0~3 岁的婴幼儿都能健康成长、受到保护并得到早期启蒙教育，获得营养咨询与营养补充品供给（儿童营养）
2019 年	世界卫生组织	《5 岁以下儿童的身体活动、久坐行为和睡眠的新指南》	5 岁以下儿童要想健康成长，必须减少坐下来看屏幕或被限制在婴儿车和座椅上的时间；应当获得更高质量的睡眠；有更多时间积极玩耍

数据来源：作者自制。

　　儿童阶段是个体形成社会发展所需身体、心理、人格及社会适应等多重素质的关键阶段，也是影响青年期、中年期乃至一生健康状况的重要时期，儿童健康也成为我国社会发展的焦点领域。世界卫生组织在《世界听力报告》《世界视力报告》《儿童与电子废物垃圾场》等报告中指出儿童健康正面临来自气候变化、电子废物、食品安全等领域的威胁，肥胖、听力损失、龋齿、近视、儿童精神卫生危机等已成为全球性的儿童健康问题。只有采取科学综合的干预才能强健儿童体魄和心理素质，有效减少上述疾病对儿童健康的影响。鉴于此，2011 年，国务院印发《中国儿童发展纲要（2011—2020 年）》，针对儿童发展中的健康、教育、福利、社会环境、法律保护 5 个领域，设置了未来 10 年的 52 项主要目标，提出了 67 项策略措施。纲要提出了儿童健康发展的 14 项目标，包括降低儿童出生缺陷发生率、婴儿和 5 岁以下儿童死亡率，提高疫苗接种率等；也指出将推动儿童福利由补缺型向适度普惠型转变，提高儿童基本医疗保障覆盖率和保障水平，为孤儿、贫困和大病儿童提供医疗救助，基本满足流动、留守儿童对公共服务的需求等。

在《中国儿童发展纲要（2011—2020 年）》实施的 10 年间，我国在儿童健康领域取得了显著的进步。自 2010 年起，5 岁以下儿童的死亡率持续下降，低出生体重（早产儿）、贫血、低体重、生长迟缓等健康问题的发生率也有所降低。2019 年，为助推儿童的早期发展，有关部门发布了倡导母乳喂养、加强儿童健康风险因素干预等一系列政策行动。而覆盖省、市、区、县的四级免疫规划监测管理体系以及县、乡、村三级预防接种的服务网络，不仅将儿童疫苗接种率提升至 97%，还为全国93.6% 的 7 岁以下儿童提供了健康管理服务。需要注意的是，我国儿童健康发展仍存在不少问题。如出生缺陷病例数量较多，儿童恶性肿瘤发病率不断攀升以及儿童视力、抑郁等问题不断出现；城乡间、区域间儿童健康发展不平衡、不充分，儿童公共服务质量有待提高；儿童健康相关法律法规不健全、主体责任不清晰等问题亟待解决。《健康儿童行动提升计划（2021—2025 年）》《中国儿童发展纲要（2021—2030 年）》中提出，未来儿童全方位健康的工作重点是儿童早期发展、儿童营养和运动专科门诊发展等领域，儿童健康工作将从以治病为中心转向以健康为中心，从保生存转向促发展。我国儿童健康福利体系正处在从补缺型到普惠型的过渡阶段，如何对尚未得到完备和充分保障的困境儿童、留守儿童、流动儿童提供健康保障，成为我国儿童健康事业急需解决的问题。对此，《中国儿童发展纲要（2021—2030 年）》专门提及针对受虐待儿童、孤独症儿童、残障儿童、流浪儿童等特殊儿童的健康福利政策。

二、全方位福利：儿童健康发展的全面化和综合化

健康是指一个人在身体上、心理上和适应能力上的完美状态，儿童全方位健康包括生理健康和心理健康。从全球儿童健康发展状况来看，儿童早期发展、儿童健康管理以及疾病预防成为儿童生理健康的未来趋势，儿童心理健康则侧重于心理健康教育以及相关医疗学科的建设。我国已在儿童身心健康发展方面取得了一定成就，但不足之处依旧存在，

为此需从身体素质、疾病预防、营养膳食、生理卫生、精神健康、心理教育等方面强化儿童健康发展的全面性和综合性，为儿童的全方位健康提供保障。

（一）生理健康

生理健康是儿童最基本的健康形式，是指儿童生理功能健康状态的总和。儿童的生理健康表现在儿童能够精力旺盛地从事日常活动，不受疾病侵扰，能够保持乐观、蓬勃向上以及具有应激能力。国际组织对于儿童健康的相关政策强调儿童生理健康的重点在于疾病预防、儿童早期发展和意外防护。虽然我国的儿童生理健康保障已取得 5 岁以下儿童死亡率不断降低、儿童保健服务日益完善、疾病治疗和预防较为有效等成就，但在体质训练、疾病预防、营养膳食、健康教育等方面仍需进一步强化。

1. 加强儿童身体素质训练

我国儿童身体素质训练的渠道较为单一，主要依靠学校开设的体育课程实现。党的二十大报告提出，要广泛开展全民健身活动，加强青少年体育工作。为此，未来应拓宽儿童体质训练的渠道，丰富儿童体质训练的内容，实现儿童体质训练的空间多元化、内容多样化。首先，推进儿童友好型社区的建设。积极整合资源，形成"政府主导、社会共建、家庭支持、儿童参与"的儿童友好型社区建设格局，因地制宜建立儿童友好型社区点，从"一米视角"考虑问题，以儿童优先为原则、儿童需求为根本，完善儿童室内外活动空间，增加儿童元素，充分体现空间友好。其次，推进全民健身与儿童体质训练的融合。充分考虑儿童的体育运动需求，完善适合儿童的公共体育场所和健身设施，开辟足够的空间，培养儿童运动兴趣。儿童体育工作是体育事业发展中的重要阶段，各个幼儿园、托育机构、学校等可开展丰富的体育训练活动，提升儿童对体育运动的兴趣。最后，推动儿童运动与健康门诊服务的发展。为儿童体育运动提供科学的指导，加强对儿童肥胖、近视的体育干预，探索将慢病运动防治技术和手段纳入医疗保险。

2. 提升儿童疾病防治能力

儿童的健康脆弱性使之易遭受重大疾病的威胁，严重影响儿童的健康状态和未来发展，甚至还会影响儿童家庭的经济水平。健康中国建设要求转变理念，从以疾病治疗为中心转变为以疾病预防为中心。要顺应世界潮流，遵循我国大政方针，更加重视疾病预防，提高儿童健康水平。首先，促进儿童友好型医院的发展。儿童友好型医院是指在医院建设中充分考虑儿童群体的特殊性，以儿童的视角规划和建设医院，在诊疗中以及诊疗外的健康服务中充分满足儿童的权益与需求，保障患儿安全就医的物质环境和人文环境。坚持人文与儿童健康优先理念，以"一米视角"打造医院友好环境，设置儿童专用设施，让儿童在就医时感到放松、舒适。其次，发展具有自主知识产权的儿童医疗保健技术。加快儿童医疗保健领域的创新，提升儿童重大疾病的防治能力。最后，完善儿童疫苗接种计划。预防接种是控制传染病的最有效、最经济的手段。扩大国家免疫规划，维持较高水平的国家免疫规划疫苗接种率。一方面，父母及其他照护者要提升对儿童疫苗接种的认识，按时接种疫苗；另一方面，社区要加强对疫苗接种的宣传，开展儿童疫苗接种排查和动员工作。

3. 完善儿童营养膳食体系

儿童时期是健康资本积累的黄金时期，均衡全面的营养膳食是儿童健康的重要环节。首先，应当制订更完善更适应我国儿童体质的膳食计划。2016 年，中国营养学会发布了《中国居民膳食指南（2016）》，在此基础上，《中国学龄儿童膳食指南》结合对学龄儿童的营养与健康状况的分析，针对我国学龄儿童所面临的营养不良和超重肥胖的双重挑战，提出了提高家校营养科学素养、合理选择三餐和零食、加强户外运动等五条关键指导意见。随着社会条件的改变，儿童营养健康呈现出新的特征，为此应尽快制定符合当下儿童营养和健康状况的膳食指南，为儿童提供科学的营养指导。其次，促进儿童营养医学门诊的发展。现有的儿童医学门诊主要针对儿童营养不良、生长发育迟缓等疾病进行治疗和干预，为儿童提供营养咨询和指导。未来，儿童营养门诊应顺应儿童营养健康状况的变化，同时也应采取现代化、智慧化的设备为儿童开展科学的营养指导。最后，强化儿童营养指导和咨询。除了儿童营养门诊，社区、基层卫生服务机构、家庭医生以及其他专业机构、社会组织应合力构建一个科学的儿童营养膳食指导体系，采取多种途径为家庭提供儿童营养健康指导。

4. 加强儿童生理健康教育

生理健康教育应成为学校、托育机构和社区开展儿童教育的新方向。学校教育是儿童学习知识、提升素质的主要途径，而目前的学校教育主要提供的是知识教育和体质训练，儿童健康素养提升、健康习惯培养的相关课程尚未纳入课程体系，应予以改变。同时社区和托育机构也应开展相应的儿童生理健康教育活动。首先，儿童生理健康教育的内容要更加丰富。未来儿童健康将涵盖健康习惯培养、生殖健康教育等内容，为儿童健康提供全面的保障。其次，儿童生理健康教育的形式要更加丰富。随着智能化、信息化水平的提高，儿童健康教育的平台和载体也随之增多，未来将利用多媒体设备、网络等平台为儿童提供多元形式的生理健康教育。最后，儿童生理健康教育的质量也要进一步提升。未来将更关注儿童生理健康教育的效果，托育机构、幼儿园和学校将儿童生理健康教育的效果纳入相关考核指标，确保儿童健康教育落到实处。

（二）心理健康

心理健康是身体健康的条件和保证，对生理健康具有促进作用。由于儿童的认知还处于逐步发展阶段，世界观、人生观、价值观尚不成熟，心理和精神层面更易受到伤害，为此需要建立完善的儿童心理健康保护机制。儿童心理健康也一直是全球儿童发展的一个重要议题。2021年，联合国儿童基金会发布了《心之所想：促进、保护和关爱儿童心理健康》的报告，报告指出，全球每年有4.58万名青少年死于自杀。《中国国民心理健康发展报告（2021—2022）》所提供的数据显示，在我国，青少年群体有14.8%存在不同程度的抑郁风险。① 党的二十大报告指出，推进

---

① 傅小兰，张侃. 心理健康蓝皮书：中国国民心理健康发展报告（2021—2022）［M］. 北京：社会科学文献出版社，2023.

健康中国建设要重视心理健康和精神卫生。我国近年来日益重视儿童的心理健康，出台相关政策文件促进儿童心理健康发展。但是在儿童精神疾病预防、心理健康方面仍需要加大力度。

1. 加强儿童精神疾病预防和治疗

首先，加强医疗机构儿童精神心理专科的建设。依托国家儿童医学中心、区域医疗中心、三级儿童医院建立国家及省级儿童精神心理诊疗中心，辐射带动市、县儿童精神心理专科建设，利用信息技术，构建区域儿童精神心理问题筛查和诊治网络，形成共同参与、相互转接的预防、诊疗、康复共同体，关注儿童心理健康教育。其次，加强儿童精神心理学科的建设。教育部门应加快精神心理学科建设，加大政策投入，采取多种优惠和倾斜政策吸引专业人才进入儿童精神心理学科领域，加强儿童精神心理专业医学生的培养力度，为儿童精神疾病的防治培养人才后备军。最后，将儿童心理健康促进服务纳入家庭医生服务范畴。将儿童心理健康教育与促进项目纳入基层家庭医生签约服务，探索构建以社区为本的系统化精神健康干预模式和身心大健康综合解决方案，完善社区相关心理健康服务的设施设备，以社区为单位为儿童构建完善的心理健康保障体系。

2. 做好儿童心理健康教育

一方面，学校、社区和托育机构要开展丰富的心理健康教育课程与活动。将心理健康教育纳入学校教育服务体系，与知识素质教育、生理健康教育等置于同等地位，完善心理健康教育的师资筛选、过程管理、效果评价体系，真正确保儿童接受到科学、合理的心理健康教育。幼儿园、学校与托育机构可以借助电子屏幕、广播电视、校园网、校刊校报等宣传媒体，多渠道、多形式地宣传、普及儿童心理健康和心理疾病知识。以校园活动、校园文化建设为抓手，营造积极、健康、高雅的校园环境氛围；通过朋辈互助、心理情景剧等形式，增强师生、儿童之间相互关怀与支持的意识。另一方面，父母及其他照护者要通过更多渠道了解儿童心理健康知识。当下，国际国内社会都十分关注与重视儿童心理健康教育，未来我国将进一步加大对儿童心理健康教育的宣传力度，在全社会形成关爱儿童心理健康的氛围。

三、全类型保护：儿童健康发展的分类化和普惠化

我国不仅拥有庞大的人口基数，还拥有活跃的流动人口。而这种流动的、不稳定的情况使得部分儿童的成长环境、健康保障和教育条件极具不确定性，如流动儿童和留守儿童都因为父母及其他照护者的流动而面临着不同程度的成长困境，这两类儿童也成为我国语境中讨论儿童健康问题所避不开的现实。随着我国儿童健康福利惠及越来越多的儿童，如何填补困境儿童、流动儿童、留守儿童等儿童健康福利缺口成为未来工作的重点。困境儿童是因自身和家庭原因陷入生存、发展和安全困境，需要政策和社会予以关心帮助的儿童；流动儿童和留守儿童则是社会发展、人口流动导致儿童流动性过强或监护人与儿童分离的儿童。针对这三类儿童，我国出台相关政策文件保护其健康福利。2010 年，国务院办公厅印发《关于加强孤儿保障工作的意见》，针对孤儿安置、基本生活、教育、医疗康复、就业住房等问题提供保障措施。2016 年，国务院又先后印发《关于加强农村留守儿童关爱保护工作的意见》《关于加强困境儿童保障工作的意见》，进一步加强对高风险家庭儿童的权益保障。这些政策保障了三类儿童的基本生存权，但是在儿童健康发展方面仍有不足，为此，未来针对这三类儿童，我国将制定更加完善的分类识别和保护机制，提高全类型儿童健康服务供给能力以及全类型儿童公共服务的均等化与可及性。

（一）制定更加完善的分类识别和保护机制

我国目前已经建立起全国儿童福利信息系统，记录机构养育儿童、机构代养儿童、社会散居儿童、事实无人抚养儿童、困境家庭儿童以及民间养育儿童六类儿童的身份信息、身体状况、医疗情况、社会救助情况等内容。2017 年，民政部组织开发了全国农村留守儿童和困境儿童信息管理系统，将留守儿童和更多类型的困境儿童纳入该信息系统进行管理，但是该系统尚未包含流动儿童、留守儿童的相关福利信息，不便于

对全类型儿童的福利信息进行管理。为此，应加快建立涵盖更广泛的福利信息系统，借助系统对不同类型的儿童进行分类管理和分类帮扶，针对不同的儿童类型为其提供所需的医疗保障和教育等服务。

1. 加强困境儿童的分类识别和保护机制

党的十八届三中全会提出要健全困境儿童分类保障制度。2016 年 6 月，《国务院关于加强困境儿童保障工作的意见》（以下简称《意见》）印发，进一步提出要加强对困境儿童的分类保障机制，根据困境儿童自身、家庭情况分类施策，促进困境儿童健康成长。《意见》对困境儿童进行了重新界定，主要包括家庭困境儿童、困境儿童和监护困境儿童。家庭困境儿童是指因家庭贫困导致生活、就医、就学等困难的儿童；困境儿童是指因自身残疾导致康复、照料、护理和社会融入等困难的儿童；监护困境儿童是指因家庭监护缺失或监护不当遭受虐待、遗弃、意外伤害、不法侵害等导致人身安全受到威胁或侵害的儿童。定义涵盖多类型的儿童，孤儿、流浪儿童、残疾儿童、重病儿童、服刑人员以及强制隔离戒毒人员的缺少监护人的未成年子女、罕见病儿童等都被囊括在内。《意见》将我国儿童福利的保障范围由弃婴、孤儿向困境儿童拓展，保障内容由基本生活、基本生存向教育、医疗、救护、康复、服务拓展，困境儿童的境遇受到了全社会的更多关注。在困境儿童健康福利方面，主要包括保障基本生活、保障基本医疗、强化教育保障、落实监护责任等，并针对不同的困境儿童和家庭，采取不同的保障措施。近年来，我国通过为困境儿童发放基本生活费、设立收治孤弃儿童福利机构等措施为困境儿童提供了基本的救助保障，但是困境儿童的健康福利仍需完善。

为此，国家要进一步完善困境儿童分类保障机制，加强医疗康复保障，为各类儿童提供完善的医疗健康福利。医疗康复保障是仅次于基本生活保障的保障制度，无论是孤儿、家庭困境儿童、重残儿童和监护困境儿童，都应对其建立完善的医疗保障体系，加大对儿童重大疾病的救助力度。对困境儿童实施的福利政策，对保障其基本权利、满足其健康需要以及促进其健康成长都具有重要意义。

2. 加强流动儿童的分类识别和保护机制

流动儿童是指流动人口中的0~17周岁儿童。流动人口是指居住地与户口登记地所在的乡镇街道不一致且离开户口登记地半年以上的人口中，扣除市辖区内人户分离者。随着市场经济的发展和城市化的推进，地区、城乡之间出现了大规模的人口流动，大城市、东部沿海地区涌入了大量的流动人口，这不可避免地会带来流动儿童的健康福利问题。与普通儿童不同，流动儿童大都没有长期固定居住的地方，其教育、医疗等都难以得到稳定有效的保障，且由于流动儿童的监护人大都受教育程度不高，缺乏儿童健康福利意识，导致流动儿童常见病和多发病的发病率要高于户籍儿童，比如，流动儿童患呼吸道感染的发病率要明显高于户籍儿童，贫血的患病率也明显高于户籍儿童，甚至流动儿童的死亡率也要高于户籍儿童。[1]

为此，政府部门要投入一定的人力、物力、财力，构建流动儿童管理体系，形成"精准识别与精准保障"的机制，发挥社区作用，积极与流动儿童家庭保持联系，确保将流动儿童纳入健康福利体系。

3. 加强留守儿童的分类识别和保护机制

留守儿童是指父母双方外出务工或一方外出务工另一方无监护能力、不满16周岁的未成年人。2016年，多部门联合开展的农村留守儿童摸底排查工作统计发现，全国不满16周岁、父母均外出务工的农村留守儿童数量为902万人。留守儿童仍然是非常庞大的群体，且留守儿童不仅存在于农村，也存在于城镇。

2016年，国务院印发《关于加强农村留守儿童关爱保护工作的意见》，指出近年来，各地区、各有关部门积极开展农村留守儿童关爱保护工作，仍存在一些薄弱环节，突出表现在家庭监护缺乏监督指导、关爱服务体系不完善、救助保护机制不健全等方面，农村留守儿童关爱保护工作制度化、规范化、机制化建设亟待加强。2019年，民政部等10部门联合印发《关于进一步健全农村留守儿童和困境儿童关爱服务体系的意

---

① 周美珍，蒋式飞. 流动儿童保健现状与影响因素的研究进展 [J]. 中医药管理杂志，2019，27（14）：212-213.

见》，指出要从机构建设、人员配备等方面为留守儿童提供完备的健康保障服务。未来，仍需要政府发挥主导作用，为留守儿童构建一个完善的健康福利体系。建立留守儿童福利信息系统，将留守儿童的身份信息、健康状况、医疗保障状况等包括在内，建立追踪机制，及时了解留守儿童的健康状况，为其提供相应的服务。

（二）提高全类型儿童健康服务供给能力

未来要进一步加强全类型儿童医疗保障服务、儿童保健服务、儿童早期发展服务、儿童中医药服务等的供给能力。而困境儿童、流动儿童、留守儿童则是全类型儿童中的重点服务对象。要加强三类儿童的医疗保障服务，为其提供全过程、全方位的医疗保障服务，确保其不因疾病而陷入贫困状态，可为三类儿童开通就医绿色通道，确保其医疗保障权益，提升其健康水平。同时，加强对三类儿童的保健服务和早期发展服务。2018 年世界卫生组织发布"儿童早期发展养育照护框架"①，其中指出了儿童早期发展面临的一些威胁和风险，诸如极端贫困、不安全、暴力、环境毒素和父母心理健康状况低下等。这些风险会削弱家庭及照护者保护、支持与促进儿童发展的能力，这表明对困境儿童、流动儿童和留守儿童来说，儿童早期发展服务更为重要，相关的公共部门应为其创造条件和提供保障，以促进儿童身体、心理、情绪和认知方面的健康发展。

（三）提高全类型儿童公共服务的均等化与可及性

《健康儿童行动提升计划（2021—2025 年）》提出要以儿童体格生长监测、营养与喂养指导、心理和行为发育评估、眼保健和口腔保健、听力障碍评估为重点，积极推进国家基本公共卫生服务 0~6 岁儿童健康管理项目。我国基本公共服务的提供往往具有属地管理的特征，而流动儿童往往流动性较大，难以获得居住地的公共服务，为此社区要建立动态的流动儿童管理机制，及时识别流动儿童的健康需求，为其提供基本

---

① WHO. Nurturing care for early childhood development: a framework for helping children survive and thrive to transform health and human potential, executive summary [R]. Geneva: WHO, 2018.

公共服务，做好户籍所在地和现居住地的儿童健康服务衔接工作。留守儿童往往处于偏远农村、贫困地区，基本公共服务提供不足和质量不高也是导致儿童健康问题产生的重要因素，为此要加大对留守儿童的公共服务投入力度，提高公共服务的可获得性和可及性。困境儿童由于自身和家庭原因，和普遍性、一般性的基本公共服务契合度不高，为此针对困境儿童的基本公共服务应提高针对性、精准性，突出服务重点。

四、多主体参与：儿童健康发展的多元化和协同化

共建共治共享是目前国内外普遍认同的健康治理理念，儿童健康治理的共建共治共享也要求多元主体参与到儿童健康政策与制度的互动、沟通与协调过程中，通过动态的机制调整，实现政府健康治理和社会调节、居民自治良性互动。世界卫生组织在《投资于未来》中提出了一种儿童健康干预的生态模式，包括个人、家庭和同伴、社区、学校等在内的各种组织、政策法律等有利环境。[1] 儿童健康是全民健康的重要基础，儿童健康福利是一项社会系统工程，为此构建"政府主导、部门协同、家庭配合、社会参与"的儿童健康福利体系十分有必要。建立健全多主体参与的儿童健康福利体系是儿童健康事业发展的必然要求，是多元化、复杂化社会的客观要求。目前，我国儿童健康发展的参与主体主要包括政府、社区、家庭、学校和托育机构、志愿服务组织、媒体等，在未来将会出现更多类型的合作主体，如商业保险公司等，各个主体发挥优势为儿童健康保障贡献力量。但是在多主体合作方面仍然存在主体合作衔接不畅、力量发挥不足等问题。未来儿童健康的多主体合作将呈现出主体增多、合作领域不断拓宽、合作力度不断加强、方法更专业、合作收益不断提升的趋势。

（一）政府

政府作为儿童健康福利的主导力量，应当发挥统筹协调作用。首先，

政府应积极发挥其作为儿童健康事业主导部门所具有的强制性和权威性优势，履行领导、指挥和综合协调职能，做好全局谋划工作，合理设置儿童健康发展的目标，注重儿童健康事业发展的整体性和协调性，统筹推进儿童健康事业持续健康发展。其次，保障儿童健康是政府提供基本公共服务的重要内容，政府要承担好公共政策和公共服务职能，构建国家、区域和省、市、县级儿童医疗保健服务网络，以妇幼保健机构、儿童医院和综合医院儿科为重点，统筹规划和配置区域内儿童健康服务资源，建立完善以区县妇幼保健机构为龙头，乡镇卫生院、社区卫生服务中心为枢纽，村卫生室为基础的基层儿童保健服务网络，强化基层儿童健康医疗资源和公共卫生资源的配置。再次，制定与儿童健康和儿童优先发展相关的政策，做好顶层设计，加强政策宣传，普及儿童健康知识，强化父母或其他监护人是儿童健康第一责任人的理念，依托家庭、社区、学校、幼儿园、托育机构等，加大科学育儿、疾病预防、及时就医、合理用药、合理膳食、应急避险、心理健康等知识和技能的宣传普及力度，促进儿童健康行为习惯的形成。最后，政府应强化落实各级政府和相关部门的责任，促进儿童健康福利政策的执行，及时接受政策反馈，对儿童健康政策进行完善。

（二）社区

社区是现代化社会治理的基本单位，社区活动和儿童健康息息相关，0～6岁儿童的行动半径主要集中在社区。社区对儿童健康福利的作用主要体现在社区卫生服务机构的健康福利、社区环境设施规划、社区健康教育和健康促进等方面。首先，社区卫生服务机构为不同时期的儿童提供保健服务。社区儿童保健是专门针对儿童生长发育过程中常见的各类疾病而进行防治和干预的一项措施，以个人为中心、家庭为单位，针对不同时期的儿童提供疾病筛查、健康管理、生活方式指导，全方位为儿童健康成长保驾护航。其次，社区要规划儿童友好的环境。2019年，联合国儿童基金会发布《儿童友好型城市规划手册》①，提出建设儿童友好型城市和社区的五大目标；2020 年，世界卫生组织制定《将健康融入城市和区域规划指南》，提出需要在城市、社区范围内进行建筑尺度确定，以便于制定出有利于儿童健康成长和发育的空间规划政策。各国也对儿童友好型城市、友好型社区进行了积极探索，比如丹麦、瑞典和荷兰构建了儿童友好型社区，对儿童游乐设施进行了改造并拓展了儿童游乐空间。《"健康中国 2030"规划纲要》指出，健康社区建设是实现健康中国的重要抓手，因此，以社区为单位积极探索儿童友好型社区的建设方案是促进儿童健康发展的重要途径。最后，社区要加强儿童健康知识和技能的宣传，提高家庭对儿童健康相关知识的了解程度，助力提升儿童健康素养。

（三）家庭

儿童的安全和健康成长受家庭环境影响很人，家庭关系、家庭教育、父母关系、家庭物质条件都会对儿童的生理和心理健康产生影响。家庭应为儿童构建一个良好的成长环境。第一，父母及其他照护者应建立良好和谐的家庭氛围，建立互相尊重、互相理解的亲子关系，促进儿童健康成长。第二，父母及其他照护者应根据儿童发展不同时期的生理特征、心理特征，为儿童提供合理的营养膳食和医疗保障服务，鼓励儿童进行合适的运动锻炼。第三，在家庭教育方面，父母及其他照护者是儿童教育的主要负责人。2021 年 10 月，《中华人民共和国家庭教育促进法》颁布，明确指出父母或者其他监护人应当树立家庭是第一个课堂、家长是第一任老师的责任意识，承担对未成年人实施家庭教育的主体责任，用正确思想、方法和行为教育未成年人养成良好思想、品行和习惯。党的二十大报告提出要加强家庭家教家风建设，加强和改进未成年人思想道德建设。父母及其他照护者要自觉承担儿童教育的主体责任，落实家庭教育立德树人的根本任务，重视家庭建设，掌握正确的家庭教育方法，

---

① 联合国儿童基金会. 儿童友好型城市规划手册 [EB/OL]. https://www.unicef.cn/reports/shaping-urbanization-children.

尊重和保护儿童的权利。第四，父母及其他照护者要以身作则、言传身教，家庭成员之间要互相尊重、互相学习，不断提升作为家长的基本素养，为儿童树立良好的道德榜样和行为楷模。第五，父母及其他照护者要积极配合政府及其公共部门、学校、社区、社会组织等其他治理主体的工作，遇到困难时及时求助，共同保障儿童健康成长。

（四）学校和托育机构

学校和托育机构是儿童接受教育的主要场所，是儿童身心健康的主要责任体。学校和托育机构应注重保障儿童的体质健康，完善体育教育体系，增强体育师资力量，按时对儿童进行健康教育、健康生活方式指导，对儿童的健康习惯进行干预，定期组织儿童健康体检，关注儿童用眼健康，预防季节性传染疾病，关注儿童心理健康。全方位、全过程关注儿童健康提升行动，积极响应国家政策，完善教育方式，为儿童提供良好的成长环境。

（五）志愿服务组织

志愿服务组织具有灵活性、多元性、群众性的特征，且具有广泛的群众基础、社会联系和良好的社会声誉，组织人员也较为热情活泼，易于接近儿童，可以开展各项活动为儿童提供多样的健康福利服务，如体育训练、心理健康活动等。作为正式制度的一种补充，志愿服务组织在保障儿童健康发展方面发挥着不可或缺的作用。

（六）媒体

媒体作为政策宣传的主要平台，应当积极宣传儿童健康知识。随着互联网技术的发展，媒体的形式和宣传方式越来越多样，父母及其他照护者、儿童、学校等主体接触媒体宣传都十分方便，媒体应积极发挥其引导、教育、宣传的作用。首先，媒体可以通过社会新闻、时事热点、案例等引起人们对儿童健康的关注，提升社会对儿童健康的重视程度。其次，媒体应积极宣传儿童健康知识，让更多儿童健康福利主体了解相关知识要点，以有利于儿童的健康促进。最后，媒体是政策和政策对象之间的沟通媒介，通过媒体宣传，可以推动儿童健康福利政策的落实。

（七）商业保险公司

针对我国儿童健康保障的现状，商业保险公司有着较大的发展前景。各大公司可以发挥其在儿童健康保障方面的优势，设计推出儿童特定疾病保险、残障儿童保险以及针对儿童先心病、罕见病等的险种，适应儿童健康状况和市场需求，保障儿童生命健康安全。

五、全周期管理：儿童健康发展的过程化和精准化

"健康中国"战略中提出要树立大健康理念，有学者从全生命周期健康管理角度提出了促进人民健康发展的思路。所谓全生命周期，是指人的生命从生殖细胞的结合开始一直到生命的最后终止，其中包括孕育期、成长期、成熟期、衰老期直至死亡的整个生命全过程。[①] 而全儿童周期指的是从生殖细胞的结合开始至进入成年期的时期，包括全孕产期、婴幼儿期、儿童初期、儿童中期以及青少年期，每一时期儿童成长特征和健康需求都有所不同。

（一）全孕产期：疾病筛查规范性进一步提高

全孕产期涵盖了从母亲怀孕到胎儿出生的 9~10 个月。目前，这一阶段我国的健康保障重点在于疾病筛查和出生缺陷防治、产前保健、产前筛查、产前诊断等工作。针对先天性心脏病、唐氏综合征、先天性耳聋、重型地中海贫血等重点出生缺陷疾病进行早期筛查、干预，扩大出生缺陷疾病筛查范围，并且建立了"县级能筛查、地市能诊断、省级能指导、区域能辐射"的出生缺陷防治网络。未来，将进一步提高疾病筛查的规范性，发展普惠化检查项目，出台自愿婚检的激励政策，提高人们对婚检、孕产检的自觉性和主动性。

[①] 赵秀玲，曹露．探究健康中国背景下全方位、全生命周期的居民健康服务模式 [J]．就业与保障，2021（3）：180-181．

（二）婴幼儿期：照护服务体系更加完善

婴幼儿期是指出生后到 3 岁的时期，包括新生儿期和幼儿期。这一时期，儿童的成长发育尤为重要，需要对其进行完善的预防保健工作。目前，我国针对婴幼儿的健康保障工作集中于新生儿疾病筛查、新生儿救治、儿童早期保健、疾病预防、疫苗接种等方面。但是目前我国在婴幼儿辅食产业方面缺乏统一的分类标准，产品较为单调，质量仍需提高，为此今后需要制定针对婴幼儿辅食产业的规范，保证其质量。此外，在婴幼儿照护方面，将进一步完善照护服务体系，推进普惠性和非普惠性婴幼儿托育体系的发展。

（三）儿童初期：更重视儿童早期发展服务

儿童初期是指儿童 3~6 岁的时期，这一时期是儿童早期发展的重要时期，儿童身体和心理逐步成长发育，开始认识世界、适应社会，并与外界交流。儿童初期首先要注意儿童营养膳食搭配均衡，各种食物摄入要符合身体成长发育的需要。其次，要做好儿童预防保健工作，做好疾病筛查、口腔保健、视力检查、健康体检。再次，加强儿童体质训练，保障儿童生理健康。最后，关注儿童心理健康，促进儿童健康成长。

（四）儿童中期：运动与营养指导更科学

儿童中期是指儿童 6~12 岁的时期。这一时期，儿童开始进入学校接受教育训练，智力发育日臻成熟，身体也在不断成长发育。这一时期，首先要加强儿童营养，合理搭配荤素，对其进行科学的营养指导。其次，要加强体育锻炼，根据骨骼肌肉发育特点培养儿童良好的姿势，预防近视和脊椎变形，保护口腔健康。最后，要预防儿童重大疾病的发生，及时做好健康体检和疾病筛查。

（五）青少年期：自我健康管理能力逐步形成

青少年期是指儿童 12~20 岁成年的时期。这一时期，儿童身体迅速发育，出现第二性征。首先，要继续注重营养均衡搭配，促进青少年健康生长发育。其次，做好保健服务和健康管理、健康体检工作，对青少年进行健康生活方式指导，引导他们形成良好的健康生活习惯。最后，重视心理健康问题，预防抑郁、焦虑等常见的青少年心理疾病。

六、政策行动：儿童健康发展的法治化和适配化

儿童健康福利保护体系需要完备、科学、合理的规制设计，各个国家、各种国际组织都针对儿童健康出台了相关的政策，世界卫生组织在《投资于未来》中提到的一些政策、规划和行动，包括医疗服务项目、父母及其他照护者支持项目、多学科评估与治疗服务行动、医疗融资和残疾儿童家庭医疗保险等。这表明，儿童健康福利方面的政策法规将更细致、更具针对性，在实践层面也更具可操作性。未来，我国儿童健康福利的规制设计将更加完备、科学。

（一）儿童健康的法律保障体系将更加完善

目前，《中华人民共和国未成年人保护法》《中华人民共和国民法典》《中华人民共和国刑法》《中华人民共和国预防未成年人犯罪法》《中华人民共和国家庭教育促进法》等都对儿童健康福利有条文规定，但是这些规定较为零散。为此，应对这些法律进行整合，如《中华人民共和国未成年人保护法》应专门设立儿童健康保护章节，对儿童健康福利进行必要说明。《中华人民共和国义务教育法》应专设章节着眼于受教育的儿童，对家庭、学校、托育机构提出要求，保障儿童生理健康和心理健康，加强儿童健康知识教育力度。《中华人民共和国预防未成年人犯罪法》应从预防儿童犯罪的角度，矫正儿童不良行为，保护儿童心理健康。《中华人民共和国民法典》应当针对儿童健康侵权和婚姻家庭中儿童健康的保护作出特殊规定。通过多部法律的共同规定，构建完善的儿童健康福利法律体系。随着各项法律的完善，儿童健康福利的方方面面有法可依，儿童健康福利的责任主体和实施路径都会更加明晰。

（二）儿童健康行动与项目将更具针对性

世界卫生组织先后开展了多种针对儿童健康的行动和项目，旨在通过短期的有针对性的项目来改善儿童健康。我国 2021 年出台的《健康儿童行动提升计划（2021—2025 年）》提出了 7 个方面的儿童健康行动，分别为新生儿安全提升行动、出生缺陷防治提升行动、儿童保健服务提升行动、儿童早期发展服务提升行动、儿童中医药保健提升行动、儿童健康服务体系提升行动、智慧儿童健康服务提升行动。这些行动分别针对儿童健康的不同方面，为儿童构建了一个完善的健康促进体系。在这些行动的引导下，我国将针对儿童用眼健康、牙齿健康、营养膳食、体育运动、听力健康、生殖健康等开展更具针对性的项目，以促进儿童健康水平提升。

七、数字赋能：儿童健康发展的信息化和智慧化

信息化和智慧化是未来儿童健康相关公共服务领域的重要发展趋势。随着互联网技术的发展，大数据、人工智能等与各行各业发展融合更为深入，儿童健康发展的信息化和智慧化愈加重要，通过数字赋能促进儿童健康发展成为儿童健康管理的优先选项。

（一）儿童健康发展的信息化

推进儿童健康领域的信息化发展，能够弥补传统儿童健康福利模式的不足，有利于管理流动儿童、散居儿童、留守儿童等各类型儿童，通过信息交流能提升儿童健康管理的效率和管理质量，优化健康福利管理流程。《联合国儿童基金会在华成果（2016—2020）》报告指出，中国妇幼保健信息化工作取得了一定成果，其中包括建立及推广统一的国家级妇幼健康信息平台和跨省数据交换系统；支持母子健康手册应用程序的开发，有效地辅助照护人获取个性信息，提高服务的可及性和便利性，并与医务人员进行互动。我国在儿童健康福利智能化方面已经完成了统一平台建设、智慧体检、人工智能辅助治疗等工作，未来将构建更完善

的儿童健康管理智能系统。儿童健康管理智能系统能够纳入各类儿童的健康信息，通过该系统可以为儿童建立电子健康档案，包括从出生起的疾病筛查、健康体检、疫苗接种等各种信息，该系统也囊括了政府、公共部门、家庭、学校、托育机构、医疗机构等各类参与主体，各参与主体可以在平台上共享信息、交流儿童健康发展相关知识，能让各主体更了解其他主体的责任分担和职能，加强主体间的协同合作。

（二）儿童健康发展的智慧化

智慧化将成为儿童健康福利发展的优化工具。儿童健康的统一管理平台将更加完善，多元主体对智能化设备的利用程度也更深入，未来将出现儿童智慧社区、儿童智慧医院、儿童智慧学校等新业态。同时，未来智慧化设备将融入儿童医疗、运动、营养等多个健康领域。如在医疗方面，互联网医院有效提升了人群的就医效率，也大大惠及了儿童就医；又如在运动方面，智慧儿童营养运动指导平台能根据儿童的个体特征制订符合其自身的营养膳食和体育运动计划，增强儿童体质，提升儿童健康水平。再如智慧学校和智慧托育机构，借助智慧化设备和技术可以为儿童提供更高质量的服务，提升管理效率。

第二节　走向普惠化和均等化的儿童健康福利

《中华人民共和国国民经济和社会发展第十四个五年规划和 2035 年远景目标纲要》作为引领中国未来一个时期各项事业发展的宏伟蓝图，明确提出要完善儿童健康服务体系，发展儿童普惠托育服务体系。《中国儿童发展纲要（2021—2030 年）》提出到 2030 年，儿童要享有更加均等和可及的基本公共服务，享有更加普惠和优越的福利保障。建立普惠化、均等化的儿童健康福利具有历史选择性和时代必然性，实现儿童健康福利公平可及，是解决儿童健康福利领域发展不平衡、不充分问题的重要途径，能够更好地保障儿童健康权利和受保护权利，全面提高儿童综合素质，引领儿童健康成长，担当新使命，建功新时代。

一、儿童健康福利的价值目标转型：普惠均等与公平可及

2010 年以来，"儿童优先"被纳入国家战略，我国儿童健康福利体系不断健全。长期以来，我国儿童健康福利是补缺型福利，重点在于为一些患重大疾病儿童、残疾儿童、留守儿童、困境儿童等群体提供福利，且福利提供也往往以治病和解决健康问题为中心，缺乏保健预防意识。2011 年，《中国儿童发展纲要（2011—2020 年）》正式提出提升儿童福利水平，基本建成与经济社会发展水平相适应的适度普惠型儿童福利制度体系。2013 年，党的十八届三中全会提出健全困境儿童分类保障制度。同年，民政部印发《关于开展适度普惠型儿童福利制度建设试点工作的通知》，强调儿童福利制度要"适度普惠、分层次、分类型、分标准、分区域"，并在不同经济发展水平的 4 个县市试点实践，之后试点范围不断扩大。

同时，国家更加注重儿童健康福利的普惠化、均等化、公平性与可及性问题。过去，儿童健康福利在城乡之间、不同地区之间、不同类型儿童之间以及不同制度实施过程之间都有差异，不同程度地损害了儿童健康福利的公平性与可及性，导致儿童健康福利发展不充分不平衡。《中国儿童发展纲要（2021—2030 年）》提出，要加大对儿童健康事业的投入力度，支持革命老区、民族地区、边疆地区和欠发达地区的儿童健康事业发展，促进儿童健康福利资源在地区间的均等化配置，实现儿童健康福利公平发展，儿童健康福利将更加普惠均等、公平可及。

二、普惠化儿童健康福利发展路径：分类保障与全民共享

普惠即普遍惠及，意味着健康福利的全民共享。普惠型儿童健康福利建设需要政府和社会基于当地的经济和社会状况，构建能够保障儿童基本健康的服务体系，从覆盖范围、保障层次、保障机制方面构建分区

分类的保障制度。

（一）不断扩大儿童健康福利覆盖范围

儿童健康福利的覆盖范围要不断扩大。我国儿童数量庞大，且随着生育政策放开，将会有更多的二孩家庭、三孩家庭普遍存在于我国各个地域。儿童健康福利制度应当具有包容性和适应性，能不断包容更多儿童群体。在儿童类型包容性方面，流动儿童、留守儿童、困境儿童等目前已经是国家重点关注的儿童群体，而诸如患罕见病的儿童、受父母家庭暴力影响的儿童等都需要儿童健康福利制度作出适应性的制度安排。在地域包容性方面，要不断考虑欠发达地区、特困民族地区等地区儿童的健康福利建设问题。完善各地区儿童健康福利基础设施建设，为所有儿童提供普惠型的健康福利和服务保障。

（二）完善儿童健康福利分类型提供机制

不同类型的儿童对健康福利的需求是不同的，因此，需要针对不同的儿童健康福利需求制定相应的供给机制。对于普通儿童来说，其需要的是完善的健康预防、健康管理以及各类疾病筛查服务；对困境儿童来说，因其面临着较为艰难的生存环境，基本的吃穿用度和教育得不到保障，为此需要对其提供最基本的健康兜底保障；对流动儿童来说，其随着家庭流动，基本的健康得不到稳定的保障，为此需要政府、社区针对流动儿童提供健康识别、健康管理、疾病筛查等服务；对留守儿童来说，其生活地区多在农村、欠发达地区，家庭和父母作用缺位，各种健康保障制度执行不到位，为此需要政府、社会共同发力，加大政策支持力度，先有再优，保障留守儿童健康；而对其他诸如罕见病儿童、受家庭暴力的儿童、受校园暴力的儿童等，都应针对其健康状况提供合适的健康福利服务。

（三）完善儿童健康福利分区域提供机制

要分区域对儿童提供健康福利。我国儿童健康福利领域仍然存在着发展不充分不平衡的问题，其中，地区不平衡是一个较为重要的特征。东部、发达、城市地区基础设施完善，各类资源丰富，信息流通通畅，政策执行路径流畅，在儿童健康福利方面往往具有优势，大部分儿童的健康福利都能得到基本保障。而在西部、欠发达、农村地区，基础设施不够完善，交通通信不够发达，各类资源较为欠缺，且存在部分政府部门政策执行不到位和执行偏差的情况，导致儿童健康福利体系较为落后、欠缺。针对此情况，政府要大力完善西部、欠发达、农村地区儿童健康福利的基础设施，倾斜人力、财力、物力资源，整合社会力量，加强政策宣传，促进地区间儿童健康福利水平的均衡。

三、均等化儿童健康福利发展路径：资源均等与公平享有

推进基本公共服务均等化是实现共同富裕、推进发展成果人民共享的应有之义。但是目前在儿童健康福利方面还存在着不均等的情形，2035 年要建成更加现代化的儿童健康福利体系，就必须要推进儿童健康福利在城乡、地区、人群和制度间资源配置的均等化，实现儿童不论自身所处何种差异的外在环境都能公平享有健康福利的目标。

（一）儿童健康福利城乡均等

积极推进儿童健康福利城乡均等。目前，受经济发展水平制约，农村地区儿童健康福利提供力度和城市仍有差距，为此要积极转变理念，重视农村地区儿童健康的保障。完善农村地区儿童健康福利服务体系，加强农村信息化基础设施建设，建立健全儿童信息化平台，完善儿童健康档案和健康手册，做好儿童各阶段的健康管理、疾病筛查、健康生活方式引导等各项儿童保健服务；重点保障农村留守儿童、困境儿童等特殊儿童群体的健康权益，为其提供兜底性健康保障和服务。

（二）儿童健康福利地区均等

积极推进儿童健康福利地区均等。我国东部、中部、西部三大地区

之间儿童健康福利发展水平不均衡，东部地区经济发达，资源丰富，儿童健康福利发展较为完善，而西部地区、革命老区、特困民族地区等欠发达地区的儿童健康福利服务体系仍有较大发展空间。为此，要加大对欠发达地区的健康事业的投入，加大人力、物力、财力资源投入，为欠发达地区的儿童健康发展提供良好的基础。同时，要根据地区具体情况，制定符合当地儿童发展实际的健康福利政策与规划，切实保障儿童健康权益。

（三）儿童健康福利人群均等

积极推进儿童健康福利人群均等。给予贫困儿童、孤儿、患重大疾病儿童、困境儿童、留守儿童和流动儿童等更加有力的救助帮扶，保证儿童健康福利提供的科学性和合理性。以罕见病为例，可针对罕见病患儿设置专项健康福利，拨付一定的款项补贴给自费困难的罕见病患儿及其家庭。各类型儿童对健康福利的需求不同，需要的资源和制度也不同，政府应权衡好各类资源的投入程度，保障各类型儿童的健康福利和服务均等。

（四）儿童健康福利制度均等

推进儿童健康福利制度均等。针对政策对象，各项儿童健康福利制度在实施过程中要确保均等保障政策的有效性。在政策制定阶段，要充分考虑各方面因素，其覆盖范围要包括各地区、各类型的儿童，切实考虑各种情况和现实条件；在政策宣传阶段，要考虑不同地区人群的情况和需求，采取不同的政策宣传方式，让各类家长、学校、社区都能充分领会政策的含义；在政策执行阶段，要充分发挥各类政策实施主体作用，确保政策实施充分以及均等；在政策评价阶段，要重视各地区对政策的反馈，据此对政策进行修订和完善，进一步筑牢儿童健康福利的保障网络。

第三节　走向现代化健康国家的儿童健康福利

党的二十大报告提出要全面建设社会主义现代化国家，而现代化健康国家则是现代化国家的题中应有之义。现代化健康国家是国家保障人民健康的指导理念和引导目标，现代化儿童健康福利需要以儿童健康理念融入所有政策为前提，调动各方资源，以儿童生活质量提升为目标，为儿童营造良好的成长环境，促进儿童健康发展。建设现代化儿童健康福利体系，需要树立现代健康理念；坚持儿童优先发展战略；立足长远布局；总结国际规律，探索多样化、具有中国特色的普惠型儿童健康福利路径；推动顶层设计，完善儿童健康福利的法律保障体系；构建多主体参与的儿童健康福利保障机制；运用现代科技工具，提升儿童健康福利事业现代化、智能化、信息化水平。

一、树立现代健康理念，明确以保障儿童身心发育与社会适应发展为行动目标

儿童健康是生命之基，是人生幸福的源泉，也是践行现代化健康理念的必然内容与实现条件。因此，树立现代健康理念是儿童健康福利发展的时代选择。现代健康理念强调"全方位"健康，儿童健康不再仅限于生理健康，也不再局限于无病痛健康，儿童健康应该是生理与心理的全方位健康，同时也是健康资本充足的身体机能健康；现代健康理念强调"全周期"健康，儿童健康是对全生命周期健康的终极回答，儿童健康不仅直接影响到青年、中年乃至老年的健康状况，还通过个人发展机会决定了人的一生中获取健康资本的能力强弱。保障儿童健康既是个人的权利与义务，也是国家的权利与义务。因此，儿童健康福利的现代化，必须将现代化健康理念融入儿童健康行动的框架中，以提升儿童健康水平为立足点，从儿童健康福利体系、治理、服务、生活、环境等方面入手，调配各方资源，发挥多元主体的作用，为儿童提供良好的健康福利

环境，为儿童身心发育与社会适应能力发展提供全面的保障。

二、坚持儿童优先战略，强化儿童人人共享健康福利与保护的现代化制度理念

儿童是未来国家发展的主力军，承担着未来社会主义现代化国家建设的重任。儿童健康是国民健康的基础，现代化健康国家的儿童福利体系要求将儿童优先战略融入经济社会发展的各项政策中，发挥政策协同作用，这需要改变过去对儿童健康福利是单纯财政支出的错误认识，树立投资儿童、受益未来的前瞻理念，将儿童优先发展程度作为审视社会发展的尺度，充分认识儿童健康对现代化健康国家建设的重要性。政府作为儿童健康政策的主导，要对以往的儿童健康福利政策进行重新梳理，从维护和促进健康的视角去规划和优化政策，使其产生更大的健康效应。通过立法立规、政策制定、资源配置等方式为儿童构建良好的健康服务体系。坚持儿童优先战略，改善儿童生存、保护、发展状况，还需要全民真正树立起"儿童优先"的理念，提高对儿童健康重要性的认识，不仅要保护儿童生理健康，也要保护其心理健康，尊重儿童、保障儿童正当权利。坚持共建共享的理念，促进儿童健康福利体系人人共享，确保儿童成长环境的安全、稳定、健康和愉悦，让儿童优先真正成为国家战略。

三、立足全局长远站位，探索儿童健康福利阶段性、多样性的现代化路径模式

立足健康中国和现代化健康国家建设的长远战略站位，系统评估各项经济社会政策、规划、项目等对儿童健康的影响，将儿童健康放在全生命周期、全方位过程中，正确认识儿童健康的基础作用，从影响儿童健康的广泛性因素出发，制定长远的儿童健康发展战略，提高儿童健康福利发展的前瞻性、系统性和整体性。同时，要认识到社会政策发展具有阶段性，为此必须要根据经济发展的实际情况适时调整和完善。儿童健康福利事业的发展也具有阶段性，在不同阶段有不同的发展内涵和现

状。儿童健康福利体系构建的过程并非一蹴而就，我国现代儿童福利体系发展几十年来，经历了从补缺型向适度普惠型的转变过程，更加注重多主体参与、多元化福利提供方式，这是社会经济发展带来的必然改变。在现代化健康国家体系下，儿童健康福利发展应循序渐进，遵循现代化发展规律，在 2035 年、2050 年等各个节点都构建不同的发展规划，适应经济社会发展实际情况。

四、总结国际社会规律，建设具有中国特色的现代化普惠型儿童健康福利体系

国际社会中，儿童健康福利往往采取的是现金给付、实物给付和服务支持等方式，并且关注儿童成长不同阶段的特征，为不同阶段儿童提供不同的福利，对儿童初期的儿童更加注重营养、照护和托育福利，对青少年则更加注重其社交和心理健康，且儿童健康福利水平会随着经济社会发展情况有所改变。各国儿童健康福利主要遵循儿童身体发展、国家经济社会发展、政策发展等规律，并且坚持以儿童为中心，关注儿童本身的需求，坚持政府主导，发挥政府的强制性和权威性，完善儿童健康福利制度，重视儿童健康发展的预防性，注重家庭对儿童健康的重要保护和教育作用。为此，我国应充分尊重儿童健康发展的规律，结合我国实际情况，制定符合我国儿童发展现状的健康福利制度。落实儿童优先战略，坚持保基本、广覆盖、多层次、补短板，减少儿童健康在城乡、地区、人群和制度间的不均等，扩大儿童健康福利覆盖面，增加儿童健康福利项目，提升儿童健康福利水平，强化儿童福利的普惠性、公平性与可及性，构建具有中国特色的现代化儿童健康福利体系。

五、完善法律保障体系，推动儿童健康福利法律体系和顶层设计的现代化转型

在许多发达国家中，通过儿童福利的立法来保障儿童健康权益，促进家庭育儿功能的发挥，已经成为一项国家发展战略。在我国，党和国家高度重视儿童健康福利的发展，持续推进儿童健康福利的各项工作，

儿童福利体系也从补缺型转向普惠型，儿童福利的保障对象范围也从弃婴拓展到孤儿、患重大疾病儿童，再到困境儿童、留守儿童和流动儿童，其受惠儿童范围越来越广；儿童福利保障的内容也从资金保障到资金保障与服务保障相结合，再到资金保障、服务保障与权益保障相结合，保障内容越来越多元，儿童的生存权、健康权和发展权得到了不断完善的保护。在立法方面，我国在《中华人民共和国刑法》《中华人民共和国民法典》《中华人民共和国未成年人保护法》《中华人民共和国家庭教育促进法》等多部法律中分别从不同角度搭建了儿童福利保障的框架，初步形成了儿童健康福利的法律体系。但是，《中华人民共和国儿童福利法》尚未出台，儿童健康福利领域仍然缺乏一部完备、系统的法律。为此，在当前经济社会发展、法治建设取得显著性成就的背景下，应适时启动儿童健康福利的立法工作。一方面，要充分认识到儿童健康福利立法对现代化儿童健康福利体系建设的重要性，确立立法理念，明确政府、社会、家庭等在儿童健康福利中的责任；另一方面，确保儿童健康福利立法能够回应现实需求，对儿童健康福利领域的问题要具有针对性，为儿童健康提供有效的保障。在立法时，要明确《中华人民共和国儿童福利法》的适用条件，增强儿童健康福利的效力刚性和可操作性，使之真正成为能够具体适用于儿童群体的解决社会服务、行政管理和司法案件的法律。

六、引导社会力量参与，构建政府主导、部门合作、职责明确的儿童健康机制

儿童健康福利事业是需要通力合作、优势互补的系统工程。政府作为儿童健康福利事业的主导，应依法管理儿童健康事务，保障儿童健康权益，不断强化自身责任。政府要充分认识到儿童健康福利事业对健康中国建设的重要性，切实将儿童健康福利的推进工作纳入日常工作管理中，在政策制定、规划编制和资源配置等各方面贯彻落实儿童优先、儿童利益最大化原则，加大对儿童健康福利事业的投入，完善各项管理体制，不断增进儿童健康福利，提升儿童健康福利水平。儿童健康福利事

业是一项社会性的系统工程，需要全社会力量的广泛参与和大力支持。为此要积极构建一个"政府主导、部门合作、职责明确"的现代化儿童健康福利的合作联动机制，积极发挥各类主体在儿童健康福利保护中的作用。学校要认识到儿童健康的重要性，落实儿童体检、视力保护、体育锻炼、健康教育等行动，为儿童构建和谐的校园健康促进环境。家庭作为儿童成长发育的重要环境，要发挥好其在儿童健康促进、健康教育方面的重要作用。社区作为儿童生活的基本单元，应积极推进儿童友好型社区建设，发挥好社区公共服务提供、儿童保健、体育设施完善等作用。慈善组织等其他社会组织也要积极利用其灵活性、关系广泛性为儿童提供法律咨询、法律援助、健康教育、家庭照护、心理支持和社会救助等服务，为儿童健康福利事业添砖加瓦。各参与主体所具有的治理优势，要在儿童健康福利事业中形成治理合力，形成儿童健康福利事业新格局。

七、引进现代科技工具，提升儿童健康福利事业现代化、智能化、信息化水平

现代化科技资源使各行各业都焕发出强大生机和活力，在智能化、网络化、信息化、数据化的时代里为经济发展、社会治理等带来巨大的发展潜力。在儿童健康福利方面，科技资源也能与其充分融合，提升儿童健康福利水平。在儿童疾病筛查和诊治中，引进现代化技术，提升儿童疾病防治能力。加快建设儿童健康福利信息系统，加强儿童健康信息的集成、共享与交流，建立健康档案，完善儿童健康管理体系。提高政府和社会主体对现代信息技术的学习、掌握和利用水平，对拥有的资源进行整合、开发和共享，改变管理方式和服务提供方式，提升管理效率。儿童健康福利不仅取决于资金、人力和物力的支持，更取决于公共服务体系的完善，为此要促进互联网技术在儿童公共服务提供中的应用，将智能信息技术融入公共服务提供的每一环节，更好满足儿童对公共服务的需求。完善设施设备支持和相关管理体制，促进儿童健康福利事业智能化、信息化和现代化。

参考文献

［1］北京师范大学儿童福利研究中心. 英国的儿童福利制度［J］. 社会福利，2011（2）：52.

［2］曹信邦，童星. 儿童养育成本社会化的理论逻辑与实现路径［J］. 南京社会科学，2021（10）：75-82，135.

［3］常玲，曾令霞，陈志军，等. 陕西农村地区学龄儿童智力发育影响因素通径分析［J］. 中国学校卫生，2017，38（2）：235-237.

［4］陈帼眉. 学前心理学［M］. 北京：人民教育出版社，2003.

［5］陈静. 美国儿童医疗保障政策研究［D］. 武汉：华中科技大学，2018.

［6］陈藜. 我国孕产妇与儿童卫生干预措施覆盖率的现状及公平性研究［D］. 北京：北京协和医学院，2013.

［7］陈天，王佳煜，石川淼. 儿童友好导向的生态社区公共空间设计策略研究——以中新天津生态城为例［J］. 上海城市规划，2020（3）：

20-28.

[8] 陈小异，李明蔚. 大学生主观幸福感与心理健康研究 [J]. 重庆大学学报（社会科学版），2014，20（3）：178-183.

[9] 陈燕玲，曲桂玉，方家琪. 早期教育对婴幼儿生长发育影响的研究进展 [J]. 中国儿童保健杂志，2017，25（8）：803-805.

[10] 陈钰晓，赵绍阳. 政策干预对贫困地区儿童健康成长的影响 [J]. 人口与经济，2021（3）：80-93.

[11] 陈云凡. OECD 十国儿童福利财政支出制度安排比较分析 [J]. 欧洲研究，2008（5）：95-108.

[12] 陈志哲，陶芳标. 美国儿童少年的卫生问题（译文）[J]. 中国学校卫生，1992（2）：120-121.

[13] 程琳，李强，王超，等. ETDRS 标准对数视力表视力测试 [J]. 中华实验眼科杂志，2011，29（6）：574-575.

[14] 程灶火，金凤仙，王国强，等. 家庭环境、教养方式和人格对青少年违法的影响及影响路径 [J]. 中国临床心理学杂志，2016，24（2）：287-292.

[15] 戴斌荣，柴江. 大学生社会适应性问卷的初步编制 [J]. 心理与行为研究，2011，9（3）：202-208.

[16] 丁文进. 家校共育视角下小学男生积极心理品质的培养 [J]. 教师教育论坛，2021，34（6）：93.

[17] 董小苹，华桦. 需求与权利：青少年政策制定的核心——青少年发展需求调查 [J]. 中国青年研究，2012（2）：35-38，87.

[18] 董妍，方圆，郭静. 父母教养方式与婴儿适应行为的关系：消极情绪的调节作用 [J]. 中国临床心理学杂志，2019，27（3）：586-590.

[19] 杜亮，王伟剑. 家庭、国家与儿童发展：美国、德国和日本儿童政策的比较研究 [J]. 河北师范大学学报（教育科学版），2015，17（1）：56-61.

[20] 樊胜根. 重塑食物系统，根除"隐性饥饿"[J]. 食品安全导

刊，2020（7）：58-59.

［21］范果叶，王文丽，张瑞芳，等. 2011 年至 2015 年儿童心理门诊临床资料分析［J］. 内蒙古医学杂志，2018，50（6）：646-647.

［22］范兴华，方晓义，刘勤学，等. 流动儿童、留守儿童与一般儿童社会适应比较［J］. 北京师范大学学报（社会科学版），2009（5）：33-40.

［23］方明，陈厚云. 佩里计划——美国学前教育长期效果的研究［J］. 学前教育，1996（Z01）：66-67.

［24］冯围围，张悦，王惠珊，等. 中国幼儿睡眠状况评估量表的编制与评价研究［J］. 中国儿童保健杂志，2021，29（12）：1295-1299.

［25］冯霞. 青少年体质健康教育研究［J］. 中国青年政治学院学报，2006（4）：1-5.

［26］符勤怀，林东耳，申龙强，等. 学龄前儿童家长对儿童心理健康教育的认知、需求状况及获取儿童心理健康知识途径［J］. 广西医学，2018，40（21）：2574-2576，2592.

［27］付凤兰，赵辉，王鸥，等. 浅述症状、证候、疾病的内涵［J］. 吉林中医药，1994（6）：44.

［28］傅小兰，张侃. 心理健康蓝皮书：中国国民心理健康发展报告（2021—2022）［M］. 北京：社会科学文献出版社，2023.

［29］高春梅，杜亚平. 流动儿童保健现状及其影响因素研究进展［J］. 中国全科医学，2013，16（11）：967-970.

［30］郭绒，左志宏. 发展婴幼儿照护服务政策措施研究——基于18省（区、市）"婴幼儿照护服务的实施意见"的分析［J］. 湖南社会科学，2021（4）：139-145.

［31］郭馨冉. 瑞典家庭政策的经验与启示［J］. 社会福利（理论版），2019（10）：38-43.

［32］国家统计局，国务院第七次全国人口普查领导小组办公室. 第七次全国人口普查公报第七号［EB/OL］.（2021-5-11）. http://www.stats.gov.cn/xxgk/sjfb/zxfb2020/202105/t20210511_1817202.html.

［33］国家统计局.《中国儿童发展纲要（2011—2020 年）》终期统计监测报告 ［N］. 中国信息报，2021-12-23（2）.

［34］国家卫生健康委. 中国眼健康白皮书 ［EB/OL］.（2020-6-6）［2022-4-28］. http://health. cnr. cn/jkgdxw/20200605/t20200605_525117978. shtml.

［35］韩晶晶，高鸿云，朱大倩，等. 上海地区儿童综合性医院心理门诊来访者的特征及演变 ［J］. 中国儿童保健杂志，2015，23（12）：1335-1337.

［36］何文炯，王中汉，施依莹. 儿童津贴制度：政策反思、制度设计与成本分析 ［J］. 社会保障研究，2021（1）：62-73.

［37］红网时刻湘西. WFP 湖南湘西学龄前儿童营养改善项目开展基线调查 ［EB/OL］.（2021-10-16）［2021-12-10］. http://xx. rednet. cn/content/2021/10/16/10300483. html.

［38］黄春香，李雪荣，苏林雁，等. 早期干预对幼儿发展影响的研究 ［J］. 中国心理卫生杂志，2000（1）：48-50.

［39］黄金园，张海燕，何丹，等. 重庆市渝中区 4466 例女性免费孕前检查结果分析 ［J］. 西南师范大学学报（自然科学版），2018，43（9）：102-105.

［40］黄丽娜. 低幼儿童听力测验 ［J］. 中国特殊教育，2000（1）：42-44.

［41］吉玉英，石洪陵. 儿童营养的需要及膳食要求 ［J］. 冀东学刊，1997（6）：26-27.

［42］姜毅民. 孕妇营养与胎儿智力 ［J］. 中国城乡企业卫生，1997（6）：33-34.

［43］李红梅，宋建根，张格祥，等. 学龄前儿童智力测试及影响因素分析 ［J］. 中国妇幼保健，2011，26（29）：4528-4529.

［44］李丽博. 我国城镇儿童医疗保障模式研究 ［D］. 北京：首都经济贸易大学，2008.

［45］李瑞林，张富昌，李芬，等. 秦巴山区残疾儿童综合防治措施

研究［C］//第五届全国儿童康复、第十二届全国小儿脑瘫康复学术会议暨国际学术交流会议论文汇编.［出版者不详］，2012：355-356.

［46］李爽. 浅谈儿童友好型公园的规划设计［J］. 中国园林，2021，37（S1）：80-84.

［47］李晓宇，陈东. "七岁看老"在健康老龄化领域成立吗？——基于儿童期 SES 的实证研究［J］. 世界经济文汇，2020（2）：74-89.

［48］李严昌. 0~3 岁托幼服务体系建设：国外经验与启示［J］. 行政与法，2020（1）：1-9.

［49］李艺. 中国青少年心理健康服务需求现状研究［J］. 湖北函授大学学报，2015，28（15）：116-117.

［50］李亦斌，张曼，闫心语，等. 中国城市高年级小学生快餐行为现况［J］. 中国学校卫生，2019，40（2）：194-197.

［51］李振珲. 我国儿童营养状况与相关政策回顾［J］. 食品安全导刊，2021（16）：38-43.

［52］联合国儿童基金会.《2019 年世界儿童状况》执行摘要［EB/OL］.［2022-3-21］. https://www. unicef. cn.

［53］联合国儿童基金会. 儿童健康体重报告［EB/OL］.［2023-3-17］. https://www. unicef. cn/reports/healthy-weight-among-children#.

［54］联合国儿童基金会. 儿童友好型城市规划手册［EB/OL］. https://www. unicef. cn/reports/shaping-urbanization-children.

［55］联合国粮食及农业组织等. 2022 年世界粮食安全和营养状况［EB/OL］.［2023-3-14］. https://zh. wfp. org/publications/2022shijieliangshianquanheyingyangzhuangkuangbaogao.

［56］林崇德，杨治良，黄希庭. 心理学大辞典［M］. 上海：上海教育出版社，2003.

［57］林崇德. 积极而科学地开展心理健康教育［J］. 北京师范大学学报（社会科学版），2003（1）：31-37.

［58］林森然，崔娜，古桂雄，等. 婴幼儿发育行为筛查工具的研究进展［J］. 中国儿童保健杂志，2019，27（1）：59-62.

［59］林燕玲. 国外生育保护假期制度研究［J］. 中国劳动关系学院学报, 2018, 32 (6): 10-30.

［60］刘贝贝, 青平, 肖述莹, 等. 食物消费视角下祖辈隔代溺爱对农村留守儿童身体健康的影响——以湖北省为例［J］. 中国农村经济, 2019 (1): 32-46.

［61］刘丹, 詹建英, 邵洁. 儿童孤独症谱系障碍的环境危险因素研究［J］. 中国当代儿科杂志, 2015, 17 (11): 1147-1153.

［62］刘华, 傅华. 健康教育与健康促进的进展［J］. 中国全科医学, 2001 (10): 757-759.

［63］刘继同. 国家责任与儿童福利——中国儿童健康与儿童福利政策研究［M］. 北京: 中国社会出版社, 2010.

［64］刘克玲. 儿童疾病综合管理［M］. 北京: 人民卫生出版社, 2002.

［65］刘镭华. 我国儿童商业医疗保险发展研究［D］. 成都: 西南财经大学, 2013.

［66］刘利梅, 潘家华, 李晓红. 早产儿脑发育的影响因素及干预的研究进展［J］. 安徽医药, 2009, 13 (8): 975-977.

［67］刘璐瑶. 日本儿童福利制度对我国的启示［J］. 青少年研究与实践, 2018 (3): 100-106.

［68］刘全礼. 特殊教育导论［M］. 北京: 教育科学出版社, 2003.

［69］刘文, 于增艳, 林丹华. 新时代背景下留守儿童社会适应促进: 特点、挑战与应对［J］. 苏州大学学报 (教育科学版), 2021, 9 (4): 29-36.

［70］刘莹. 新生儿疾病筛查［J］. 开卷有益 (求医问药), 2021 (9): 12-13.

［71］刘中一. 从西方社会机构托育的历史趋势看我国托育机构的未来发展［J］. 科学发展, 2018 (3): 42-48.

［72］刘中一. 儿童家庭照顾津贴制度: 西方国家的探索与实践［J］. 社会福利 (理论版), 2020 (10): 15-21.

［73］陆文琪，黄泽成. 健康中国视角下儿童健康管理的前景、困境与对策［J］. 中国初级卫生保健，2021，35（12）：5-8.

［74］吕军，杨青，张德英，等. 我国新生儿疾病筛查可行性评估概述［J］. 中华医院管理杂志，2004（12）：11-14.

［75］吕梦思，席居哲，罗一睿. 不同心理弹性者的日常情绪特征：结合体验采样研究的证据［J］. 心理学报，2017，49（7）：928-940.

［76］吕亚军. 欧盟层面家庭政策研究［M］. 北京：经济科学出版社，2009.

［77］罗平，张剑. 美国青少年健康体适能教育计划开发概况［J］. 上海体育学院学报，2009，33（1）：86-90.

［78］马克思恩格斯全集（第34卷）［M］. 北京：人民出版社，1972.

［79］马艳玲. 孕妇睡眠质量对婴儿体格及智力发育影响的队列研究［D］. 合肥：安徽医科大学，2018.

［80］毛萌. 儿童营养与健康：成就、问题分析与思考［J］. 中国儿童保健杂志，2022，30（1）：4-6.

［81］毛鹏远. 以"一体化"为导向的三级妇幼保健机构卫生服务提供协同模式研究［D］. 南京：南京中医药大学，2019.

［82］民政部. 关于开展适度普惠型儿童福利制度建设试点工作的通知［EB/OL］.（2013-06-26）.［2018-10-23］. https://baike. baidu. com/item/民政部关于进一步开展适度普惠型儿童福利制度建设试点工作的通知/13844942? fr＝aladdin.

［83］缪天荣，缪晓平（整理），包廷钊，等.《标准对数视力表》中的5分记录［J］. 眼视光学杂志，2005，7（4）：217-219.

［84］裴菊英，闫承生，张英奎，等. 早期教育对婴幼儿智能发育的影响［J］. 中国妇幼保健，2004（8）：18-19.

［85］裴永光，刘可. 国内外儿童心理健康问题研究现状［J］. 中国儿童保健杂志，2014，22（3）：278-280.

［86］彭华民. 西方社会福利理论前沿——论国家、社会、体制与政

策 ［M］. 北京：中国社会出版社，2009.

［87］彭镜，尹飞，姜玉武，等. 儿童智力障碍或全面发育迟缓病因诊断策略专家共识 ［J］. 中华儿科杂志，2018，56 （11）：806-810.

［88］浦雪，耿书培，柴培培，等. 儿童健康保险政策的国际经验及启示 ［J］. 卫生经济研究，2018 （1）：43-46.

［89］钱莹莹，吕兰秋，张檀，等. 学龄前儿童气质特征与智能发育水平的相关性 ［J］. 中国心理卫生杂志，2003 （7）：445-446.

［90］乔颖. 西班牙：挨着绿地或水面住　孩子智力发育快 ［J］. 人民教育，2015 （13）：10.

［91］邱申伟. 我国儿童生长发育和营养状况评价标准的应用进展［J］. 中国学校卫生，2014，35 （1）：158-160.

［92］让·皮亚杰. 儿童的语言和思维 ［M］. 北京：文化教育出版社，1980.

［93］日本研究发现母乳喂养可预防儿女肥胖 ［J］. 中国食品学报，2013，13 （9）：243.

［94］沙金，高鹏，杨兆山. 美国 K-12 阶段学校体育的发展及其启示 ［J］. 外国教育研究，2012，39 （4）：46-53.

［95］申曙光，曾望峰. 健康中国建设的理念、框架与路径 ［J］. 中山大学学报 （社会科学版），2020，60 （1）：168-178.

［96］盛百合，张蓉. 我国当前非留守儿童心理问题分析及预防策略［J］. 科技视界，2019 （23）：125-126.

［97］石永言. 短期母乳喂养对 5 岁时认知结局的影响 ［J］. 国际儿科学杂志，2020 （5）：316.

［98］世界卫生组织. 投资于未来 ［EB/OL］. https://www. who. int/publications/i/item/9789240037793.

［99］世界卫生组织. 儿童健康：面临新的威胁 ［EB/OL］. ［2022-3-12］. https://www. who. int/zh/news-room/fact-sheets/detail/children-new-threats-to-health.

［100］世界卫生组织. 耳聋和听力损失 ［EB/OL］. ［2022-3-12］.

https://www. who. int/zh/news-room/fact-sheets/detail/deafness-and-hearing-loss.

［101］世界卫生组织. 婴幼儿喂养［EB/OL］.［2022-3-12］. https://www. who. int/zh/news-room/fact-sheets/detail/infant-and-young-child-feeding.

［102］宋磊. 标准对数视力表、Lea Symbols 视力表和 ETDRS 视力表在学龄前儿童视力检查中的比较性研究［D］. 福州：福建医科大学，2018.

［103］宋秋霞，王芳，宋莉，等. "全面二孩" 政策下儿科医生需求与缺口测算［J］. 中国卫生政策研究，2016，9（2）：65-70.

［104］宋月萍，赵仪. 儿童早期健康投入与教育表现：以母乳喂养为例［J］. 人口研究，2021，45（6）：15.

［105］汤亮：给患儿送去 "心健康"［EB/OL］.（2020-10-30）［2021-12-10］. http://www. npc. gov. cn/npc/c30834/202010/a006222945fd457ba4ae39f12e6f31c8. shtml.

［106］陶芳标. 出生缺陷环境病因及其可控性研究［M］. 合肥：合肥工业大学出版社，2010.

［107］陶骏贤，芮秋琴，于彩勇，等. 浙江省儿科医生工作满意度与离职意愿调查［J］. 中国医院管理，2015，35（7）：50-52.

［108］田宝，张扬，邱卓英. 两次全国残疾人抽样调查主要数据的比较与分析［J］. 中国特殊教育，2007（8）：54-56.

［109］童梅玲. 儿童视力筛查［J］. 临床儿科杂志，2016，34（2）：159-160.

［110］汪丹. 6 岁前儿童每年应做听力筛查［N］. 北京日报，2016-3-4.

［111］王宝珠，杨雪，岳爱，等. 陕南农村留守儿童智力及运动发育的影响因素［J］. 中国妇幼健康研究，2020，31（9）：1166-1170.

［112］王德涛. 美国 0~1 岁幼儿身体活动研究及启示［C］//第十一届全国体育科学大会论文摘要汇编.［出版者不详］，2019.

［113］王芳. 促进儿童健康成长　推动社会可持续发展　《中国儿童发展纲要（2021—2030 年）》之"儿童与健康"解读［J］. 中国妇幼卫生杂志，2021，12（6）：1-4.

［114］王虎峰. 全球健康促进 30 年的共识与经验——基于全球健康促进大会宣言的文本分析［J］. 中国行政管理，2019（12）：133-139.

［115］王晶. 婴幼儿养育照护的框架和策略［J］. 中国儿童保健杂志，2020，28（9）：993-996，1004.

［116］王菊珍. 孕产期保健在预防出生缺陷中的作用评价［J］. 深圳中西医结合杂志，2017，27（4）：195-196.

［117］王岚，刘婵. 学龄儿童营养状况与行为变化趋势［J］. 公共卫生与预防医学，2021，32（4）：150-152.

［118］王璐璐. 中国 1982 和 2012 年 6~17 学龄儿童膳食与营养状况变迁研究［D］. 北京：中国疾病预防控制中心营养与健康所，2020.

［119］王晓燕. 日本儿童福利政策的特色与发展变革［J］. 中国青年研究，2009（2）：10-15.

［120］王雪，赵聪，许淑红，等. 我国罕见病用药可及性现状分析［J］. 中国临床药理学杂志，2021，37（8）：1026-1032.

［121］王艳. 美国运动与体育协会高质量儿童体育教育体系研究［J］. 比较教育研究，2016，38（3）：103-107.

［122］王玉英，陈春明，何武. 应用 2006 世界卫生组织儿童生长标准评价中国儿童营养状况［C］//中国营养学会公共营养分会第八次会议暨中国居民膳食营养状况、营养改善与膳食相关慢性病研讨会论文集. ［出版者不详］，2008：126-130.

［123］王振林，王小娟，张瑞娟，等. 秦巴山区弱智与正常儿童碘代谢情况的对比研究［J］. 中国儿童保健杂志，2000（5）：283-284.

［124］王志贤. 加强儿童心理健康教育，促进学前儿童心理健康发展——评《学前儿童心理健康教育》［J］. 学前教育研究，2020（6）：97.

［125］韦月露，刘柯三. 基于儿童健康需求的社区公园景观设计

[J]. 现代园艺, 2022, 45 (1): 172-174.

[126] 魏佳琦, 张爱君, 周淑娟, 等. 早期教育对婴幼儿智能发育的影响 [J]. 中国妇幼保健, 2011, 26 (8): 1278-1279.

[127] 吴帆, 李建民. 家庭发展能力建设的政策路径分析 [J]. 人口研究, 2012, 36 (4): 37-44.

[128] 吴华纯. 探讨孕前及孕早期补充小剂量叶酸对孕妇及胎儿的意义 [J]. 中国卫生标准管理, 2021, 12 (23): 21-23.

[129] 吴艳玲, 陈云龙. 加强健康教育, 促进儿童青少年"五育"全面协调发展 [J]. 基础教育课程, 2021 (23): 4-9.

[130] 西安市儿童医院. 【医院新闻】首例"灵魂砍价药"治疗脊髓性肌萎缩症, 我院神经内科进入神经遗传性疾病修正治疗时代 [EB/OL]. (2022-4-7) [2022-4-18]. https://www.cn-healthcare.com/articlewm/20220323/content-1329476.html.

[131] 夏敏, 梁宗保, 张光珍, 等. 气质与父母养育对儿童社会适应的交互作用: 代表性理论及其证据 [J]. 心理科学进展, 2017, 25 (5): 837-845.

[132] 项俊华, 徐人燕. 儿童保健科心理门诊中常见儿童心理问题分析 [J]. 中医药管理杂志, 2014, 22 (6): 995-996.

[133] 谢小玲. 贵阳市儿童医疗保障问题研究 [D]. 贵阳: 贵州大学, 2009.

[134] 新华社. 联合国报告: 2017 年全球约 630 万 15 岁以下儿童死亡 [EB/OL]. [2018-09-18]. https://baijiahao.baidu.com/s? id=1611922076239600667&wfr=spider&for=pc.

[135] 熊卉, 张川, 张伶俐, 等. 中国医疗机构儿童疾病构成的系统评价 [J]. 中国循证医学杂志, 2017, 17 (8): 973-982.

[136] 徐静, 郑芸, 梁传余, 等. 183 例学龄前儿童听力筛查结果分析 [J]. 听力学及言语疾病杂志, 2004 (4): 258-259.

[137] 许培斌, 奚翔云. 养育照护策略与行动——解读世界卫生组织《儿童早期发展养育照护框架》 [J]. 中国妇幼健康研究, 2020, 31

（7）：840-843.

[138] 杨琳琳. 从家庭照顾迈向社会照顾：德国和日本儿童照顾政策及其启示 [J]. 理论月刊，2022（3）：86-96.

[139] 杨琳琳. 福利国家儿童照顾政策的发展与镜鉴 [J]. 兰州学刊，2021（2）：87-105.

[140] 杨杪，吴向泳，高解春，等. 芬兰儿童全程医疗保健服务管理经验和启示 [J]. 上海预防医学，2021，33（1）：79-83.

[141] 杨璞，桂宝恒，邬玲仟. 智力障碍的病因及诊断方法 [J]. 中国当代儿科杂志，2015，17（6）：543-548.

[142] 杨启光. 儿童早期发展多元化政策目标整合的国际经验 [J]. 学前教育研究，2015（4）：21-26.

[143] 姚建平. 国与家的博弈——中国儿童福利制度发展史 [M]. 上海：上海人民出版社，2015.

[144] 殷文. 德国托儿所学位供给缺口达22.8万 [J]. 世界教育信息，2017（6）：77-78.

[145] 由水. 建立青少年儿童医疗保险制度 [J]. 安徽大学学报，1994（4）：65-69.

[146] 於娟娟. 珠海市香洲区学龄前儿童听力现状调查研究 [J]. 中国儿童保健杂志，2016，24（11）：1197-1199.

[147] 袁志芳，张卫红，王育舟，等. 采血部位及血样干燥时间对新生儿疾病筛查结果的影响 [J]. 中华护理杂志，2000（4）：32-33.

[148] 原晨晨，薛琨，郭红卫. 全球儿童超重肥胖的流行现状和影响因素 [J]. 卫生研究，2020，49（3）：506-510.

[149] 张建军. 隆德地区学龄前儿童视力筛查情况及影响因素分析 [J]. 中国妇幼保健，2018，33（23）：5576-5578.

[150] 张建敏，葛玉霞，贾浩杰. 国外儿童医疗保障模式及对我国的启示 [J]. 改革与开放，2007（10）：15-16.

[151] 张建敏. 我国儿童医疗保障问题研究 [D]. 保定：河北大学，2008.

［152］张利瑞，彭鑫波，马延龙，等. 兰州市耕地"五毒"重金属的风险评价与归因分析［J/OL］. 环境科学：1-20［2022-04-28］.

［153］张梅，钱红艳，匡晓妮，等. 早产儿矫正年龄 1 岁时神经发育特征分析［J］. 中国当代儿科杂志，2017，19（2）：147-151.

［154］张敏洁. "蛋奶工程"惠及陕西农村中小学生［J］. 西部大开发，2009（11）：64-65.

［155］张倩，胡小琪. 中国居民营养与健康状况监测报告之十三：2010—2012 年中国 6~17 岁学龄青少年营养与健康状况［M］. 北京：人民卫生出版社，2018.

［156］张倩. 中国学龄儿童营养健康状况及改善措施建议［J］. 中国学校卫生，2021，42（3）：321-324，333.

［157］张雯. 面向健康成长需求的儿童玩具设计研究［J］. 包装工程，2016，37（24）：242-247.

［158］张一红. 浅析离异家庭儿童心理问题及教育对策［J］. 黑河学刊，2021（2）：71-73.

［159］张莹，王建平. 美国综合性学校健康教育：密歇根课程模式研究［J］. 外国教育研究，2006（2）：70-75.

［160］张泽东，任晓玲. 澳大利亚联邦政府早期保育与教育改革的政策及实践［J］. 首都师范大学学报（社会科学版），2021（2）：172-181.

［161］章淑伟. 心理门诊中儿童心理问题就诊现状分析［J］. 中医药管理杂志，2020，28（12）：232-234.

［162］赵秀玲，曹露. 探究健康中国背景下全方位、全生命周期的居民健康服务模式［J］. 就业与保障，2021（3）：180-181.

［163］郑子健，高晓彩，张富昌，等. 秦巴山区儿童家庭与社会文化环境评定标准研究［J］. 西北大学学报（自然科学版），2011，41（6）：1014-1017.

［164］中国社区志愿服务网. 南京探索打造儿童友好社区增进社区凝聚力［EB/OL］.（2019-04-07）［2022-4-23］. http://cncv. org. cn/

content/2019-04/1554699942166690.html.

[165]《中国全科医学》编辑部. 全科医学小词典——WHO 健康新定义 [J]. 中国全科医学, 2007 (5): 361.

[166] 中国营养学会. 中国居民膳食营养素摄入参考量 (2013 版) [M]. 北京: 中国标准出版社, 2014.

[167] 中华人民共和国卫生部, 中国国家标准化管理委员会. GB/T 11533—2011. 标准对数视力表 [S]. 北京: 中国标准出版社, 2011.

[168] 中华人民共和国卫生部. 儿童孤独症诊疗康复指南 [J]. 中国儿童保健杂志, 2011, 19 (3): 289-294.

[169] 中华医学会眼科学分会斜视与小儿眼科学组. 弱视诊断专家共识 (2011 年) [J]. 中华眼科杂志, 2011 (8): 768.

[170] 周美珍, 蒋式飞. 流动儿童保健现状与影响因素的研究进展 [J]. 中医药管理杂志, 2019, 27 (14): 212-213.

[171] 周颖华. 探讨早期综合保健服务对儿童生长与智力发育的作用 [J]. 中国社区医师, 2021, 37 (27): 183-184.

[172] 周志俊, 陶芳标. 环境与儿童健康研究的设计: 现状与发展 [J]. 环境与职业医学, 2021, 38 (9): 924-929.

[173] 朱宗涵. 我国儿童保健的历程: 从儿童生存到儿童发展 [J]. 中国儿童保健杂志, 2014, 22 (1): 3.

[174] 庄琦, 庄丽, 彭云直, 等. 健康均等受益视角下儿童健康保障体系完善路径研究——以北京市为例 [J]. 兵团医学, 2021, 19 (3): 8-11.

[175] 邹明明. 日本的儿童福利制度 [J]. 社会福利, 2010 (1): 53-54.

[176] 桑原洋子. 日本社会福利法制概论 [M]. 邹文星, 等译. 北京: 商务印书馆, 2010.

[177] 阿马蒂亚·森. 正义的理念 [M]. 王磊, 等译. 北京: 中国人民大学出版社, 2012.

[178] 约翰·洛克. 政府论 [M]. 叶启芳, 瞿菊农, 译. 北京: 商

务印书馆，1996.

［179］约翰·弥尔. 论自由［M］. 许宝骙，译. 北京：商务印书馆，1998.

［180］ALLEN M L, BISSEL M. Safety and stability for foster children: the policy context［J］. The Future of Children, 2004（1）: 49-73.

［181］American physical activity guide interim report: teenager physical activity improvement strategies［EB/OL］.（2013-10-15）［2022-3-12］. https://professional. diabetes. org/sites/professional. diabetes. org/files/media/15_advisor_physical-activity_eng_med-res. pdf.

［182］BARON I S, LEONBERGER K A. Assessment of intelligence in the preschool period.［J］. Neuropsychology Review, 2012, 22（4）: 334-344.

［183］BATHORY E, TOMOPOULOS S. Sleep regulation, physiology and development, sleep duration and patterns, and sleep hygiene in Infants, toddlers, and preschool-age children［J］. Current Problems in Pediatric and Adolescent Health Care, 2017, 47（2）: 29-42.

［184］BHUTTA Z A., OKONG P, STARRS A, et al. Continuum of care for maternal, newborn, and child health: from slogan to service delivery［J］. Lancet, 2007, 370（9595）: 1358-1369.

［185］BORBÉLY, ALEXANDER A, DAAN S, et al. The two-process model of sleep regulation: a reappraisal［J］. Journal of Sleep Research, 2016, 25（2）: 131-143.

［186］BRIGHOUSE H. The moral and political status of children［M］. Oxford University Press, 2002.

［187］BROWN J L, POLLITT E, BROWN L, et al. Malnutrition, poverty and intellectual development［J］. Scientific American, 1996, 274（2）: 38-43.

［188］BRUNI O, BAUMGARTNER E, SETTE S, et al. Longitudinal study of sleep behavior in normal infants during the first year of life［J］. J

Clin Sleep Med, 2014, 10 (10): 1119-1127.

[189] BULOTSKY-SHWARER R J, FANTUZZO J W. Preschool behavior problems in classroom learning situations and literacy outcomes in kindergarten and first grade [J]. Early Childhood Research Quarterly, 2011, 26 (1): 61-73.

[190] CHAWAL D S. The need for digital intelligence Nature [J]. Outlook Science and Technology, 2018, 562 (10): 15-16.

[191] CHEN X, FRENCH D C. Children's social competence in cultural context [J]. Annual Review of Psychology, 2008, 59 (1): 591-616.

[192] CORTINA M A, SODHA A, FAZEL M, et al. Prevalence of child mental health problems in Sub-Saharan Africa a systematic review [J]. Arch Pediatr Adolesc Med, 2012, 166 (3): 276-281.

[193] Congressional Research Service. The child care and development block Grant: background and funding [R]. 2014.

[194] England NHS. Healthy Children: Transforming Child Health Information [EB/OL]. https://www. england. nhs. uk/publication/healthy - children-transforming-child-health-information-november-2016/.

[195] ERIKSON E H. Childhood and Society [M]. 2nd ed. New York: W. W. Norton & Company INC, 1994.

[196] FERRIE J E, KIVIMÄKI M, AKBARALY T N, et al. Associations between change in sleep duration and inflammation: findings on C-reactive protein and interleukin 6 in the Whitehall II Study [J]. Am JEpidemiol. 2013, 178 (6): 956-961.

[197] FU Y, LAW Y W. Chinese adolescents' meaning-focused coping with prolonged parent-child separation [J]. Journal of Adolescent Research, 2018, 33 (6): 752-773.

[198] HOAGWOOD K E, et al. The interdependence of families, communities, and children's health: public investments that strengthen families and communities, and promote children's healthy development and societal

prosperity［EB/OL］.［2018-4-9］. https://nam. edu/the-interdependence-of-families-communities-and-childrens-health-public-investments-that-strengthen-families-and-communities-and-promote-childrens-healthy-development-and-societal-prosperity/.

［199］ILO. Module 6: Maternity leave and related types of leave［C］//Maternity Protection Resource Package-From Aspiration to Reality for All. Geneva: ILO, 2012.

［200］LAUCKS R C. Universal hearing screening for congenital hearing loss［J］. Northeast Florida Medicine, 2006（57）: 14.

［201］LINGINENI R K, BISWAS S, AHMAD N, et al. Factors associated with attention deficit/hyperactivity disorder among US children: results from a National survey［J］. BMC Pediatrics, 2012（12）: 50.

［202］LOBSTEIN T, JACKSON-LEACH R. Planning for the worst: estimates of obesity and comorbidities in school-age children in 2025［J］. Pediatr Obes, 2016, 11（5）: 321-325.

［203］LUKE D, KNIBBS, ADRIANA M. et al. The Australian Child Health and Air Pollution Study（ACHAPS）: a national population-based cross-sectional study of long-term exposure to outdoor air pollution, asthma, and lung function.［J］. Environment international, 2018: 394-403.

［204］Making every school a health-promoting school-Implementation Guidance［EB/OL］. https://www. who. int/publications/i/item/978924 0025073.

［205］MINDELL J A, SADEH A, KOHYAMA J, et al. Parental behaviors and sleep outcomes in infants and toddlers: a cross-cultural comparison［J］. Sleep Med. 2010; 11（4）: 393-399.

［206］MURRAY C J, ORTBLAD K F, GUINOVART C, et al. Global, regional, and national incidence and mortality for HIV, tuberculosis, and malaria during 1990—2013: a systematic analysis for the global burden of disease study 2013［J］. Lancet, 2014（4）: 1005-1070.

［207］National Health Service. Digital child health transformation pro-
gramme ［EB/OL］. ［2021－12－17］. https://www. england. nhs. uk/digi-
taltechnology/child－health.

［208］OECD Family Database. Childcare support ［DB/OL］. https://
www. oecd. org/els/soc/PF3_4_Childcare_support.

［209］OECD Family Database. Family Cash Benefits ［DB/OL］. ht-
tps://www. oecd. org/els/soc/PF1_3_Family_Cash_Benefits. pdf.

［210］OECD Family Database. Living arrangements children ［DB/
OL］. https://www. oecd. org/els/soc/SF_1_3_Living－arrangements－chil-
dren.

［211］OECD Family Database. Out－of－school－hours care services
［DB/OL］. https://www. oecd. org/els/family/PF4－3－Out－of－school－hours－
care.

［212］OECD Family Database. Public spending on family benefits
［DB/OL］. https://www. oecd. org/els/soc/PF1_1_Public_spending_on_fam-
ily_benefits.

［213］On My Mind－Promoting, protecting and caring for children's men-
tal health ［EB/OL］. https://www. unicef. cn/reports/sowc－2021－executive－
summary.

［214］ONORA O. Children's rights and children's lives ［J］. Interna-
tional Journal of Law, Policy and the Family, 1992 （1）: 1.

［215］OPHOFF D, Slaats M A, BOUDEWYNS A, et al. Sleep disor-
ders during childhood: a practical review ［J］. European Journal of Pediat-
rics, 2018, 177 （5）: 641-648.

［216］OTA M, TAKEDA S, PU S H, et al. The relationship between
cognitive distortion, depressive symptoms, and social adaptation: A survey in
Japan ［J］. Journal of Affective Disorders, 2020, 42 （265）: 453-459.

［217］Physical activity strategies for children ［EB/OL］. （2012－12－
31）［2022－3－12］. http://nutrition. cedwvu. org/physical－activity－strate-

gies-for-children/.

［218］PIKE E R. Human Documents of the Industrial Revolution in Britain ［M］. Allen & Unwin, 1966.

［219］PONTOPPIDAN M, NISS N K, PEJTERSEN J H, et al. Parent report measures of infant and toddler social-emotional development: a systematic review ［J］. Family Practice, 2017, 34 (2): 127-137.

［220］RUDOLPH K E, STUART E A, GLASS T A, et al. Neighborhood disadvantage in context: the influence of urbanicity on the association between neighborhood disadvantage and adolescent emotional disorders ［J］. Social Psychiatry and Psychiatric Epidemiology, 2014, 49 (3): 467-475.

［221］SHIVRAM R, BANKART J, MELTZER H, et al. Service utilization by children with conduct disorders: findings from the 2004 Great Britain child mental health survey ［J］. European Child & Adolescent Psychiatry, 2009, 18 (9): 555-563.

［222］SIMPSON G A, BLOOM B, COHEN R A, et al. U. S. children with emotional and behavioral difficulties: data from the 2001, 2002, and 2003 National Health Interview Surveys ［J］. Adv Data, 2005 (360): 1-13.

［223］SUÁREZ-OROZCO C, MOTTI-STEFANIDI F, MARKS A, et al. An integrative risk and resilience model for understanding the adaptation of immigrant-origin children and youth ［J］. American Psychologist, 2018, 73 (6): 781-796.

［224］THEOKAS C, LERNER R M. Observed ecological assets in families, schools, and neighborhoods: conceptualization, measurement, and relations with positive and negative developmental outcomes ［J］. Applied Developmental Science, 2006, 10 (2): 61-74.

［225］UNICEF. Child friendly cities and communities handbook: child friendly cities initiative ［EB/OL］. https://www. childfriendlycities. org/reports/child-friendly-cities-and-communities-handbook.

［226］US Department of Health and Human Services. 2008 physical activity guidelines for Americans ［S］. Washington DC：US Department of Health and Human Services，2008.

［227］VICTORA C G，HORTA B L，DE MOLA C L，et al. Association between breastfeeding and intelligence，educational attainment，and income at 30 years of age：a prospective birth cohort study from brazil ［J］. The Lancet Global Health，2015（4）：199-205.

［228］WALLACE D K，MORSE C L，MELIA M，et al. Pediatric eye evaluations preferred practice pattern：I. vision screening in the primary care and community setting；II. comprehensive ophthalmic examination ［J］. Ophthalmology，2018，125（1）：184-227.

［229］WATKIN P M，BALDWIN M. Identifying deafness in early childhood：requirements after the newborn hearing screen ［J］. Arch Dis Child，2011，96（1）：62-66.

［230］WHO. World Health Report 2005：make every mother and child count ［M］. Geneva：World Health Organization，2005.

［231］WILIAMSON I. Otitis media with efusion ［J］. Clin Evid，2003（10）：612-620.

［232］WHO. Nurturing care for early childhood development：a framework for helping children survive and thrive to transform health and human potential，executive summary ［R］. Geneva：WHO，2018.

［233］ZHANG J S，GUI Z H，ZOU Z Y，et al. Long-term exposure to ambient air pollution and metabolic syndrome in children and adolescents：a national cross - sectional study in China ［J］. Environment International，2021，148：106.

后 记

儿童是国家的未来和民族的希望，儿童健康关乎国家和社会的发展与进步。党的二十大报告提出，把保障人民健康放在优先发展的战略位置，完善人民健康促进政策。而儿童健康则是全民健康的重要基础，是实现健康中国的有效途径。儿童优先作为我国一项重要的发展战略，已经融入国家发展的各项政策中。儿童健康经历了"保障—赋权—增能"的理念变迁，儿童健康福利经历了"弱势救助—健康均等—赋权增能"的目标演变。我国的儿童健康发展在实践中不断学经验、补短板，逐步构建起助推健康中国和共同富裕的全方位综合性儿童健康发展体系。儿童健康发展需求贯穿于婴儿期、幼儿期、儿童期、青少年期，关系到个体成年后的机体机能和健康状况，同样也会对社会发展进程产生重大影响，应从疾病预防、智力营养、视力听力、心理健康、社会适应等方面满足儿童的多元化健康需求，全方位保障儿童健康，全面助推儿童健康成长。

儿童的脆弱性需要国家、社会和家庭为其提供全周期、全方位、全过程的健康保障，包括贯穿整个孕育、生育、托育、养育、教育过程的预防保障、医疗保障、照护服务、身心健康发展和健康促进等保障措施，需要构建政府、家庭、机构、社会、学校等多元协同的责任保障体系。展望未来，儿童健康福利将逐步走向全方位和全周期、普惠均等与公平可及，通过现代化的儿童健康理念、战略、发展路径、法律体系以及技术工具，实现面向现代化健康国家的中国特色的普惠型儿童健康福利体系。

在本书的撰写过程中，厉旦博士后，白龙、陈兴怡、徐天舒、张星、王昭茜等博士生，丁一卓、范昕、李帆帆、郑柳延、王瑞琰、王欣颖、韩煜、李兰馨等硕士生，进行了基础性资料的收集与整理工作，在此予以特别感谢！同时，感谢为本书提供文献参考的所有专家学者。本书只是关于儿童健康发展的初步研究，论述、考虑难免有所不足，敬请学界和业界同行批评指正。

翟绍果

2023 年 9 月